外科护理
病例精解

主　　编　郭锦丽　高朝娜　柳　彦

副 主 编　陈翠兰　任　芬　郭秀娟　马冠中　马丽和　翟旭雯

编　　委　（按姓氏音序排列）

白　帆　畅秋月　畅亚琼　董　瑛　冯　丹　高　燕

高未印　何　静　靳文华　李　琼　李　誉　李玲玲

李秀秀　刘俊芳　刘玲玉　宋利娟　田红芳　田小荣

田艳妮　王　莉　王彩玲　王慧琴　王巧红　卫　转

魏　伟　温　亚　温宏梅　温晓明　闫鲜艳　杨慧敏

尹付连　俞婷婷　岳一婷　张　佳　张　艳　赵继萍

校　　对　（按姓氏音序排列）

侯　冲　李国庆　任媛梦　王　祺　吴家蓓　薛　媛

叶泉滟　张沛哲　赵晓雨

科学技术文献出版社
SCIENTIFIC AND TECHNICAL DOCUMENTATION PRESS
·北京·

图书在版编目（CIP）数据

外科护理病例精解 / 郭锦丽，高朝娜，柳彦主编.

北京 ： 科学技术文献出版社，2025. 3. -- ISBN 978-7 -5235-2131-1

Ⅰ．R473.6

中国国家版本馆 CIP 数据核字第 2024HL0163 号

外科护理病例精解

策划编辑：胡 丹　　责任编辑：胡 丹　　责任校对：彭 玉　　责任出版：张志平

出　版　者	科学技术文献出版社
地　　　址	北京市复兴路15号　邮编 100038
编　务　部	(010) 58882938，58882087（传真）
发　行　部	(010) 58882868，58882870（传真）
邮　购　部	(010) 58882873
官 方 网 址	www.stdp.com.cn
发　行　者	科学技术文献出版社发行　全国各地新华书店经销
印　刷　者	北京地大彩印有限公司
版　　　次	2025 年 3 月第 1 版　2025 年 3 月第 1 次印刷
开　　　本	787×1092　1/16
字　　　数	256千
印　　　张	18.75
书　　　号	ISBN 978-7-5235-2131-1
定　　　价	128.00元

主编简介

郭锦丽　博士研究生导师，主任护师，国际伤口治疗师。

山西医科大学护理学院副院长，山西医科大学第二医院教学部部长。中华护理学会理事、骨科护理专业委员会副主任委员，山西省护理学会副理事长、骨科护理专业委员会主任委员，山西省医学会骨科分会护理学组组长。

主持省部级科研项目13项、中华护理学会科研项目1项。获山西省科学技术进步奖4项、中华护理学会科技奖1项。发表国家级论文110余篇，其中被SCI收录10篇。主编10部著作，担任2部著作（含教材）的副主编。获批发明专利2项、计算机软件著作权1项。山西省"三晋英才"支持计划拔尖骨干人才，中华护理学会"杰出护理工作者"。

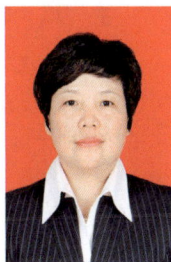

高朝娜　山西医科大学第二医院副主任护师，硕士学位。从事骨科、重症医学科、新生儿科等临床护理工作近20年。中国研究型医院学会护理分会青年委员，山西省护理学会国际交流工作委员会秘书、护理理论研究专业委员会委员，中华护理学会护理理论研究专业委员会专家组成员。主持完成科研课题2项。在SCI收录期刊发表论文2篇，在国内核心期刊发表论文4篇。获国家专利授权1项。主编著作2部，参编著作2部。

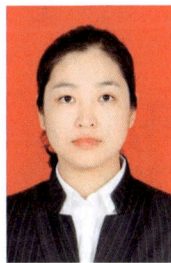

柳彦　山西医科大学护理学院高级实验师，硕士学位。参与建设的虚拟仿真实验项目"急性颅脑损伤患者的救护虚拟仿真实验"获批国家级一流课程，参与主讲的护理学基础课程获批省级一流课程。主持省级教学改革项目3项，参与省部级课题3项。参编教材《护理实训指南》、专著《护理美学》及习题集《2023护理学（师）练习题集》《2023护理学（师）模拟试卷》《2023护理学（师）精选习题解析》。获得山西省教学成果奖一等奖2项。在核心期刊发表论文2篇。获实用新型专利1项。

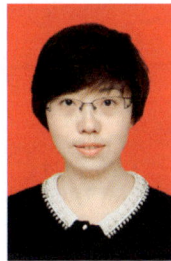

编委会

前 言

在外科护理学的教学与实践领域，理论知识和临床实际应用之间的有效衔接一直是个关键议题。作为长期奋战在临床一线和外科护理教学前沿的工作者，我们深刻认识到，传统的教学模式侧重于理论知识的传授，而学生在面对复杂多变的临床情境时，常常难以迅速、准确地将所学知识转化为实际应对策略。为了弥补这一差距，我们精心编写了这本《外科护理病例精解》。

本书紧扣《外科护理学》教学大纲，从临床实际出发，选取了38个极具代表性的病例，覆盖急诊、重症、普外、神经、骨科、泌尿、血管、乳腺等多个专业领域。每个病例均经过精心选择，使护生和新护士在真实生动的临床情境体验中将护理专业与内科、外科、妇科、儿科，以及解剖学、药理学、病理学、诊断学、影像学等专业联系起来，旨在全面展现各种疾病的护理方法和知识要点，帮助读者深入理解和掌握相关理论和护理技能。

在本书的编写过程中，我们组织了临床经验丰富的医护人员和高校外科教研室的专业教师，充分发挥各自的优势。医护人员凭借其丰富的实践经验，提供了真实且具有典型意义的病例素材，确保每个病例都能最大限度地还原临床实际；而教研室的教师们则从教学角度出发，对病例进行了精心梳理和编排，使其与教学大纲紧密结合，便于读者理解和学习。

我们希望这本书能成为一座桥梁，帮助护理专业的学生和临床护理工作者跨越理论与实践的鸿沟，不仅能够加深其对理论知识的理解，更能让其学会如何在实际工作中灵活运用所学知识，提升临床思维能力和解决实际问题的能力。

外科护理学领域不断发展，新的技术和理念层出不穷。尽管我们在编写过程中努力做到尽善尽美，但书中难免存在不足之处，恳请广大读者批评指正。希望这本书能为外科护理学的教学和实践贡献一份力量，助力培养更多优秀的护理人才。

编者

2024 年 12 月

目　录

第一部分　外科护理经典病例

第二部分 外科护理参考知识

第一部分
外科护理经典病例

第一章
外科休克及水、电解质、酸碱平衡紊乱患者的护理

病例 1　重度烧伤伴低血容量性休克

[病例关键词]　重度烧伤；低血容量性休克；吸入性损伤；气管切开；导管相关性血流感染

　　烧伤泛指由热力、电流、化学物质、激光、放射线等所造成的组织损伤，属于严重的外科疾病。烧伤总面积在 30% ~ 50%，或Ⅲ度烧伤面积在 11% ~ 20%，或总面积、Ⅲ度烧伤面积虽未达到上述标准，但已发生休克、吸入性损伤或有较重复合伤即为重度烧伤。烧伤不仅会导致皮肤屏障功能破坏，还可使毛细血管通透性增加，创面大量渗出、血容量丢失，渗液的创面成为细菌生长繁殖基地，从而继发感染；烧伤还能促使创面释放大量的炎症因子、内毒素，从而引起凝血功能异常，严重时可发生脓毒血症、多器官功能障碍综合征（multiple organ dysfunction syndrome，MODS）。

笔记

头面部烧伤常合并吸入性损伤，是导致重度烧伤患者早期死亡的主要原因。患者吸入大量的高温气体、蒸汽、有毒烟雾和刺激性气体，导致呼吸道黏膜充血、水肿、坏死并继发感染，表现为声音嘶哑、呼吸困难、低氧血症。早期行气管切开并做好气道管理，必要时使用呼吸机辅助呼吸是气道损伤救治的关键措施。

📋 病历摘要

患者，女性，83岁，独居。2023年11月7日23:00左右，患者在家中使用电热毯时起火导致右手、臀部、双足烧伤，伴声音嘶哑、呼吸困难，由家属送至当地医院就诊，给予补液、抗感染对症治疗。11月8日患者呼吸困难加重，于当日16:20转入上级医院急诊科。诊断为"低血容量性休克，吸入性损伤，右手深Ⅱ度烧伤，骶尾部及双足Ⅲ度烧伤"。

📋 治疗与护理

紧急处置

在急诊室给予补液、抗休克、抗感染治疗，床旁局部麻醉下行气管切开术。患者取仰卧位，肩下垫枕使头后仰并保持正中位，充分暴露颈部；消毒后铺无菌巾，利多卡因局部注射浸润麻醉后，于第2~4气管环处自下向上弧形切开1~2个气管环前壁，形成气管前壁瓣；以弯钳撑开气管切口，插入型号为8.0的带有气囊的气管套管，取出管芯形成气体通道，气囊适量充气；将气管套管上的带子系于颈部固定导管，将开口纱布垫于伤口与套管之间；经气管套管吸出大量黄色黏稠痰液，呼吸困难缓解，患者经气管切口吸氧。请烧伤科会诊，并联系重症监护室（intensive care unit, ICU）。

【病情观察及治疗要点】

1. 心电监护，监测生命体征，纠正休克及水、电解质、酸碱平衡紊乱。
2. 床旁气管切开、吸氧、气道管理，保持呼吸道通畅。

笔记

3.皮肤创面处理，预防和控制感染。

4.营养支持及全身多脏器功能的观察与维护。

【护理评估】

1. 意识及生命体征：神志清楚，精神差；体温 36.6 ℃，血压 83/50 mmHg，心率 126 次 / 分，呼吸 40 次 / 分，血氧饱和度 80%（未吸氧），体重指数 23.5 kg/m²，四肢皮肤湿冷，尿量 6 mL/h，中心静脉压（central venous pressure，CVP）3 cmH₂O。

2. 专科查体：气管切开前听诊双肺呼吸音弱，大气道可闻及明显的痰鸣音；吸气性呼吸费力，三凹征弱阳性。气管切开后经气管套管吸痰，痰液多而黏稠；听诊痰鸣音减轻，呼吸音粗。烧伤各部位分度及面积见表 1-1-1，烧伤总面积约 9.75%，同时合并气道损伤，为重度烧伤（图 1-1-1～图 1-1-4）。

表 1-1-1　各部位烧伤状况

部位	图 1-1-1　右手部	图 1-1-2　骶尾部	图 1-1-3　左足部	图 1-1-4　右足部
烧伤分度	创面呈红色，局部水疱破损，创面红白相间，为深Ⅱ度烧伤	创面呈粉红色，局部水疱破损，创面蜡白，为Ⅲ度烧伤	创面呈红色，局部水疱破损，创面发黄，为Ⅲ度烧伤	创面呈红色，局部水疱破损，创面发白，为Ⅲ度烧伤
烧伤面积	8 cm × 5 cm	14 cm × 24 cm	15 cm × 5 cm	15 cm × 12 cm
烧伤面积占比	1.25%	5.00%	1.75%	1.75%

3. 辅助检查：胸部 X 线检查示气道管腔变窄、不规则，管壁增厚。血常规示白细胞计数 11.07×10^9/L（↑），血红蛋白浓度 102.00 g/L（↓），中性粒细胞百分比 80.00%（↑）；降钙素原 0.10 ng/mL（↑）；动脉血气分析示 PaO_2 58.00 mmHg（↓），$PaCO_2$ 42.00 mmHg，SaO_2 85.00%（↓）。

4. 既往史及个人史：既往体健，否认高血压、糖尿病等慢性病病史，无烟酒嗜好。

5. 精神及心理状况：平素生活可自理，听力稍下降，言语交流正常。伤后情绪紧张、恐惧、激动，治疗依从性较差。

6. 风险评估：行为疼痛评估量表（behavioral pain scale，BPS）评分 8 分（中度疼痛）；误吸风险评分 13 分（中度风险）。

【护理问题及护理措施】

护理问题	护理计划及措施
1. 低血容量性休克：与烧伤创面大量渗出有关	● 心电监护，严密观察患者生命体征及 CVP 变化。留置导尿管，动态观察每小时尿量。 ● 床头抬高 30°～45°，床尾抬高 10°～15°，增加回心血量。 ● 配合医师留置右锁骨下中心静脉导管（central venous catheter，CVC），满足补液的静脉通路需求，同时监测 CVP。 ● 遵医嘱静脉输注晶体液（如乳酸钠林格注射液、生理盐水），胶体液（如低分子右旋糖酐氨基酸、血浆等）。 ● 根据患者血压、尿量、CVP 调节至适当的输液速度，有效纠正血容量的同时避免发生肺水肿。
2. 有窒息的危险：与气道黏膜损伤导致分泌物增多有关	● 严密观察患者的呼吸形态、呼吸频率及血氧饱和度变化，遵医嘱查动脉血气分析，了解肺的通气和换气状态。 ● 未行气管切开建立人工气道前，给予鼻导管吸氧；患者不能咳出痰液时，给予经口鼻腔吸痰以清理呼吸道。 ● 备好简易呼吸器、负压吸引装置及气管切开用物，配合医师在床旁行气管切开术，手术过程中及时清理呼吸道分泌物。 ● 气管切开后，自气管切口吸氧，同时使用湿化器对吸入气体加温、加湿，保持吸入气体温度 37 ℃、相对湿度 100%，以维持气道正常的生理功能。 ● 若患者出现呼吸困难、血气分析提示呼吸衰竭时，协助医师给予气管切开接呼吸机辅助呼吸。 ● 密切观察患者的痰液变化，若痰液黏稠、量多时可经气管切口给予雾化吸入治疗，并行胸部叩击振动排痰，及时经气管切口吸痰，防止痰液阻塞气道而导致窒息。
3. 疼痛：与皮肤组织损伤有关	● 遵医嘱采用 BPS 动态评估疼痛程度。 ● 遵医嘱地佐辛注射液肌内注射缓解疼痛，使患者安静休息。
4. 恐惧：与突发烧伤和气管切开后无法言语有关	● 通知家属陪护，给予患者关爱和照护。 ● 向患者及家属讲解烧伤对机体的影响及治疗方案，获得患者的理解和信任。

【护理评价】

患者低血容量性休克得到纠正，气管切开后呼吸道通畅，呼吸平稳，吸氧状况下血氧饱和度在正常范围，生命体征稳定，烧伤部位疼痛症状有所缓解，情绪逐渐稳定，开始尝试通过手势与他人交流，配合治疗，未发生窒息。

笔记

疾病进展一

　　11 月 8 日 21:30 患者转入 ICU，给予重症监护、特级护理、全面器官功能支持与维护。检查发现血糖偏高，诊断为 2 型糖尿病，给予监测和控制血糖。患者呼吸状况稳定，更换一次性气管套管为金属气管套管（见知识链接）。

【病情观察及治疗要点】

　　1. 心电监护，严密监测生命体征变化。

　　2. 气管切开，气道管理。

　　3. 镇痛管理。

　　4. 观察烧伤创面情况，请烧伤科、皮肤科及院内伤口治疗专业小组多学科协作（multidisciplinary treatment，MDT）制定伤口治疗方案，进行规范的伤口处理。

　　5. 控制血糖、给予营养支持及全身多器官功能维护。

　　6. 预防、控制感染。

【护理评估】

　　1. 意识及生命体征：意识清楚；体温 37.3 ℃，血压 114/63 mmHg，心率 96 次 / 分，呼吸 21 次 / 分，经皮动脉血氧饱和度 96%，中心静脉压 7 cmH$_2$O，尿量 28 mL/h。

　　2. 专科查体：胸部听诊呼吸音粗，双肺可闻及明显的湿啰音，大气道可闻及痰鸣音，三凹征（+）。口腔内可见大面积黏膜损伤，肢体烧伤部位水肿，皮肤大面积缺失或卷皱，覆盖部分皮肤呈褐色，创面红润、有淡黄色渗出。

　　3. 实验室检查：血常规示白细胞计数 9.30×10^9/L，中性粒细胞百分比 75.10%（↑）；生化检查示空腹血糖 11.90 mmol/L（↑），白蛋白 35.00 g/L（↓），C 反应蛋白 3.52 mg/L（↑），降钙素原 0.68 ng/mL（↑）。

　　4. 风险评估：重症监护疼痛观察量表（critical-care pain observation tool，CPOT）评分 5 分（中度疼痛）；误吸风险评分 5 分（高风险）；Braden 压力性损伤风险评分 11 分（高风险）；营养风险筛查量表 2002（nutritional risk screening 2002，NRS 2002）评分 5 分（存在营养不足）；Padua 静脉血栓风险评分 6 分（高危）。

【护理问题及护理措施】

护理问题	护理计划及措施
1. 伤口感染风险：与烧伤导致皮肤黏膜屏障功能受损及建立有创性人工气道有关	● 单间保护性隔离，保持病房环境温度为 28 ～ 32 ℃，湿度为 50% ～ 60%，每天定时通风，使用空气消毒机早、中、晚各消毒 1 次。每班固定护理人员照护。 ● 皮肤渗出部位给予生理盐水清洗，去除表面坏死组织，碘伏消毒待干后涂抹湿润烧伤膏，用无菌敷料覆盖。换药过程严格执行手卫生和无菌换药操作。抬高烧伤部位肢体，减轻水肿。 ● 使用氯己定溶液进行口腔护理，每天 4 次，避免口腔内创面感染。气管切口每天消毒换药 2 次，痰液浸湿时及时更换。吸痰操作时严格遵循无菌技术原则，防止细菌移位至下呼吸道引起感染。 ● 遵医嘱合理使用抗菌药物，使用前采集血液、痰液标本进行细菌培养，怀疑创面感染时进行分泌物细菌培养。 ● 使用支被架保护烧伤部位，观察创面有无焦痂早期分离、棕黑色病灶变色、焦痂下化脓和坏疽性脱皮等征象，需要时进行创面外科清创。 ● 定时监测血糖，遵医嘱皮下注射胰岛素控制血糖，静脉输注的葡萄糖溶液中加入胰岛素，避免因高血糖影响创面愈合。
2. 潜在并发症：肺部感染，与患者高龄、衰弱、气管切开后气道屏障功能下降、清理呼吸道无效有关	● 床头抬高 30°～ 45°，预防胃内容物反流和误吸发生。 ● 对经气管切口吸入的气体进行加温、加湿，保护气道纤毛柱状上皮功能，促进痰液排出。 ● 协助患者翻身、拍背及振动排痰，促进痰液移动进入大气道。 ● 痰液黏稠时遵医嘱给予吸入用乙酰半胱氨酸溶液雾化治疗，稀释痰液。 ● 患者无法自行咳痰时，经气管切口给予负压吸引以清除痰液，保持呼吸道通畅。
3. 营养不足：与烧伤创面渗出导致大量蛋白丢失及口腔黏膜损伤不能经口进食有关	● 留置胃管，早期开启肠内营养治疗，同时配合静脉输注肠外营养液，满足机体能量需要。 ● 进行肠道功能及营养状态评估，给予高热量、高蛋白质饮食（简称流食），能量需要量为 25 ～ 35 kcal/（kg·d），可遵医嘱使用适用于糖尿病患者的肠内营养乳剂，满足机体能量需要。 ● 在积极给予营养支持的前提下控制血糖，如果血糖超过 10.0 mmol/L，应补充胰岛素以使目标血糖维持在 7.8 ～ 10.0 mmol/L。
4. 疼痛：与皮肤组织损伤有关	● 遵医嘱采用瑞芬太尼注射液静脉镇痛，根据疼痛评分动态调整，患者烦躁时加用右美托咪定镇静治疗，使患者能安静休息。 ● 使用镇痛、镇静药物期间，严密观察患者呼吸及血氧饱和度变化，及时吸痰以清理呼吸道，防止呼吸抑制和窒息。 ● 进行心理疏导，分散患者注意力，避免患者焦虑和情绪激动。 ● 伤口换药前提高镇痛药物泵入速度，以减轻操作引起的疼痛。
5. 潜在并发症：导管相关性血流感染，与留置 CVC 有关	● 保持中心静脉穿刺部位清洁、干燥，采用透明敷料便于观察穿刺点情况，每周换药 2 次，敷料潮湿、卷边时及时更换。中心静脉输液和测量 CVP 时严格执行无菌操作，防止细菌入血引起导管相关性血流感染。 ● 评估穿刺点及周围皮肤有无感染征象、导管固定情况、导管功能和留置的必要性，若无必要，尽早拔除。 ● 输液治疗时应用力全方位擦拭消毒接头 5 ～ 15 秒，自然干燥后方可连接。输液接头内有血液或药物残留、疑似污染、破损或脱开等情况时，应立即更换。 ● 规范进行导管的冲管及封管。

笔记

续表

护理问题	护理计划及措施
6.潜在并发症：导尿管相关性尿路感染，与留置导尿管有关	● 尿道口护理每天2次，保持会阴部清洁。 ● 观察尿液的颜色、性质和排量，评估留置导尿管的必要性，休克纠正后尽早拔除导尿管。 ● 保持尿液引流装置的密闭、通畅及完整性，避免打折、扭曲。使用抗反流引流袋，活动或搬运时夹闭引流管，防止尿液逆流引起感染。
7.潜在并发症：压力性损伤、深静脉血栓、便秘，与被动卧床、活动减少有关	● 在不影响创面愈合的情况下，鼓励患者主动在床上活动肢体。指导患者每天进行踝泵运动，若患者不能配合，给予肌肉被动按摩和运动，并进行双下肢抗栓泵物理治疗。 ● 遵医嘱皮下注射低分子肝素钠抗凝治疗，预防深静脉血栓。 ● 每天测量小腿围，观察双下肢皮温及肿胀情况，发现深静脉血栓征象时及时通知医师。 ● 协助患者翻身，变换体位，进行受压部位皮肤减压，定时行皮肤按摩减压，预防压力性损伤。 ● 观察患者排便次数、量及性状，必要时遵医嘱给予促进排便措施，如温皂水灌肠、甘油剂通便等。
8.沟通障碍：与气管切开有关	● 引导患者使用手势、唇语及其他非语言，如字、词卡片沟通信息。 ● 若必须进行语言交流，可在护士监护下暂时封闭气管导管口，气流震动使声门发出声音。 ● 安排熟知患者病情、能与患者有效沟通的护士进行护理。 ● 在ICU住院期间允许家属限时探视，提前告知家属患者的病情及心理状态，教会家属与患者的沟通方法，使患者感知到家属的支持和关爱。

【护理评价】

患者生命体征逐渐平稳，体温正常，血糖控制满意，精神明显好转。气管内痰液量减少，可经咳嗽将痰液排出至气管切口或经口咳出。口腔内创面基本愈合。伤口创面及气道分泌物培养结果均为阴性；创面新鲜呈粉红色，渗出减少。患者血清白蛋白浓度升至50 g/L，无水、电解质紊乱；烧伤部位轻度疼痛，可耐受；未发生感染及其他相关并发症。

疾病进展二

11月15日患者体温38.2 ℃，伤口、双肺、尿路未见明显感染征象，留取中心静脉及外周静脉血培养，同时拔除CVC并进行导管尖端细菌培养，患者使用抗菌药物后，体温降至正常。

疾病进展二

　　11月16日患者精神、食欲明显好转。封堵气管导管口后，患者呼吸平稳，三四征（－），痰液量少，可经口咳出。拔除气管导管，用胶带牵拉封闭窦口，拔除胃管后患者可经口进食。

　　11月18日患者转入烧伤科病房。CVC尖端培养结果为粪肠球菌（＋），外周静脉血培养（－），考虑可能与骶尾部污染伤口细菌入血有关，且不排除院内感染，上报医院感染管理科，给予更换敏感抗菌药物。

【病情观察及治疗要点】

1.拔除深静脉导管，更换敏感抗菌药物控制感染。

2.尽早拔除不必要的体腔内导管，恢复自主呼吸和经口进食，改善营养状态。

3.继续进行伤口诊治，促进烧伤创面愈合。

4.预防伤口感染和长期卧床并发症。

【护理评估】

　　1.意识及生命体征：意识清楚；体温38.2 ℃，血压120/70 mmHg，心率102次/分，呼吸25次/分，血氧饱和度95%。

　　2.专科查体：听诊双肺呼吸音粗，呼吸形态、频率未见异常，三四征（－）。右手肿胀，表面部分结痂，创面可见少量淡黄色分泌物（图1-1-5）。骶尾部伤口表面呈暗黄色，其上可见少量黏性分泌物和坏死组织，周围创面红润（图1-1-6）。双足略肿胀，表面褐色焦痂形成，伤口边缘发红，皮肤温度较正常部位高1.5 ℃（图1-1-7，图1-1-8）。

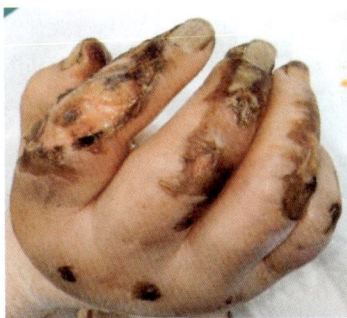

图1-1-5　右手伤口

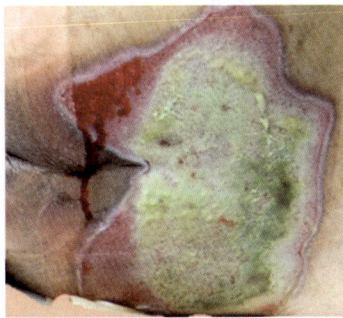

图1-1-6　骶尾部伤口

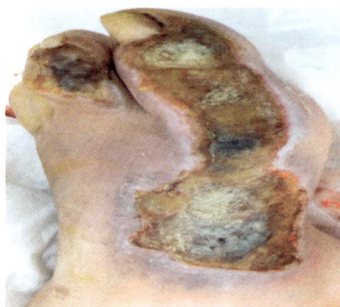

图 1-1-7 左足伤口　　　　图 1-1-8 右足伤口

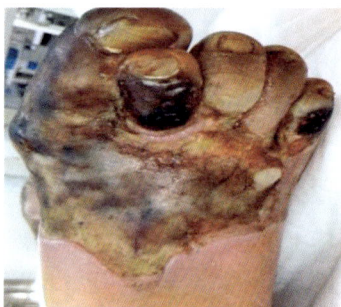

3. 实验室检查：血常规示白细胞计数 7.50×10^9/L，中性粒细胞百分比 61.00%；生化检查示空腹血糖 6.90 mmol/L，白蛋白 41.00 g/L，C 反应蛋白 3.27 mg/L（↑），降钙素原 1.20 ng/mL（↑）。

4. 精神及心理状况：焦虑，担心伤口愈合时间过长。

【护理问题及护理措施】

护理问题	护理计划及措施
1. 并发症：导管相关性血流感染	● 体温高时给予温水擦浴等物理降温措施，并适当增加饮水量。 ● 遵医嘱拔除 CVC，改为外周静脉留置针输液。拔管前常规消毒导管近端及穿刺点周围，导管拔出后使用无菌剪刀剪下尖端 5 cm 置入密闭的无菌容器内，送实验室进行细菌培养和药物敏感试验。 ● 遵医嘱经验性使用抗菌药物，待细菌培养和药物敏感试验报告后更换敏感抗菌药物头孢哌酮钠舒巴坦钠，每 12 小时用药 1 次，准确按时用药。
2. 烧伤创面愈合不良：与患者高龄、营养不足和基础疾病有关	● 创面每天换药，碘伏消毒创面后用生理盐水冲洗，待干后涂抹湿润烧伤膏和盐酸金霉素眼膏软化焦痂，预防感染，泡沫敷料覆盖封闭伤口。若伤口部位水肿，抬高肢体。 ● 骶尾部创面碘伏消毒后给予机械性清创，即用刀片轻轻刮除表面坏死组织，以促进肉芽生长。清创后用生理盐水冲洗伤口，待干后涂抹清创胶，藻酸盐银离子泡沫敷料覆盖封闭伤口，每天换药 1 次。换药前预防性使用镇痛药物，减轻操作性疼痛。 ● 指导患者采用左右侧卧位，每 2 小时变换体位，尽量避免骶尾部受压。 ● 协助患者在床上使用便器，排便时尽量减轻双足伤口的压力。指导和协助家属及时帮助患者处理大小便，大便后用温水清洗肛周，避免污染骶尾部创面。
3. 焦虑：与担心伤口愈合时间有关	● 耐心、细致地向患者讲解疾病的治疗和护理方案，告知患者烧伤伤口愈合时间长，需放平心态、积极配合方能缩短愈合时间，取得患者的理解和配合。 ● 耐心与患者沟通，尽量满足其合理的诉求，及时给予心理疏导。 ● 指导家属给予患者生活照顾和情感支持，使患者接受现状，并建立信心。
4. 营养不足：与摄入不足和机体需求量增加有关	● 指导患者进食高蛋白、高维生素、富含膳食纤维的食物，控制高糖、高碳水化合物食物的摄入。 ● 鼓励患者少食多餐。指导家属根据患者的饮食喜好准备食物，宜清淡、易咀嚼、易消化，能增进食欲。 ● 若患者进食量少，遵医嘱给予适当的口服营养补充剂。

笔记

续表

护理问题	护理计划及措施
5. 卧床相关的并发症	● 指导患者及家属随着伤口情况的好转，逐渐增加床上运动量，注意避免烧伤肢体受力。 ● 指导患者每天在床上进行踝泵运动和深呼吸训练，同时增加上肢的运动，预防肺部感染和深静脉血栓。 ● 指导患者保持口腔及会阴部清洁，预防感染。 ● 指导患者及家属增加蔬菜的摄入，顺时针按揉腹部，促进排便，预防便秘。

【护理评价】

患者可正常经口进食，精神、食欲好。气管切开窦口愈合，气道通畅，清理呼吸道能力尚可。经过 2 周换药后患者右手创面基本愈合（图 1-1-9）；骶尾部创面全部转红，面积缩小 21.8%（图 1-1-10），伤口分泌物培养结果为阴性；左足创面焦痂全部去除，创面红润，面积缩小 22%（图 1-1-11）；右足创面焦痂全部去除，创面 75% 红色，25% 黄色，面积缩小 13%（图 1-1-12）。

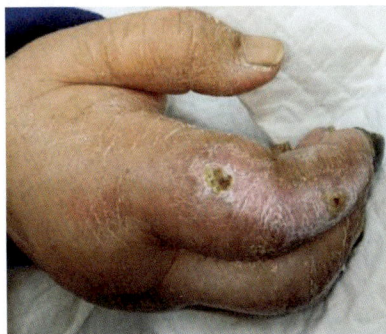

图 1-1-9　右手

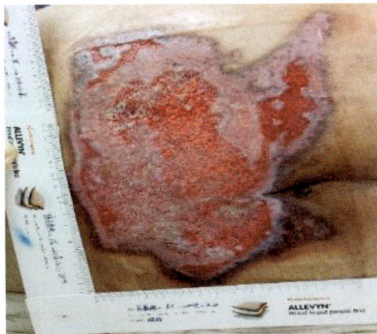

图 1-1-10　骶尾部

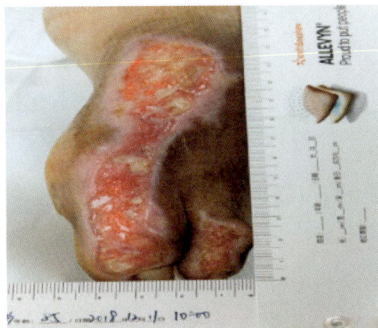

图 1-1-11　左足

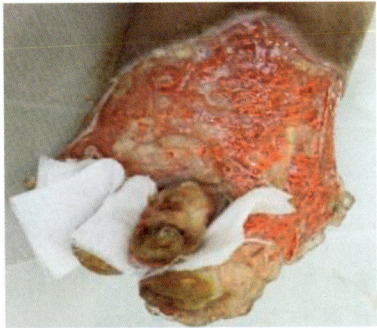

图 1-1-12　右足

笔记

疾病进展三

12月3日患者生命体征平稳，精神、食欲好，烧伤伤口范围明显缩小，创面红润，换药后用泡沫敷料覆盖，遵医嘱出院，每3天于门诊换药。

【出院延续性护理】

1.指导患者及家属出院后须有人陪侍，满足患者的生理需求，注意用水、用电安全，防止烫伤、坠床。

2.指导患者及家属继续卧床休息，尽量选择侧卧位，避免臀部及双足伤口受压。

3.指导患者及家属继续加强营养，随着伤口愈合逐渐增加床上活动量，预防卧床相关的并发症。但需注意避免双足受力，根据医嘱逐渐在助行器的辅助下下地活动。

4.指导患者及家属按时到门诊换药，注意保护伤口敷料，保持清洁、干燥、密闭。

5.指导患者及家属出院后继续监测和控制血糖。注意自我观察，若出现发热、咳嗽、上下肢肿胀、疼痛等不适，以及伤口渗出增多、疼痛加重等异常情况时，及时就诊。

【重度烧伤伴低血容量性休克临床护理思维导图】

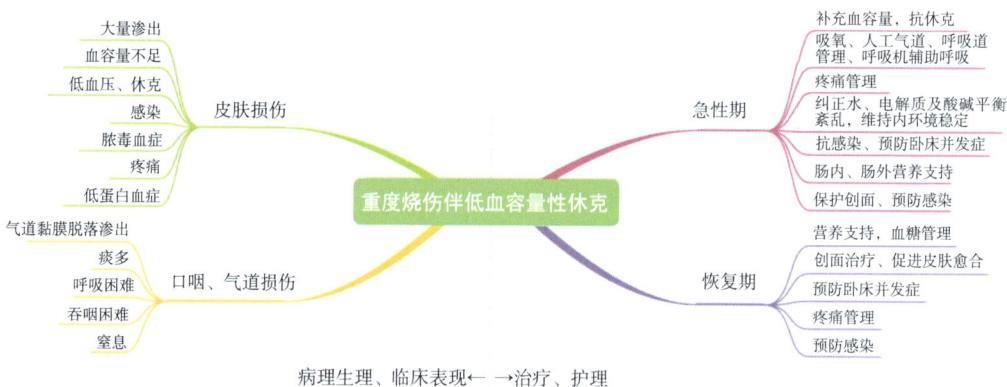

皮肤损伤 — 大量渗出 / 血容量不足 / 低血压、休克 / 感染 / 脓毒血症 / 疼痛 / 低蛋白血症

口咽、气道损伤 — 气道黏膜脱落渗出 / 痰多 / 呼吸困难 / 吞咽困难 / 窒息

重度烧伤伴低血容量性休克

急性期 — 补充血容量，抗休克 / 吸氧、人工气道、呼吸道管理、呼吸机辅助呼吸 / 疼痛管理 / 纠正水、电解质及酸碱平衡紊乱，维持内环境稳定 / 抗感染、预防卧床并发症 / 肠内、肠外营养支持 / 保护创面、预防感染

恢复期 — 营养支持、血糖管理 / 创面治疗、促进皮肤愈合 / 预防卧床并发症 / 疼痛管理 / 预防感染

病理生理、临床表现 ← → 治疗、护理

临床转归

出院后患者于门诊换药，根据伤口愈合情况调整换药间隔时间，2个月后经门诊换药15次，患者右手伤口已痊愈，双足及骶尾部伤口基本愈合，存留瘢痕。患者精神、食欲好，血糖控制正常，生活基本自理。

笔记

【知识链接】

气管切开术可迅速缓解上呼吸道阻塞所致的呼吸困难。目前临床常用的气管切开套管有一次性套管和金属套管 2 种。一次性套管（图 1-1-13）一般为聚乙烯硅胶材质，外径较金属套管略粗，可与呼吸机连接进行机械通气，其前端有气囊，充气后可封闭气道避免漏气，适用于需要使用呼吸机治疗的患者。金属气管套管（图 1-1-14）为钛合金材质，由内套管和外套管组成，不含气囊，内套管可取出反复更换消毒，患者舒适度高，易于护理，但其接口不能连接呼吸机，因此金属气管套管适用于不需要机械通气和长期带管生存的患者。

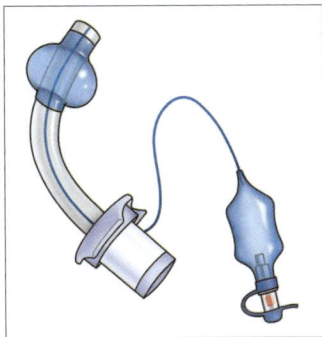

图 1-1-13　一次性气管套管

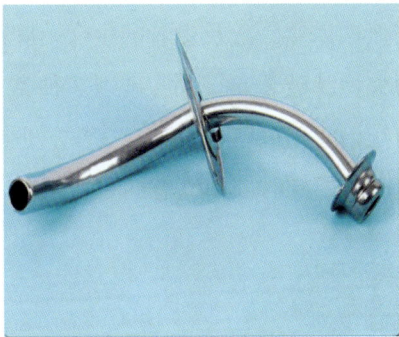

图 1-1-14　金属气管套管

病例点评

该病例烧伤总面积虽然不大，但是同时合并吸入性损伤，属于重度烧伤，加之患者高龄、患有糖尿病，烧伤部位均在卧位着力点，因此极大地增加了护理难度。早期以抢救生命为主，病情稳定后关注点转变为伤口的处理和并发症的预防。通过该病例，我们需要注意急性期烧伤患者在纠正低血容量性休克的同时一定要关注气道管理，必要时行紧急气管切开，防止窒息发生；而中后期 MDT 团队在伤口管理中的作用尤为重要，危重症患者伤口的局部管理与全身病情变化息息相关。该病例在科学规范地处理伤口的同时，积极地进行营养支持，控制血糖，做好了并发症的预防及管理，为改善伤口愈合的整体环境提供了保障。同时也提醒我们应该做好老年人冬季使用电热毯的安全宣教，注意防范烫伤、烧伤。

（王彩玲，李秀秀）

笔记

病例 2　腹部闭合性损伤伴失血性休克

[病例关键词]　腹部闭合性损伤；脾破裂；失血性休克；脾切除；肋骨骨折

　　创伤是导致 45 岁以下人群死亡的首要原因。在机体各个部位的创伤中，腹部创伤发生率居第 3 位，其中脾破裂（splenic rupture）占腹部闭合性损伤的 20% ～ 40%。由于脾脏血供丰富，发生破裂后可在短时间内造成腹腔内大量出血，极易造成失血性休克，危及患者的生命。脾破裂程度根据病理解剖特点分为脾包膜下血肿、中央型脾破裂、真性脾破裂 3 种类型。脾破裂伴出血时需要积极处理，防止休克，传统治疗仍以脾切除手术为主。近年来，一些微创方法，如脾动脉栓塞手术可在保留脾脏的同时取得满意的止血效果。

病历摘要

　　患者，男性，35 岁，建筑工人。2024 年 3 月 14 日 15:20 在工作过程中被汽车撞出 2 米远，导致全身多处疼痛，以左侧胸腹部疼痛最为明显。当时患者意识清楚，全身仅有散在擦伤，无头晕、头痛、恶心、呕吐等不适。之后患者腹痛逐渐加重并出现意识淡漠，于 17:10 由救护车送入急诊科，行胸腹部及头颅 CT、腹部超声检查排除脑损伤，诊断为"脾破裂，失血性休克，肋骨骨折"。

治疗与护理

紧急处置

　　在急诊室开通绿色通道，紧急建立静脉通路。患者外周静脉瘪塌，静脉留置针穿刺失败，给予紧急颈内静脉置管开放液路并监测 CVP，留置胃管接胃肠减压器。积极抗休克治疗，同时监测生命体征，留置桡动脉导管监测有创血压，大量补液、输血，进行急诊手术准备。

【病情观察及治疗要点】

1. 监测生命体征，补液、输血，纠正失血性休克。

2. 完善术前准备，尽早进行手术治疗。

【护理评估】

1. 意识及生命体征：呈嗜睡状态，双侧瞳孔直径 2 mm，对光反应灵敏，格拉斯哥昏迷评分 13 分（语言刺激睁眼 3 分，语言正常 5 分，疼痛定位 5 分）；体温 36.6 ℃，无创血压测不到、有创血压 65/32 mmHg，心率 156 次 / 分，呼吸 32 次 / 分，中心静脉压 1 cmH$_2$O，血氧饱和度 90%（鼻导管吸氧 4 L/min），休克指数（shock index，SI）2.8。

2. 专科查体：全身皮肤湿冷，可见散在擦伤，未见开放性伤口。头部未见擦伤及肿胀。胸部无畸形，无反常呼吸，胸廓挤压征（＋）。腹肌紧张，全腹压痛及反跳痛（＋），移动性浊音（＋），肠鸣音弱。头部、脊柱及四肢未见明显异常。

3. 辅助检查：头颅 CT 未见异常；胸腹部 CT 示脾破裂，腹腔积血，左侧第 10 ～ 11 后肋不完全线性骨折，断端无移位。血常规示白细胞计数 11.47 × 10^9/L，血红蛋白浓度 57.90 g/L（↓）；凝血功能检查示凝血酶原时间 17.20 秒，活化部分凝血活酶时间 48.40 秒。

4. 既往史及个人史：既往体健，否认慢性病病史，吸烟 1 包 / 天，无饮酒嗜好。

5. 经济状况及家庭支持：本次受伤为工伤，单位支付治疗费用。家属尚未到达现场，态度关切。

【护理问题及护理措施】

护理问题	护理计划及措施
1. 失血性休克：与脾破裂导致腹腔内大量出血有关	● 将患者置于平卧位，盖被保暖，密切监测生命体征，留置导尿管，观察尿量和皮肤温度。 ● 快速静脉输注晶体液（如生理盐水、乳酸钠林格液、电解质液等）、胶体液（如低分子右旋糖酐、冰冻血浆）及浓缩红细胞等。可另开一路外周静脉液路，同时输注。 ● 迅速采集血标本查血型、配血，化验血常规、凝血功能及生化、免疫系列等。
2. 手术前准备	● 禁烟，禁食、禁水。 ● 留置胃管接负压器进行胃肠减压。 ● 完善手术前检查，包括采血化验、配血、心电图、CT 及超声检查等。 ● 患者皮肤污渍较多，给予备皮，范围上至双乳连线水平，下至大腿上 1/3（包括会阴），左右分别至腋后线。 ● 电话联系家属，告知患者情况，落实手术签字。

笔记

【护理评价】

患者失血性休克得到一定纠正，血压 92/66 mmHg，心率 98 次 / 分，尿量 25 mL/h，意识仍淡漠，手术前准备完成。

疾病进展一

患者于 18:45 进入急诊手术室，全身麻醉后进行脾切除手术。左上腹切口，逐层切开暴露腹腔，见腹腔内大量新鲜血液，负压吸引血液暴露腹腔内器官，见脾脏背侧外缘有一 3 ～ 4 cm 裂口伴活动性出血，包膜和实质均损伤（图 1-2-1）；分离脾周组织，将脾脏托出切口外，结扎动静脉后将脾脏切除（图 1-2-2）；逐个探查腹腔内其他脏器，均未见损伤，于脾窝留置一条胶质引流管接引流袋；术中输注去白细胞悬浮红细胞 6 U、冰冻血浆 400 mL。手术结束后，患者意识恢复清醒，拔除气管插管后转入外科重症监护室（surgical intensive care unit，SICU）。

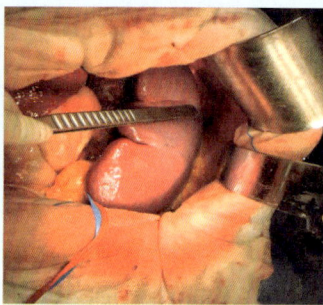

图 1-2-1　手术中可见脾脏裂伤　　　　图 1-2-2　脾切除

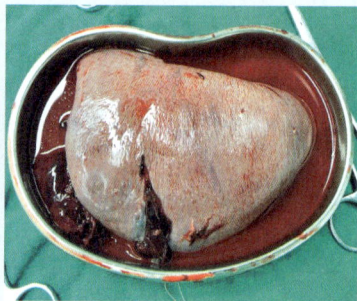

【病情观察及治疗要点】

1. 监测生命体征和尿量，评估血容量是否充足。

2. 吸氧，补液扩容，纠正失血性休克，维持水、电解质及酸碱平衡。

3. 观察腹部伤口和引流情况，注意腹部症状与体征的变化，预防伤口感染。

4. 肋骨骨折保守治疗，避免腰背部过度活动。

5. 预防卧床并发症。

【护理评估】

1. 意识及生命体征：意识清楚；体温 36.6 ℃，血压 94/54 mmHg，心率 116 次 / 分，呼吸 22 次 / 分，血氧饱和度 96%（鼻导管吸氧 2 L/min），休克指数 1.23。

笔记

2. 专科查体：左上腹部可见一长约 7 cm 的伤口，敷料无渗血，留置 1 条引流管，引流液为淡血性。腹部平软，无腹肌紧张，移动性浊音（–），肠鸣音 2 次 / 分。

3. 辅助检查：血常规示白细胞计数 7.69×10^9/L，血红蛋白浓度 102.00 g/L；血气分析示 pH 7.421，PCO_2 37.90 mmHg，PO_2 75.00 mmHg，HCO_3^- 24.90 mmol/L，BE –0.70 mmol/L（正常范围 –3.00 ～ 3.00 mmol/L），血清 K^+ 3.40 mmol/L，Na^+ 134.00 mmol/L；凝血功能检查示活化部分凝血活酶时间 65.80 秒，D- 二聚体 620.00 ng/mL，纤维蛋白原 3.50 g/L。

4. 精神及心理状况：恐惧、焦虑，能配合治疗和护理。

5. 疼痛评估：视觉模拟评分 4 分（中度疼痛）。

【护理问题及护理措施】

护理问题	护理计划及措施
1. 低血容量性休克	● 术后禁食、禁水，留置胃管，持续胃肠减压。 ● 平卧位，监测生命体征及尿量，观察患者有无休克表现。 ● 遵医嘱继续输注晶体液、胶体液补充血容量，纠正休克及水、电解质、酸碱平衡紊乱。 ● 若血容量补足，患者血压仍低，遵医嘱静脉泵入多巴胺。
2. 有出血风险	● 术后搬动患者宜缓慢，避免局部振动加重出血。 ● 妥善固定引流管，保持引流通畅，观察引流液的量、颜色和性质，若引流液为血性，术后 6 小时内引流量大于 100 mL/h 或 6 小时后大于 50 mL/h，应注意观察有无活动性出血。 ● 若引流液突然减少，患者出现腹痛、发热等症状，及时检查管腔有无堵塞或引流管是否滑脱。 ● 观察凝血系列指标和引流液性状，凝血功能异常时遵医嘱给予止血药物，并输注新鲜冰冻血浆和凝血因子，防止大量失血和输血引起弥散性血管内凝血（disseminated intravascular coagulation，DIC）。
3. 疼痛：与手术创伤和肋骨骨折有关	● 遵医嘱静脉泵入芬太尼镇痛，根据镇痛效果调整药物泵入速度。 ● 休克纠正、生命体征稳定后协助患者取半卧位，以降低切口张力，减轻疼痛。 ● 腹部用腹带包扎固定，以达到保护腹部伤口和固定骨折肋骨的目的。咳嗽和活动时用双手固定腹部和胸部，减轻疼痛。 ● 进行心理护理，指导家属探视时与患者多交流，给予心理支持。
4. 有卧床并发症风险：深静脉血栓、肺部感染、便秘等	● 手术后即指导患者在床上活动双下肢，进行双下肢踝泵运动。 ● 术后血流动力学稳定、伤口无出血倾向时帮助患者在床上进行活动、翻身，注意妥善固定引流管，避免管路脱出。 ● 指导患者每天在床上进行深呼吸训练，有痰液时指导患者有效咳出，必要时给予雾化吸入治疗，预防肺部感染。 ● 生命体征稳定、无出血倾向时尽早拔除导尿管，使用尿壶。大便时在床上铺护理垫，拉隔帘，创造安全的环境方便患者排便，排便困难时使用开塞露或温肥皂水灌肠。
5. 有伤口感染风险	● 遵医嘱合理使用抗菌药物预防感染。 ● 腹部用腹带包扎，定期给伤口换药，医务人员严格执行手卫生和无菌换药操作。 ● 观察体温及伤口有无红肿、渗出，若有异常及时通知医师。 ● 使用抗反流引流袋，将引流袋固定在低于身体平面的位置，防止液体逆流引起腹腔内感染。

笔记

【护理评价】

手术后患者血压逐渐恢复正常，伤口无活动性出血，引流液逐渐减少；水、电解质及酸碱平衡紊乱得到纠正，内环境基本平衡；胸部、腹部轻度疼痛，伤口少量渗血，无感染征象，导尿管已拔除，未发生术后并发症。

疾病进展二

3 月 16 日患者生命体征平稳，停止吸氧，病情进一步稳定，停止心电监护，转入普外科病房继续康复治疗。

【病情观察及治疗要点】

1. 观察生命体征。

2. 观察腹部伤口和引流情况，注意腹部症状与体征的变化，预防感染。

3. 镇痛、给予营养支持，患者逐步下地活动。

【护理评估】

1. 意识及生命体征：意识清楚；体温 36.9 ℃，血压 124/74 mmHg，脉搏 86 次 / 分，呼吸 20 次 / 分，血氧饱和度 96%。

2. 专科查体：腹部平软，反跳痛及腹肌紧张（−）。伤口缝线对齐，无红肿及渗出，伤口引流液为淡血性，量约 40 mL/24 h。听诊肠鸣音 5 次 / 分。

3. 实验室检查：血常规示白细胞计数 9.56×10^9/L，血红蛋白浓度 113.00 g/L；血清 K^+ 3.30 mmol/L，Na^+ 137.00 mmol/L；凝血功能检查示活化部分凝血活酶时间 42.10 秒。

4. 精神及心理状况：焦虑，情绪低落，能配合治疗和护理。

5. 疼痛评估：视觉模拟评分 2 分（轻度疼痛）。

【护理问题及护理措施】

护理问题	护理计划及措施
1. 营养失调：低于机体需要量，与术后禁食、手术创伤修复需要量增加有关	● 术后禁食期间遵医嘱予以静脉输液，补充液体、糖、脂肪、氨基酸和电解质，维持内环境稳定。 ● 待患者生命体征平稳、肛门排气、肠鸣音恢复正常后嘱患者开始饮水，无不适反应后逐渐给予低脂、高热量、高蛋白、富含维生素和纤维素的食物，少食多餐。 ● 做好口腔护理，保持口腔清洁，增进食欲。 ● 复查血常规、生化指标，根据患者的营养状况调整饮食和静脉营养补充量。

续表

护理问题	护理计划及措施
2. 有卧床并发症风险：深静脉血栓、肺部感染、便秘等	● 指导患者增加床上活动量，并逐渐过渡到床边暂坐，下床活动。 ● 腹部用腹带包扎，妥善固定引流管，改变体位时注意防止引流管脱出和伤口张力过大而裂开。 ● 指导患者每天在床上进行深呼吸训练，有痰液时帮助患者有效咳出，咳嗽时用手按压伤口。 ● 逐步增加富含膳食纤维素食物的摄入，预防便秘，训练每天在固定时间，无论有无便意都要尝试排便，促进床上排便习惯的养成。
3. 有伤口感染风险	● 定期给伤口换药，消毒后更换引流袋，严格遵循手卫生和无菌技术原则。 ● 避免大量食用产气的食物，如豆浆、萝卜、红薯等，防止腹胀造成伤口张力过大。 ● 观察体温及伤口情况，有红肿、分泌物渗出时进行细菌培养，使用敏感抗菌药物。
4. 焦虑：与担心脾切除后影响生活和工作有关	● 告知患者脾切除后对身体免疫功能和消化功能有轻微影响，但可以通过健康饮食和体育锻炼来弥补，不会对日常生活和工作造成影响，消除患者疑虑。 ● 告知家属陪护期间多与患者沟通，给予关爱和生活照护，使患者对未来生活有信心。

【护理评价】

患者生命体征稳定，伤口引流液逐渐减少，颜色变淡，腹部切口轻度疼痛，不影响休息，可在护士或家属的帮助下下地活动，伤口无感染征象，未发生并发症。焦虑情绪得到缓解，精神好，体重无下降。未出现并发症。

疾病进展三

3月16日拔除胃管，患者开始经口进食。3月21日拔除伤口引流管及颈内静脉导管。3月28日患者一般情况好，精神、食欲佳，生命体征平稳，大小便正常，无特殊不适主诉，手术切口已拆线，患者出院。

【出院延续性护理】

1. 保持健康饮食和生活习惯，加强营养，禁烟酒，禁食辛辣刺激性食物，禁饮含咖啡因的液体。

2. 预防便秘，保持心情愉快，保证充足的睡眠。

3. 观察患者有无腹痛、腹胀，排便是否正常，若有异常情况应及时就医。

4. 伤口恢复后，鼓励患者逐渐增加活动量，避免劳累，3个月内避免重体力劳动。

笔记

临床转归

出院 1 个月随访，患者精神、食欲好，情绪稳定。腹部伤口愈合情况良好，未出现腹痛、腹胀、肛门停止排气、便秘等不适。胸部 CT 见骨痂形成，骨折线消失，胸部疼痛消失。

【脾破裂伴失血性休克临床护理思维导图】

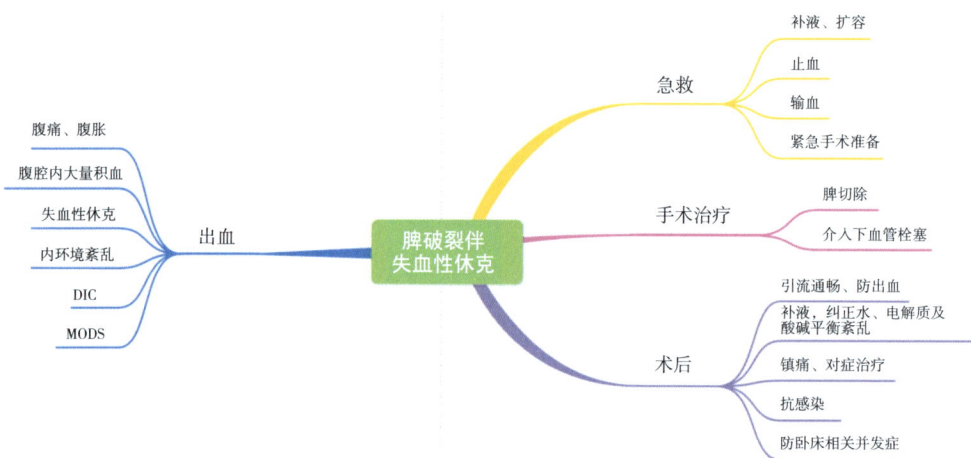

病理生理、临床表现← →治疗、护理

病例点评

一旦发生脾破裂，患者短时间内即可面临致命性大出血。若为腹部闭合性损伤，腹腔内出血看不见，极易被忽视而延误病情。急诊科护士应具备通过病史和症状、体征尽快识别腹腔内大量出血的危急状况的能力，积极配合医师纠正休克、检查确诊并尽快手术治疗。手术后遵循快速康复理念，给予全面的整体护理，除执行普外科开腹手术的常规护理措施外，应注意维持血容量和内环境平衡，预防各种并发症。

（冯丹）

病例 3　腹部空腔脏器破裂伴感染性休克

[病例关键词]　胃破裂；小肠破裂；感染性休克；急性腹膜炎；肠外营养；肠内营养

　　腹部闭合性损伤是指腹部受到外力因素（如车祸、击打、坠落、撞击）所造成的腹腔内脏器官损伤。患者体表无明显伤口，但腹腔内空腔脏器和实质性脏器发生损伤，是外科常见的急腹症之一。实质性脏器（如肝、脾）损伤主要表现为出血，腹膜炎体征一般不明显，患者失血量一般较多，常引起休克和全身多器官组织灌注不足；而空腔脏器损伤后胃肠液流入腹腔会导致急性腹膜炎，患者表现为腹部剧烈刀割样疼痛、板状腹，甚至发生感染性休克和全身多器官功能障碍综合征，危及生命。

病历摘要

　　患者，男性，42 岁，货车司机。2023 年 2 月 8 日 14:00 在高速公路发生车祸导致腹部疼痛，立即拨打"120"急救电话，于 16:30 送入急诊科。入科时患者神志清楚，能正确对答，表情极度痛苦，腹痛剧烈，情绪紧张，面色苍白，烦躁明显，皮肤湿冷。初步诊断为"腹部闭合性损伤，空腔脏器破裂？感染性休克？"。

治疗与护理

紧急处置

　　在急诊室给予心电、血压、血氧饱和度监测，面罩吸氧 5 L/min，留置胃管行胃肠减压，给予静脉补液、抗休克、抗感染治疗，超声引导下于麦氏点处穿刺抽出暗血性液，完善相关检查，同时积极进行剖腹探查术术前准备。

【病情观察及治疗要点】

1. 观察意识、生命体征、尿量及腹痛情况，给予扩容，抗感染、纠正休克治疗。

2. 吸氧，保持呼吸道通畅。

3. 完善相关检查，采集动静脉血进行血常规、生化检查及血气分析。

4. 遵医嘱使用抗菌药物。

5. 积极进行剖腹探查术术前准备。

【护理评估】

1. 意识及生命体征：神志清楚，烦躁不安；体温 35.7 ℃，血压 75/53 mmHg，心率 136 次 / 分，呼吸 38 次 / 分，血氧饱和度 87%（不吸氧）；尿液呈深黄色，尿量 7 mL/h；休克指数 1.81。

2. 专科查体：全腹压痛明显、反跳痛（＋），腹肌紧张呈板状腹，毛细血管充盈时间 4 秒（＋）。

3. 辅助检查：腹部 CT 示腹水、积气。X 线检查可见气液平面。血常规示白细胞计数 25.00×10^9/L（↑），血小板计数 115.00×10^9/L（↑），血红蛋白浓度 106.00 g/L（↓）；降钙素原 4.20 ng/mL（↓）。

4. 既往史及个人史：既往体健，否认慢性病病史，无烟酒嗜好。

5. 精神及心理状况：表情极度痛苦，情绪紧张，烦躁明显。妻子陪侍，亲属关心，家庭经济状况可负担疾病诊治。

6. 疼痛评估：数字分级评分 6 分，疼痛剧烈，难以忍受。

【护理问题及护理措施】

护理问题	护理计划及措施
1. 体液不足：与腹部损伤导致休克有关	● 观察意识，监测生命体征、尿量。 ● 迅速建立至少 2 条静脉通路，尽可能选择粗、直、充盈度相对好的血管。 ● 先快速输入晶体液，首选平衡盐溶液，后输入扩容作用持久的胶体液。遵医嘱输注晶体液（如乳酸钠林格液）、胶体液（如低分子右旋糖酐、白蛋白、血浆）、成分血（如浓缩红细胞、冷沉淀等）。 ● 遵医嘱行血常规、生化、凝血功能检查及血气分析，纠正水、电解质及酸碱平衡紊乱，维持内环境稳定。 ● 积极进行急诊手术术前准备，包括禁食、禁水，配血，进行心电图等检查；稳定生命体征，在保证患者安全的前提下进行胸腹部 CT、超声检查，进一步明确诊断。

笔记

续表

护理问题	护理计划及措施
2. 外周组织灌注不足：与休克、血容量不足有关	● 严密观察血压变化，维持平均动脉压在 65 mmHg 以上。 ● 监测尿量，以反映肾脏灌注情况，判断休克状况，以指导补液速度。 ● 动态观察毛细血管充盈时间，判断末梢循环情况。 ● 棉被保暖。
3. 疼痛：与腹部闭合性损伤有关	● 诊断明确后遵医嘱给予镇痛治疗，如使用止疼泵或静脉泵入镇痛药物。
4. 感染：与腹部空腔脏器破裂导致消化液进入腹腔有关	● 使用抗菌药物前先抽取血培养。 ● 早期、足量、联合应用抗菌药物抗感染，在 1 小时内开始使用。 ● 未获得细菌培养和药敏试验结果前，遵医嘱根据临床规律及经验选用抗菌药物，化验结果回报后再依据药敏试验结果进行调整。

【护理评价】

　　患者休克得到纠正，生命体征平稳，疼痛可耐受，情绪稍紧张，能够配合医师和护士，手术前准备完成。

疾病进展一

　　患者于 17:00 进入手术室。手术开始前留置右侧颈内中心静脉导管开放液路监测中心静脉压，右侧桡动脉置入导管监测有创血压。静脉全身麻醉后，经口腔气管插管，呼吸机辅助呼吸；腹部做正中切口逐层打开腹腔（图 1-3-1），用负压吸引器抽吸腹内的血液、胃肠漏出液和渗出液后开始探查，发现小肠远端有一破口（图 1-3-2），修补破口后用生理盐水冲洗腹腔，留置小肠吻合口处冲洗管和引流管各 1 根，腹腔引流管 1 根，小肠远端造瘘管 1 根（图 1-3-3），关腹。手术历时 3 小时，手术过程顺利，术毕患者转入 ICU。

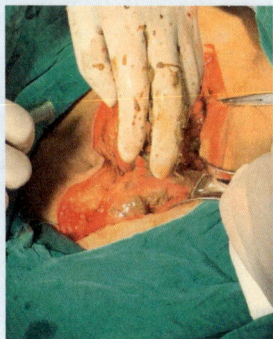

小肠穿孔处

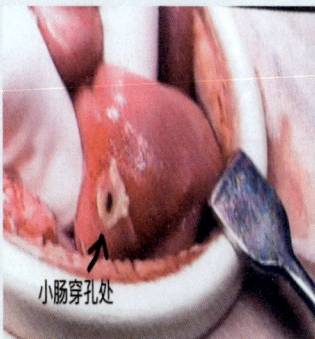

| 图 1-3-1　打开腹腔 | 图 1-3-2　小肠穿孔 | 图 1-3-3　留置腹腔引流管 |

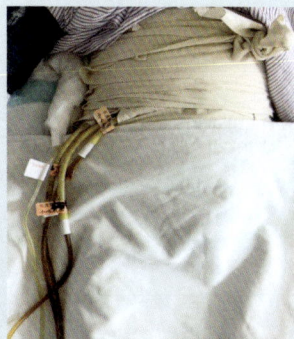

笔记

【病情观察及治疗要点】

1. 监测生命体征、尿量、末梢循环情况，继续给予补液、抗感染、纠正休克治疗。

2. 做好人工气道管理，保持呼吸道通畅。

3. 观察引流液的颜色、性质和量。

4. 禁食、禁水，给予肠外营养支持。

5. 疼痛管理。

【护理评估】

1. 意识及生命体征：患者麻醉未清醒，口腔气管插管连接呼吸机辅助呼吸。体温 35.7 ℃，心率 130 次 / 分，呼吸 32 次 / 分，血压 85/62 mmHg，血氧饱和度 97%，中心静脉压 4 cmH$_2$O。

2. 专科查体：腹部伤口处用无菌敷料覆盖，腹带包扎。留置胃管持续胃肠减压，减压液为黄绿色胃内容物；留置空肠造瘘管接引流袋，引流液为黄绿色液；留置小肠吻合口冲洗管以生理盐水持续冲洗；留置腹腔引流管，引流液为淡血性液；置导尿管，尿色深黄、量少；四肢末梢湿冷，毛细血管充盈时间延长。

3. 实验室检查：血常规示白细胞计数 29.00×10^9/L（↑），血红蛋白浓度 86.00 g/L（↓）；生化检查示降钙素原 3.50 ng/mL（↑），C 反应蛋白 15.80 mg/L（↑），K$^+$ 3.30 mmol/L（↓），Na$^+$ 135.00 mmol/L；血气分析示 pH 7.33（↓），PaO$_2$ 78.00 mmHg，PaCO$_2$ 37.00 mmHg，BE 1.30 mmol/L，HCO$_3^-$ 21.00 mmol/L。

4. 风险评估：急性胃肠损伤分级为Ⅲ级。NRS 2002 评分为 2 分。

【护理问题及护理措施】

护理问题	护理计划及措施
1. 体液不足：与休克未纠正有关	● 监测有创血压，观察血压的变化，维持平均动脉压在 65 mmHg 以上。 ● 遵医嘱经中心静脉补液，输注晶体液、胶体液和电解质溶液，必要时输注血浆、白蛋白和浓缩红细胞，补充血容量、纠正低蛋白血症和贫血，纠正酸碱和电解质紊乱。 ● 每小时监测中心静脉压，根据中心静脉压和有创血压及尿量评估血容量，指导补液。根据患者的临床表现和补液的监测指标及时调整输液的成分和速度，维持尿量为 30 ～ 50 mL/h。 ● 如果输液、输血不能改善休克状况，遵医嘱使用激素和血管收缩剂或扩张剂。
2. 外周组织灌注不足：与休克未完全纠正有关	● 严密监测毛细血管充盈时间，判断末梢循环情况。 ● 积极补液抗休克。 ● 每 4 小时监测体温 1 次，注意保暖，采取加盖被子或调高室温等方法或使用复温仪，禁忌用热水袋或电热毯等提高体表温度。

续表

护理问题	护理计划及措施
3.有管路无效风险	● 知晓每条引流管的位置和功能，并标识清楚，妥善固定引流管，将引流袋固定于床边或患者衣服上，位置低于引流口，以防逆行性感染。严防因翻身、搬动、起床活动时牵拉而致引流管脱落。 ● 做好气管插管和呼吸机的管理：气管插管固定稳妥，保持通畅；观察呼吸机的运行状况、患者的呼吸频率、血氧饱和度及动脉血气分析结果。遵医嘱给予瑞芬太尼镇痛、右美托咪定镇静，使患者 Ramsay 镇静评分为 4 分，即患者安静睡眠，呼唤可睁眼；约束双上肢，避免患者躁动而导致意外拔管；吸痰，保持呼吸道通畅，预防气管插管和呼吸机导致的下呼吸道感染。 ● 观察并记录胃肠减压情况及引流液的颜色、性状和量，若有异常，及时报告医师。定时挤压引流管保持通畅，指导患者变换体位，以利引流，防止血块、坏死组织堵塞引流管。 ● 冲洗管位置高于身体平面 20 cm，用无菌生理盐水持续冲洗，更换液体时严格执行无菌操作；保持引流通畅，并观察引流液的颜色、性状和量。若引流液为血性或较浑浊，加快冲洗的速度；若发现引流量小于冲洗液量或敷料潮湿时，应注意管路有无堵塞，通知医师及时处理。 ● 保持引流管周围皮肤干燥、清洁，按时换药，有渗液时及时更换敷料。
4.感染	● 遵医嘱合理使用抗菌药物控制感染。 ● 严格按照无菌原则进行伤口换药及各项护理操作。 ● 给予气道管理：预防呼吸机相关性肺炎；待休克纠正，生命体征平稳后，停止镇静，患者清醒、呼吸功能恢复后停用呼吸机，拔除气管导管。
5.潜在并发症：营养不足，与手术后禁食有关	● 遵医嘱禁食、禁水。 ● 遵医嘱经右颈内中心静脉导管输注静脉高营养液进行肠外营养支持。 ● 中心静脉输注静脉营养液应严格遵循无菌技术原则，避免血流感染；输注过程中观察患者有无不适，监测末梢血糖和其他血液指标，及时发现糖、氨基酸、电解质等营养成分代谢紊乱。 ● 评估患者胃肠功能恢复时，尽早开始肠内营养。

【护理评价】

手术后，患者生命体征逐渐平稳，水、电解质及酸碱平衡紊乱得到纠正；皮肤温度逐渐转暖，毛细血管充盈时间基本正常，各种管路通畅，引流液由血性逐渐转为淡血性或淡黄色液，伤口无渗血，无感染征象。

疾病进展二

术后第 3 天停用镇静药物，患者清醒，停用呼吸机，拔除气管插管，鼻导管吸氧 3 L/min。精神较好，腹部柔软，开始进行床上和床边活动。术后第 5 天腹腔引流管引流量为 3 ~ 5 mL/24 h，拔管。评估胃肠功能部分恢复，继续肠外营养的同时，遵医嘱开始给予空肠造瘘管肠内营养，初始时给予短肽型肠内营养混悬液以 20 ~ 30 mL/h 的速度泵入，并逐渐加量。术后第 9 天更换为纤维型肠内营养混悬液 1000 mL，以 40 ~ 60 mL/h 的速度泵入。逐渐停止肠外营养，改为全肠内营养。

笔记

【病情观察及治疗要点】

1. 观察生命体征及腹部体征。

2. 观察引流液的颜色、性质和量。

3. 做好肠内营养护理，评估喂养耐受性。

4. 保持空肠造瘘管通畅，防止管道脱出或堵塞。

5. 监测患者营养指标，如血清白蛋白、前白蛋白、总白蛋白，评估营养支持的效果。

【护理评估】

1. 意识及生命体征：意识清楚，精神可；体温 36.6 ℃，心率 86 次/分，血压 123/78 mmHg，血氧饱和度 98%，呼吸 19 次/分。

2. 专科查体：听诊双肺呼吸音清，痰培养为阴性，腹部伤口愈合良好、无红肿，敷料固定妥当，无渗出，无腹胀。空肠造瘘管通畅。

3. 实验室检查：血常规示白细胞计数 4.50×10^9/L；生化检查示降钙素原 0.05 ng/mL，C 反应蛋白 6.80 mg/L；动脉血气分析示 pH 7.38，PaO_2 88.00 mmHg，$PaCO_2$ 37.00 mmHg，BE −1.80 mmol/L，HCO_3^- 23.00 mmol/L。

【护理问题及护理措施】

护理问题	护理计划及措施
1. 营养不足：低于机体需要量，与不能经口摄食、机体高代谢有关	● 遵医嘱实施肠外和肠内营养，并做好管理。 ● 开始肠内营养前确定造瘘管的位置，使用过程中妥善固定导管，每班交接观察管道的标记有无变化。 ● 进行肠内营养时，抬高床头 30° ～ 45°，取半卧位有助于防止营养液反流，喂养结束后保持半卧位 30 ～ 60 分钟。 ● 肠内喂养时，留置胃管行胃肠减压，及时发现肠内营养液反流。 ● 输注环节的调控：输注时应循序渐进，开始时采用低浓度、低剂量、低速度，根据个体耐受情况逐渐增加，使用肠内营养专用输注泵控制输注速度。输注时可使用恒温加热器使营养液温度接近体温，以减少并发症。 ● 防止营养液污染：使用无菌的肠内营养液，开启包装的肠内营养制剂立即使用，暂不用时置于 2 ～ 8℃冰箱保存，24 小时内用完；每天更换输注管或专用泵管。 ● 加强观察：应每 4 ～ 6 小时评估患者肠内营养耐受情况，注意有无腹痛、腹胀、腹泻、恶心、呕吐等胃肠道不耐受症状。若患者出现上述不适，应查明原因，针对性采取措施，如减慢速度、降低浓度或遵医嘱应用促胃肠动力药物。若对乳糖不耐受，应改用无乳糖配方营养制剂。 ● 支持治疗：伴有低蛋白血症者，遵医嘱输注白蛋白或血浆等，以减轻肠黏膜组织水肿导致的腹泻。
2. 有皮肤完整性受损的危险：与长期留置喂养管有关	● 避免黏膜和皮肤损伤：经鼻置管常引起患者鼻咽部不适，可采用细软材质的喂养管，用油膏涂拭鼻腔黏膜起润滑作用，防止鼻咽部黏膜长期受压而产生溃疡；经肠造瘘者，保持造瘘口周围皮肤干燥、清洁，防止造瘘口周围皮肤损伤。

笔记

续表

护理问题	护理计划及措施
3.感染：与车祸致腹腔感染有关	● 术前存在腹腔感染，经过使用抗菌药物及手术腹腔探查、冲洗后应加强术后腹腔冲洗管的冲洗及对引流管引流液的观察，同时观察感染指标，防止感染加重。
4.焦虑：与担心术后康复、预后等有关	● 做好患者及家属的沟通和解释工作，稳定患者情绪，减轻其焦虑感；向患者及家属介绍疾病相关知识，提高认知度；使他们能更好地配合治疗和护理；帮助他们面对疾病带来的变化，尽快适应角色；增加患者战胜疾病的信心和勇气。
5.卧床相关并发症	● 吸入性肺炎：肠内营养最严重的并发症，防止胃内容物潴留及反流是预防吸入性肺炎的重要措施。 ● 压力性损伤：要做到"六勤"，即勤观察、勤翻身、勤擦洗、勤按摩、勤整理、勤更换。定时对受压部位皮肤进行减压。 ● 静脉血栓：指导卧床患者进行足底的踝泵运动，每次做20下，每天4～6次；有条件者可以使用气压泵进行双下肢的气压治疗。 ● 对于精神较好的患者，可以协助其坐起或在床边及下地活动，下地时注意管理管路，将胃管、各种引流管、冲洗管、导尿管用曲别针固定于患者身上，注意引流袋位置要低于伤口位置，距离不要太短防止牵拉致使管路脱出。

【护理评价】

患者未发生误吸，能够维持正常的排便形态，腹胀、腹泻、皮肤黏膜的损伤、肠内营养支持相关的感染得以预防，未见异常。患者在护士的指导和帮助下逐渐开始在床上和下地活动。

疾病进展三

经抗休克、抗感染、体位引流、排痰、营养支持等对症治疗，患者1周后病情平稳，转出 ICU，转入普外科病房，逐渐过渡至经口进食。继续抗感染对症治疗，3月23日拔除腹部各种引流管，可下地活动等。患者一般情况好，精神、食欲佳，生命体征平稳，大小便正常，无特殊不适主诉。各项化验结果均好转。3月24日出院（出院前评估，为患者制定个性化出院指导）。

【护理评估】

1. 专科查体：患者神志清楚，语言流利，精神、食欲好，腹部柔软，无不适主诉，伤口愈合良好，已拆线，敷料固定妥当，无渗出。

2. 实验室检查：血清前白蛋白 53.00 g/L。

3. 营养评估：NRS 2002 评分 6 分。

【出院延续性护理】

1. 指导患者自我观察，若饭后恶心、呕吐、腹胀及出现其他不适时及时就医。

笔记

2. 帮助患者制订详细的饮食计划，饮食基本原则如下：

（1）高蛋白饮食，含有必需氨基酸的优质蛋白，如牛奶、瘦肉、鱼等。易消化饮食，每天总热量以碳水化合物为主，每天可摄入淀粉类食物（米、面制品）300 ~ 500 g。高糖、高维生素饮食，如草莓、猕猴桃、橙子和绿叶蔬菜等。

（2）忌粗纤维、辛辣刺激食品，如芹菜、韭菜、羊肉、牛肉等；忌暴饮暴食和烟酒。

3. 指导患者适当活动，逐渐增加活动量，宜进行散步、快步走、慢跑等有氧运动。

临床转归

出院 1 个月复查，患者精神、食欲好，意识、情绪稳定，腹部伤口已拆线。生活可自理，无不适主诉。

【腹部空腔脏器破裂伴感染性休克临床护理思维导图】

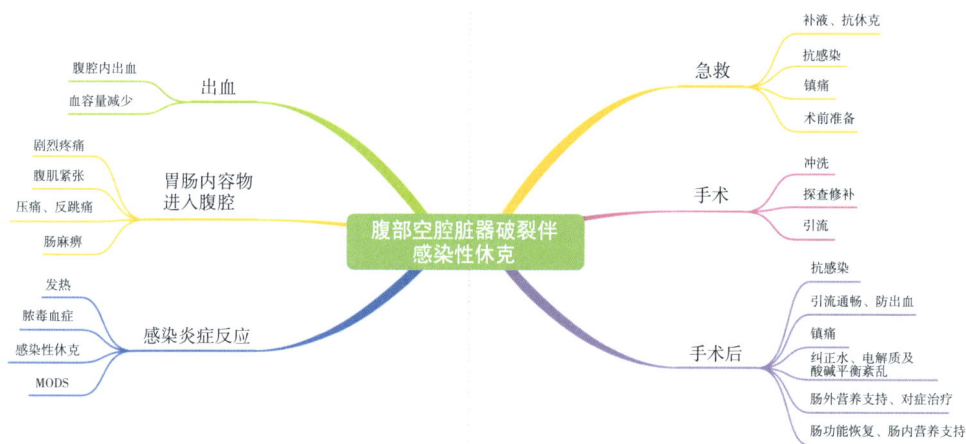

病理生理、临床表现← →治疗、护理

【知识链接】

1. 血压、中心静脉压与补液的关系

临床中应根据中心静脉压与血压的监测指标调整补液量和速度，血压、中心静脉压与补液的关系见表 1-3-1。此案例中患者术后心率 130 次 / 分，血压 85/62 mmHg，中心静脉压 4 cmH$_2$O，提示血容量不足，因此需要充分补液。

表 1-3-1　血压、中心静脉压与补液的关系

血压	中心静脉压	原因	处理原则
低	低	血容量严重不足	充分补液
正常	低	血容量不足	适当补液
低	高	心功能不全或血容量相对过多	强心、利尿、扩血管、纠正酸中毒
正常	高	容量血管收缩	舒张血管
低	正常	心功能不全或血容量不足	补液试验*

*补液试验是指取等渗盐水 250 mL，于 5～10 分钟经静脉注入。若血压升高而中心静脉压不变，提示血容量不足；若血压不变而中心静脉压升高 0.29～0.49 kPa（3～5 cmH$_2$O）则提示心功能不全。

2. 全胃肠外营养

全胃肠外营养（total parenteral nutrition，TPN）是将机体所需的营养物质按照一定的比例和速度经外周静脉或中心静脉直接输入人体的液体制剂，包含葡萄糖、氨基酸、脂肪乳、电解质、微量元素、维生素和水 7 种营养素，使患者在不能经口进食或机体高代谢的情况下，仍能满足能量需求。TPN 主要用于术后不能进食和经口不能满足营养需求的患者。

病例点评

该病例为因车祸导致腹部闭合性损伤，空腔脏器穿孔致感染性休克的典型案例。患者在急诊室经过补液、抗感染、抗休克治疗并在全身麻醉下进行剖腹探查、空腔脏器破裂修补术，术后经过抗感染、纠正酸中毒、抗休克及肠外、肠内营养支持等治疗，病情平稳后转出 ICU，在普外科病房继续接受营养支持，从肠外营养过渡到全肠内营养，最后可经口进食。对于消化道破裂的患者，做到"三尽早"是治疗的关键所在，期望大家通过该案例学习到：①急性腹膜炎是常见的普外科急腹症之一，患者主观感受腹部急剧疼痛。大多数为继发性腹膜炎，源于腹腔的脏器感染、坏死穿孔及外伤等。尽早剖腹探查，并彻底清洗腹腔内脓液、渗出液，或促使其吸收、局限是关键。②有休克史或感染严重的患者，应加强重症监护，保持胃肠减压通畅直至胃肠功能恢复。③尽早给予肠外营养，最大限度地降低营养不足的程度，降低营养不足对机体器官功能及预后的影响；同时注意水和电解质的补充，加强抗菌药物的应用。待肠道功能恢复，尽早实施肠内营养。

（张艳）

笔记

病例 4　肾后性急性肾衰竭伴水、电解质及酸碱平衡紊乱

[病例关键词]　急性肾衰竭；电解质紊乱；无尿；高钾血症；输尿管结石

　　急性肾衰竭根据病因可分为肾前性、肾性和肾后性。双侧输尿管结石或孤立肾患者单侧输尿管结石是导致肾后性急性肾衰竭的常见原因。输尿管结石嵌顿造成尿路梗阻，使尿液无法排出，输尿管扩张、肾积水，严重者可导致急性肾衰竭。其治疗原则是尽快去除病因，解除尿路梗阻，多数患者肾功能可逐渐恢复。若处理不及时，可能造成不可逆的肾损害甚至慢性肾衰竭。

病历摘要

　　患者，女性，61 岁。2023 年 2 月 25 日 23:15 主因"右侧中下腹部剧烈疼痛 5 小时，伴恶心"由救护车送至急诊科。患者自述近 15 天间断有腹痛症状，可自行缓解，未就医；本次疼痛加剧，难以忍受；近 5 天排尿次数少，颜色加深，伴眼睑及全身水肿，就诊当日晨起排尿为点滴状，呈黑褐色。询问病史，患者 18 年前因车祸导致左肾破裂行左肾切除术，为右侧孤立肾。急诊生化检查提示血肌酐 2062.30 μmol/L，尿素 36.96 mmol/L，K^+ 6.80 mmol/L，腹部超声和 CT 检查提示右肾积水，右侧输尿管扩张，右侧输尿管结石，急诊诊断为"右侧输尿管结石，急性肾衰竭，高钾血症"。

治疗与护理

紧急处置

　　在急诊室留置球囊导尿管，开放液路输注镇痛、抑酸、降血钾、扩张平滑肌药物；在利多卡因局部麻醉下进行右侧颈内静脉穿刺置管术，建立血液净化通路（图 1-4-1），行床旁血液透析治疗（图 1-4-2），积极完善相关检查，进行手术前准备。

紧急处置

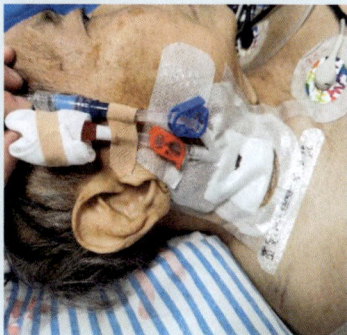

图 1-4-1　颈内静脉血液净化通路　　图 1-4-2　床旁血液透析

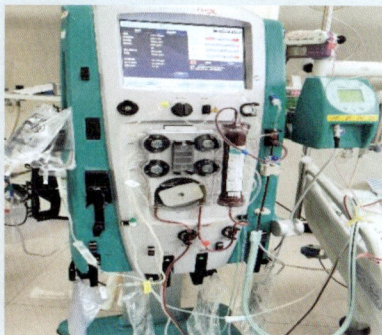

【病情观察及治疗要点】

1. 心电监护，监测生命体征，纠正水、电解质及内环境紊乱，预防并发症。

2. 床旁血液透析治疗，监测肾功能、离子等指标。

3. 镇痛、对症支持治疗。

4. 完善检查，手术治疗解除梗阻，保护肾功能。

【护理评估】

1. 意识及生命体征：意识清楚，精神差，痛苦面容；体温 36.3 ℃，血压 159/89 mmHg，心率 94 次 / 分，呼吸 24 次 / 分，血氧饱和度 95%（未吸氧）。

2. 专科查体：全身水肿，为凹陷性，眼睑及双下肢较为明显（图 1-4-3）；右侧中下腹压痛（＋），无反跳痛及肌紧张，右肾区叩击痛（＋），膀胱区空虚，无尿意。留置导尿管后，引流出浓茶色尿液 12 mL（图 1-4-4）。

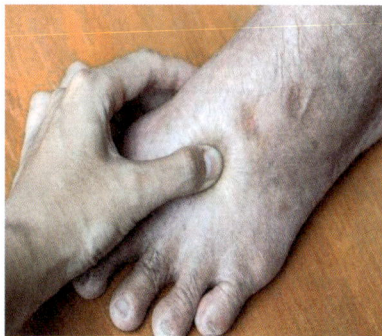

图 1-4-3　下肢凹陷性水肿　　图 1-4-4　浓茶色尿液

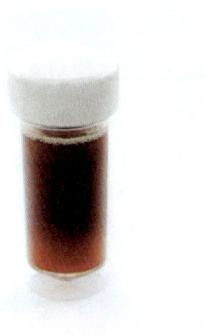

笔记

3. 辅助检查：血常规示白细胞计数 $11.05 \times 10^9/L$（↑），中性粒细胞百分比 81.50%（↑），血红蛋白浓度 104.00 g/L（↓）；生化检查示肌酐 1924.68 μmol/L（↑），尿素 36.96 mmol/L（↑），Na^+ 133.20 mmol/L（↓），K^+ 6.80 mmol/L（↑），Cl^- 89.60 mmol/L（↓），乳酸脱氢酶 288.60 U/L（↑），血清 α- 羟丁酸脱氢酶 231.60 U/L（↑），降钙素原 5.39 ng/mL；尿常规示红细胞 13 个 /μL（↑），白细胞 3013 个 /μL（↑）；血气分析示 pH 7.32，PO_2 70.60 mmHg，PCO_2 31.40 mmHg，HCO_3^- 29.50 mmol/L（↑），BE −5.70 mmol/L（↑）。腹部及盆腔 CT 示左侧肾脏缺如，右侧输尿管上段可见高密度影（结石），直径约 13 mm，结石以上输尿管及肾盂肾盏扩张。

4. 既往史及个人史：高血压 5 年，每天晨口服氨氯地平片 5 mg；18 年前行左肾切除术。

5. 精神及心理状况：情绪紧张，但能配合治疗。

6. 疼痛评估：视觉模拟评分 7 分（重度疼痛）。

【护理问题及护理措施】

护理问题	护理计划及措施
1. 血容量过多：与急性肾衰竭、无尿有关	● 记录每小时出入量，严格控制液体输入速度及总入量。 ● 遵医嘱行床旁连续性肾脏替代治疗，做好透析治疗及管路的护理： （1）遵医嘱选择具有适宜超滤系数、筛选系数的血滤器，合理使用依诺肝素抗凝，观察体外循环血液管路和血滤器是否有血凝块，观察患者有无出血征象；透析治疗期间监测凝血功能和血气分析，每半小时观察并记录患者的生命体征、治疗参数、体外循环出入量，以血流速度 ≤ 100 mL/min 建立体外循环，根据患者的病情遵医嘱逐步调整血流速度及超滤率至预设值。治疗过程中应依据连续性肾脏替代治疗设备监测数据变化，及时进行预警处理。 （2）管路护理：右颈内静脉置管处以无菌敷料固定，保持干燥；将管路二次固定于患者头面部及右耳，将远端透析管路固定在患者衣物和床围上，摆放顺畅，切勿扭曲、打折，禁止牵拉；告知患者翻身时注意管路位置，以免管路牵拉、打折、受压，以保证引血和回血顺畅。 ● 联系手术室，禁食、禁水，积极完善术前检查，尽快手术解除尿路梗阻。
2. 潜在并发症：心力衰竭，与血容量过多有关	● 患者取半卧位休息，观察患者有无心悸、呼吸困难、咳粉红色泡沫样痰等肺水肿症状，有心力衰竭征象时，通知医师及时处理。 ● 观察心电监护和血氧饱和度，出现心率加快、血氧饱和度下降的情况立即通知医师。 ● 使用输液泵和微量注射泵控制输液速度，避免液体滴入过快，保持液量负平衡。 ● 遵医嘱静脉输注重组人脑钠肽，观察血压变化。

笔记

续表

护理问题	护理计划及措施
3. 潜在并发症：心律失常，与电解质紊乱、高钾血症有关	● 持续心电监护，监测血清电解质和心电图变化，有心律失常时及时报告医师。 ● 遵医嘱静脉输注葡萄糖酸钙、胰岛素等，以促进 K^+ 向细胞内移动，降低血清钾浓度。 ● 积极进行血液透析治疗，降低血钾浓度，调节水、电解质及酸碱平衡紊乱。 ● 备好抢救物品，做好心室颤动和心脏骤停的应急准备。
4. 疼痛：与输尿管结石有关	● 遵医嘱静脉泵入芬太尼镇痛，根据疼痛评分调整泵入速度。 ● 向患者讲解疼痛的原因，鼓励患者表述疼痛，忌躁动，以免透析管路断开和脱出。
5. 潜在并发症：感染，与结石嵌顿输尿管及留置导尿管、中心静脉导管有关	● 遵医嘱合理使用抗菌药物。 ● 保持病房环境整洁、空气流通，限制探访人员，医务人员严格遵循手卫生和无菌技术原则。 ● 中心静脉置管时遵循最大无菌屏障原则。 ● 留置导尿管时严格执行无菌操作，保持导尿管引流通畅，引流袋挂在低于耻骨联合水平，避免反流。
6. 恐惧：与突发疾病、疼痛、担心预后有关	● 与患者交流，告知患者引起输尿管结石和急性肾衰竭的原因，指导患者配合医师、护士积极治疗和护理，可促进肾功能的恢复，使患者树立疾病康复的信心。

【护理评价】

患者生命体征平稳，未见相关并发症，行床旁连续性肾脏替代治疗 6 小时，过程顺利，脱水量 2000 mL，总出入量 −1560 mL。情绪稍紧张，配合医师和护士。腹痛可耐受，术前准备妥。

疾病进展一

透析 6 小时后下机封管，抽血复查结果回报 K^+ 5.9 mmol/L，肌酐 976.00 μmol/L（↑），尿素 30.34 mmol/L（↑）。患者于 2 月 26 日 8:03 进入手术室，在蛛网膜下腔阻滞及连续硬膜外麻醉下行输尿管镜下激光碎石术。患者取截石位，自尿道外口置入输尿管镜，窥见右侧输尿管口后，在 F4 输尿管支架管引导下进入输尿管，定位到结石后，置入激光光纤粉碎结石，用套石篮将碎化结石从输尿管口套至膀胱内，输尿管畅通后，在斑马导丝引导下于右侧肾盂和膀胱之间留置双 J 管，膀胱内留置 F16 球囊导尿管。术中生命体征平稳，术后转入泌尿外科病房治疗。

【病情观察及治疗要点】

1. 监测生命体征，抗感染、对症治疗，预防并发症。

笔记

2. 间断血液透析治疗，纠正水、电解质及内环境紊乱。

3. 复查血常规、肝功能、肾功能、离子等指标，观察肾功能恢复情况。

4. 保持导尿管通畅，观察尿量、尿液颜色及排石情况。

【护理评估】

1. 意识及生命体征：意识清楚；体温 36.4 ℃，血压 135/76 mmHg，心率 86 次 / 分，呼吸 20 次 / 分，血氧饱和度 96%（未吸氧）。

2. 专科查体：眼睑及双下肢水肿有所减轻，留置导尿管通畅，尿液为红褐色，约 15 mL/h，右肾区叩击痛（﹣），右侧输尿管点压痛（﹣），膀胱区压痛（﹣）。

3. 实验室检查：血常规示白细胞计数 9.51×10^9/L（↑），中性粒细胞百分比 81.50%（↑），血红蛋白浓度 114.00 g/L（↓）；生化检查示肌酐 724.68 μmol/L（↑），尿素 31.50 mmol/L（↑），K^+ 5.80 mmol/L。

【护理问题及护理措施】

护理问题	护理计划及措施
1. 水、电解质平衡紊乱：与肾功能不全有关	● 监测生命体征，注意心电监护波形的改变，一旦发现心律失常应立即通知医师，积极协助治疗。 ● 备齐抢救物品，做好心室颤动和心脏骤停应急准备。 ● 遵医嘱于透析室行血液透析治疗，复查肾功能和电解质水平。 ● 观察每小时尿量，准确记录 24 小时出入量，量出为入，维持体液平衡。
2. 有感染的危险：与手术、留置导尿管和血液透析等侵入性操作有关	● 保持病房环境整洁、空气流通，每天紫外线消毒，严格执行手卫生，预防交叉感染。 ● 密切观察体温变化，复查血常规、降钙素原等感染指标。 ● 遵医嘱合理使用抗菌药物。 ● 血液透析时严格执行无菌操作，避免血源性感染，每天评估导管，治疗结束后尽早拔除中心静脉导管。 ● 保持导尿管通畅，定时挤压导尿管防止血块和碎石堵塞。若导尿管堵塞可用 20 mL 注射器抽取生理盐水冲洗使其通畅。 ● 每天 2 次擦洗会阴、消毒尿道外口及近端导尿管，观察尿量、尿液颜色和性质，避免细菌逆行感染，必要时做尿液培养。
3. 潜在并发症：出血，与术中输尿管镜的插入、钬激光碎石、留置双 J 管、碎石排出均可损伤输尿管黏膜有关	● 术后密切观察尿量、尿色及血尿与活动的关系，发现尿色较红及时报告医师，嘱患者卧床休息，可根据医嘱给予药物止血，为防止膀胱内血凝块凝集，可用三腔导尿管行膀胱持续冲洗。 ● 术后 6 小时后开始少量进水，排气后多饮水，2000 ～ 2500 mL/d，起到自然冲洗的作用，促进结石和血凝块排出。

【护理评价】

患者生命体征平稳，术后第 1 个 24 小时尿量为 800 mL，为淡血性；第 2 天、第 3 天尿量分别为 1200 mL、2500 mL，为淡黄色，电解质紊乱逐渐得以纠正，肾功能逐渐恢复。术后未进行血液透析，未发生感染及出血等并发症。

疾病进展二

术后第 4 天生化检查示肌酐 158.04 μmo1/L（↑），尿素 11.50 mmol/L（↑），K^+ 3.70 mmol/L，尿量 2800 mL/24 h，拔除导尿管。拔除右侧颈内静脉导管，复查腹部 X 线提示腹部双 J 管置入位置、形态正常，次日带双 J 管出院。

【出院延续性护理】

1. 指导患者带双 J 管期间注意：①置管期间多取半坐位或立位，勿憋尿以防尿液反流；②有尿频、尿急、尿痛等症状及轻微血尿时，应限制活动量、多饮水以减轻不适；③术后 2 ～ 4 周复诊拔除双 J 管，切勿逾期。

2. 指导患者禁饮浓茶、咖啡，少食辛辣、刺激性食物；注意饮食均衡。

3. 定期复查肾功能、电解质、尿常规及泌尿系统彩超，了解肾脏结构及肾功能恢复情况；对孤立肾患者，痊愈后一定要注意自我观察尿量，一旦出现少尿或无尿情况及时就诊。

4. 遵医嘱口服碎石药物，多饮水，协助排石，可增加慢跑、跳跃等运动。保持心情愉悦，复诊检查是否有结石残留。

临床转归

出院半月后于门诊拔除双 J 管。出院 1 个月门诊复查，肾功能及电解质正常；CT 和腹部超声示结石无残留；每天小便 5 ～ 7 次，尿液呈淡黄色，无特殊不适症状。

笔记

【肾后性急性肾衰竭伴水、电解质及酸碱平衡紊乱临床护理思维导图】

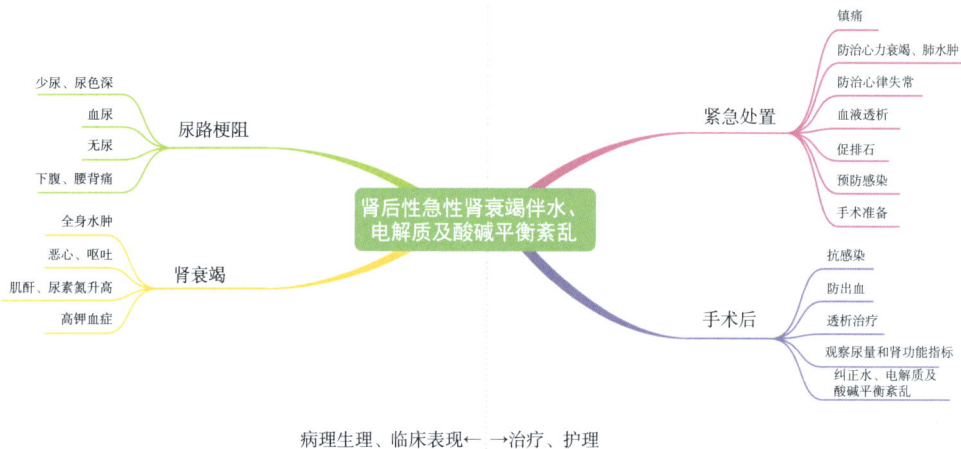

病理生理、临床表现 ← → 治疗、护理

【知识链接】

1. 急性肾损伤按其病因可分为肾前性、肾性和肾后性。肾前性是指由外伤、手术出血、腹泻、肺栓塞、脓毒血症等因素造成肾脏血流灌注不足，肾小球滤过率下降，导致急性肾损伤。肾性是由大动脉炎、肾动脉血栓形成、急性肾小球肾炎、系统性小血管炎、过敏性间质性肾炎、肾移植排斥反应等疾病因素，以及非甾体抗炎药、氨基糖苷类抗菌药物及免疫抑制剂等肾毒性药物的使用，造成肾小球滤过率下降，导致急性肾损伤。肾后性是指由神经源性膀胱、尿路结石、前列腺肥大、尿路肿瘤、腹膜后纤维化等因素，引起急性尿路梗阻，肾小球囊腔内压进行性升高，肾小球滤过率下降，导致急性肾损伤。

2. 孤立肾是人体仅有的有功能肾脏，既有先天性孤立肾，也有后天因肾脏萎缩、疾病损害、疾病切除导致的孤立肾，先天性孤立肾的发生率为 1/1500 ～ 1/1000，由于其独特的病理生理特点，孤立肾合并结石更需要谨慎地选择治疗方式，原则是尽早解除梗阻，最大限度地保留肾功能及有效防治感染等并发症，达到最佳结石清除率。

病例点评

尿路结石是急诊急腹症最常见的病因之一。本例患者左侧肾切除后，仅右侧肾脏有功能，为孤立肾。孤立肾的结石嵌顿在输尿管造成尿路梗阻，继发肾积水，无尿。孤立肾代偿能力差，因此迅速出现急性肾衰竭表现。本病例急诊手术前床旁血液透析改善了高钾血症、血容量过多等致命性因素，为手术安全创造了条件；手术技术精准解除尿路梗阻，为肾功能恢复赢得了机会，最终患者痊愈出院。对于肾后性急性肾衰竭的患者，护理中应注意：①促进肾功能恢复的最有效手段是尽快解除尿路梗阻；②肾功能未恢复期间，要保持液体负平衡，纠正水、电解质及酸碱平衡紊乱，积极通过药物降血钾、血液透析等方式避免出现严重的并发症；③手术后继续关注结石的排出，避免再发尿路梗阻。生活中要养成健康的饮食和生活习惯，以防结石复发。

（温亚，尹付连）

病例 5　创伤性脊髓损伤伴神经源性休克

[病例关键词]　颈段脊髓损伤；神经源性休克；瘫痪；呼吸衰竭；心脏骤停

　　创伤性脊髓损伤是外伤导致脊髓遭遇暴力性创伤引起脊髓内神经发生不同程度的损伤。颈段脊髓损伤往往存在多种并发症，其中神经源性休克（neurogenic shock）是急性期较严重的并发症之一，往往持续 2～6 周甚至更长时间。高位脊髓损伤后交感神经张力丧失，副交感神经亢奋，外周血管舒张导致外周阻力降低，有效循环血容量锐减，患者出现低血压、心动过缓、组织灌注不足等休克的表现。脊髓损伤导致的神经源性休克的处理原则为快速补充血容量、使用缩血管药物、提高心率、减轻脊髓水肿等。

　　此外，脊髓损伤导致损伤平面以下的感觉、运动功能障碍及自主神经功能紊乱，患者可出现瘫痪、排尿及排便障碍，以及严重的呼吸系统、消化系统、内分泌系统等多系统功能障碍。

病历摘要

　　患者，女性，45 岁。2024 年 11 月 5 日 13:20 患者被高处坠落的重物砸伤颈部导致颈部疼痛，伴四肢无力。立即被家属驾车送往急诊科，患者意识淡漠，血压 78/53 mmHg，窦性心动过缓，心率最低 42 次 / 分，呼吸浅快，血氧饱和度 92%。给予颈部颈托制动，颈椎 CT 检查显示颈 4 棘突骨折；颈椎 MRI 检查显示颈 3～6 水平脊髓损伤。诊断为"颈 4 棘突骨折，颈段脊髓损伤，神经源性休克，完全性瘫痪"。

治疗与护理

紧急处置

在急诊室给予心电监护，同时吸氧、开放液路，留置导尿管，期间患者出现心脏骤停，立即胸外按压 10 秒后心跳恢复。经过补液扩容、激素冲击、脱水治疗后血压仍低，窦性心动过缓，静脉泵入多巴胺、阿托品后血流动力学逐渐稳定，意识转清醒，转入 SICU 治疗。

【病情观察及治疗要点】

1. 密切观察生命体征，补充血容量，纠正休克。

2. 血流动力学不稳定时使用阿托品和缩血管药物。

3. 颈部制动，脱水减轻脊髓水肿，保护神经功能。

4. 吸氧，密切观察呼吸功能，必要时行气管切开。

5. 多脏器功能的支持和保护，手术准备。

【护理评估】

1. 意识及生命体征：意识清楚；体温 36.1 ℃，血压 92/68 mmHg，心率 66 次 / 分，呼吸 29 次 / 分，血氧饱和度 94%（鼻导管吸氧 3 L/min）。

2. 专科查体：腹部膨隆，听诊肠鸣音弱。腹式呼吸明显，胸式呼吸消失，听诊双肺呼吸音粗，无明显痰鸣音。脊柱生理弯曲存在，无畸形。颈后皮肤肿胀，可见大面积淤青。颈 4 棘突压痛、叩击痛（+），其余各棘突及椎旁无压痛、叩击痛。颈部以下皮肤感觉消失；双上肢肌力 0 级，双下肢肌力 0 级。

3. 辅助检查：颈椎 CT 示颈 4 棘突骨折，颈椎退行性变，颈 3 ～颈 4、颈 4 ～颈 5、颈 5 ～颈 6 椎间盘突出（图 1-5-1）。颈椎 MRI 示颈 4 棘突骨折，颈 3 ～颈 6 水平脊髓内可见异常信号影（损伤），椎旁软组织损伤（图 1-5-2）。血常规示白细胞计数 4.77×10^9/L，红细胞计数 4.85×10^{12}/L，血红蛋白浓度 146.00 g/L，血小板计数 292.00×10^9/L；凝血功能检查示 D- 二聚体 601.01 μg/L（↑）；生化检查示 K^+ 3.70 mmol/L，Na^+ 137.00 mmol/L，降钙素原 0.24 ng/mL，C 反应蛋白 1.31 mg/L；动脉血气分析示 pH 7.363，PCO_2 38.70 mmHg，PO_2 83.00 mmHg，HCO_3^- 23.60 mmol/L，BE –1.10 mmol/L。

笔记

4.既往史及个人史：高血压 7 年，平素口服坎地沙坦和美托洛尔，血压控制满意。否认其他慢性病病史，无不良嗜好。

5.精神及心理状况：情绪稍紧张，配合治疗。

6.疼痛评估：视觉模拟评分 4 分（中度疼痛）。

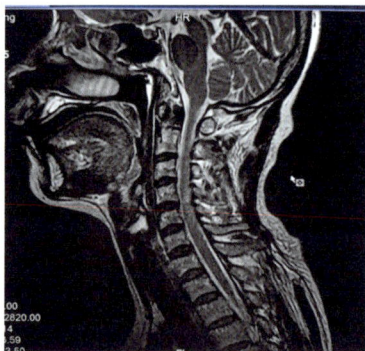
图 1-5-1　颈椎 CT 示棘突骨折

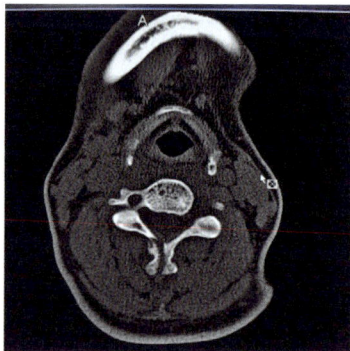
图 1-5-2　颈椎 MRI 示脊髓损伤

【护理问题及护理措施】

护理问题	护理计划及措施
1.休克：与脊髓损伤导致自主神经功能紊乱有关	● 给予心电监护，监测生命体征。无菌操作下留置导尿管，观察尿量。 ● 开放液路，遵医嘱输注晶体液（如生理盐水、林格液等），输注胶体液（如右旋糖酐 40 葡萄糖注射液），扩充血容量，增加有效循环血量，改善微循环障碍。 ● 若心率低于 45 次 / 分，遵医嘱静脉泵入阿托品以抑制迷走神经作用，提高心率，维持心肌有效泵血。 ● 监测血压，若补液量达 1500 ～ 2000 mL 血压仍不能维持在正常水平，遵医嘱静脉泵入多巴胺收缩血管，提高血压。 ● 遵医嘱快速静脉输注甘露醇脱水治疗，减轻脊髓内水肿，改善神经功能。 ● 遵医嘱静脉使用甲泼尼龙琥珀酸钠冲击治疗，以抑制炎症反应、改善脊髓水肿和调节胶质细胞活性作用，促进脊髓功能的恢复。
2.有脊髓二次损伤风险：与颈椎骨折后椎体结构不稳定有关	● 颈部颈托制动，指导患者避免头部运动，指导家属禁止随意搬动患者。 ● 若需翻身，应采用轴线翻身法（图 1-5-3），即一名护士站在床头，双手及前臂固定患者的头颈部，另一名护士手扶患者的肩部和髋部，两人共同配合使患者头颈部、胸部保持在一条直线上，避免颈椎二次损伤。 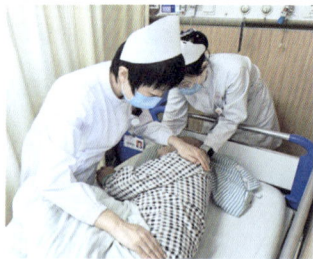图 1-5-3　轴线翻身法

笔记

续表

护理问题	护理计划及措施
3. 低效性呼吸形态和清理呼吸道无效：与脊髓损伤导致呼吸肌部分瘫痪有关	● 鼻导管吸氧，观察患者的意识状态、呼吸形态和血氧饱和度变化，遵医嘱进行动脉血气分析检测，及时发现低氧血症和二氧化碳潴留。 ● 休克纠正、生命体征稳定后可遵医嘱抬高床头 30°，以增加肺容积，减少误吸的风险。床头抬高时应注意颈托制动，头颈部、胸部保持在一条直线上。 ● 指导患者每天进行深呼吸训练，预防肺不张，锻炼膈肌功能。 ● 当患者有痰液难以咳出时，可由护士采用手法辅助患者咳痰，即指导患者深吸气后咳嗽，在咳嗽时用双手挤推患者腹部，模拟膈肌的功能，促进有效咳嗽帮助痰液排出。 ● 当患者发生严重的低氧血症和高碳酸血症时，必要时应行气管插管或气管切开建立人工气道，呼吸机辅助呼吸，经人工气道吸痰，保持呼吸道通畅。
4. 有体温过高风险：与脊髓损伤导致体温调节紊乱有关	● 监测患者体温变化，有感染征象时及时使用抗菌药物。 ● 体温过高时使用温水擦浴或冰块、冰毯物理降温。使用冰毯过程中，动态监测体温变化，防止出现低体温。
5. 有卧床并发症风险：深静脉血栓、肺部感染、压力性损伤、尿路感染、便秘等，与肌肉瘫痪、长时间卧床活动减少有关	● 急性期不宜频繁翻身和变换体位，以防加重脊髓损伤。使用气垫床进行皮肤减压，在骨隆突处使用软枕或泡沫敷料保护皮肤。每 2 小时压下气垫床给予局部减压。若需翻身，应注意采用轴线翻身法。 ● 被动按摩肌肉配合双下肢空气压力泵加速血液循环，预防深静脉血栓。每班测量交接腿围，观察双下肢皮肤颜色和肿胀程度，若有异常及时通知医师。 ● 指导患者进行深呼吸训练，进食时抬高床头，预防呛咳和误吸。
6. 肠功能紊乱、营养不足：与腹肌瘫软、肠蠕动减慢、胃肠胀气有关	● 遵医嘱留置胃管行胃肠减压，暂禁食、禁水，观察引流液的颜色和量，若有血性胃液，可能出现消化道应激性溃疡，通知医师给予抑酸、保护胃黏膜治疗。 ● 待肠蠕动恢复后遵医嘱经胃管泵入肠内营养液，泵入总量和速度根据患者肠道功能恢复情况逐渐增加。每 4～6 小时回抽胃液检查残余量，若胃残余量大于 200 mL，患者出现呕吐、腹胀等情况应及时通知医师。 ● 进食和肠内营养量不能满足机体营养需求时，遵医嘱静脉补充水分、葡萄糖、氨基酸、电解质等营养物质，防止出现营养不足和水、电解质紊乱。 ● 遵医嘱给予温肥皂水大量不保留灌肠，促进排气、排便，刺激肠蠕动。
7. 手术前准备	● 遵医嘱积极完善相关检查。 ● 手术前剃头，清洗头颈部。 ● 手术前 12 小时禁食，4 小时禁水。

【护理评价】

患者生命体征逐渐稳定，撤去阿托品和多巴胺后血压、心率维持在正常范围。入院次日体温升高，最高 38 ℃，冰块物理降温后恢复正常。呼吸浅快，血氧饱和度在正常范围，主诉无痰。左上肢肌力 1 级，右上肢肌力 2 级，双下肢肌力 0 级。感觉平面降低至双乳水平。未发生并发症，手术前准备完成。

笔记

疾病进展一

11月9日患者进入手术室，在全身麻醉下行颈4棘突骨折切开复位内固定术。患者取仰卧位，肩部垫高头后仰，自颈部右侧做横切口，逐层切开、分离组织后暴露颈4、颈5椎体，撑开椎体，刮除突出的椎间盘，探查脊髓无受压，放置cage及钛板、螺钉固定骨折部位，放置硬脊膜补片，留置1条负压引流管接负压球，逐层缝合伤口，无菌敷料覆盖，颈托外固定。麻醉清醒后自主呼吸功能恢复，拔除气管插管，静脉留置针连接电子镇痛泵（生理盐水＋芬太尼）（图1-5-4）后转回SICU，病情稳定后于11月12日转至骨科脊柱病房。

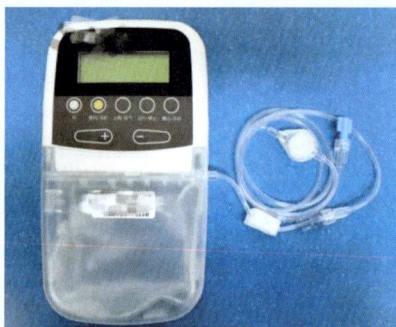

图 1-5-4　电子镇痛泵

【病情观察及治疗要点】

1. 监测生命体征，观察呼吸、循环、消化功能。

2. 观察伤口引流情况，预防出血。

3. 观察神经恢复情况，防止血肿压迫。

4. 预防卧床并发症。

5. 肠内营养支持，康复训练。

【护理评估】

1. 意识及生命体征：意识清楚；体温36.1 ℃，心率64次/分，呼吸23次/分，血压92/68 mmHg，血氧饱和度96%（鼻导管吸氧3 L/min）。

2. 专科查体：颈部颈托制动。颈前可见一6 cm切口，留置1条引流管接负压球，引流液为淡血性。伤口周围无肿胀、发红及渗出。双上肢感觉部分恢复，双下肢感觉缺失。左上肢肌力2级，右上肢肌力2级，双下肢肌力1级。

3. 实验室检查：血常规示白细胞计数8.13×10^9/L，血红蛋白浓度123.00 g/L；生化检查示K^+ 3.52 mmol/L，Na^+ 128.00 mmol/L（↓）；凝血功能检查示D-二聚体585.20 μg/L（↑）。

4. 疼痛评估：视觉模拟评分2分（轻度疼痛）。

笔记

【护理问题及护理措施】

护理问题	护理措施
1. 有伤口出血和水肿、血肿压迫脊髓风险	● 颈部颈托制动，术后 6 小时内尽量避免翻身，术后生命体征稳定后抬高床头 30° ～ 45° 。若需翻身，采用轴线翻身法，保持头颈部和胸部在一条直线上。 ● 遵医嘱静脉输注甘露醇脱水，降低椎管内压力，使用甲泼尼龙琥珀酸钠治疗。 ● 保持伤口引流通畅，保持引流球负压状态，检查引流装置开关，防止打折、扭曲和误夹闭。每小时挤压引流管，防止血液聚集在椎管周围压迫脊髓神经。 ● 观察伤口引流液的情况，若引流量大于 50 mL/h，及时通知医师，遵医嘱使用矛头蝮蛇血凝酶止血，减少伤口出血量。 ● 观察患者生命体征及肢体的感觉和运动状态，若发现感觉减退、肌力下降，可能是脊髓受到血肿压迫，及时通知医师。必要时二次手术清除血肿。
2. 有伤口感染风险	● 观察伤口局部及引流液情况，若伤口红肿、渗血或引流液浑浊，及时通知医师，必要时进行分泌物培养。 ● 遵医嘱规范应用抗菌药物预防感染。 ● 保持伤口清洁、干燥，定时换药，有渗出时及时消毒换药。严格遵循手卫生和无菌技术原则。 ● 伤口引流量小于 20 mL/24 h 时及时拔除引流管，防止逆行感染。
3. 营养不足：与胃肠道平滑肌功能障碍、肠蠕动减慢有关	● 术后观察 6 小时，患者肠蠕动恢复、无不适后开始经口饮水，并进流食；同时经胃管鼻饲肠内营养液，改善营养状态。 ● 经口进食时注意防止呛咳和误吸，逐渐增加进食量并从流食过渡到普通饮食（简称普食）。 ● 指导患者进食高热量、高蛋白质、高维生素和富含膳食纤维的食物，以及产气少的食物。 ● 遵医嘱口服莫沙必利促进肠蠕动，口服酪酸梭菌活菌散调节肠道菌群，预防便秘和腹泻。 ● 帮助患者顺时针按摩腹部，刺激肠蠕动，促进排便。若 24 ～ 48 小时未排便，遵医嘱给予灌肠防止便秘。
4. 电解质紊乱：低钠血症，与脊髓损伤后自主神经功能紊乱、抗利尿激素分泌异常有关	● 遵医嘱监测血清电解质水平，积极补充钠盐，避免重度低钠血症造成神经细胞脱髓鞘病变及不可逆的中枢神经系统损害。 ● 严格按照医嘱控制补液速度，静脉泵入 3% 氯化钠溶液补充钠盐，注意防止液体外渗，预防静脉炎的发生。 ● 观察患者的意识及生命体征，当患者出现头晕、恶心、抽搐、意识障碍等严重低钠血症的表现时，立即通知医师。
5. 自理能力缺陷：与躯体和四肢肌肉瘫痪有关	● 为患者提供生活照护，包括饮食、清洁、大小便等。转入普通病房后指导家属生活护理的方法和注意事项。 ● 急性期导尿管保持持续开放，病情稳定后遵医嘱间断夹闭。由于患者存在感觉障碍，导尿管夹闭期间一定要注意按需开放，防止遗忘导致患者膀胱过度充盈。 ● 帮助患者进食时，在颈部垫毛巾，防止污染伤口敷料。进食时观察患者的咀嚼、吞咽情况，防止发生呛咳和误吸。 ● 每天温水擦浴，清洁全身皮肤。尿道口护理每天 2 次，保持尿道口清洁。大便后用温水擦洗臀部和肛周。 ● 导尿管固定在低于身体的部位，使用抗反流尿袋预防尿液反流。
6. 潜在并发症：深静脉血栓、肺部感染、尿路感染、压力性损伤、便秘、废用综合征	● 生命体征稳定后协助患者床头抬高 30° ～ 45° ，保持颈部颈托制动，头颈部、胸部保持在一条直线上。 ● 术后给予轴线翻身，根据伤口恢复情况增加翻身频率，帮助受压部位皮肤进行减压。骨隆突部位给予敷料和软枕保护。 ● 指导患者每天进行深呼吸训练，有痰难以自行咳出时，遵医嘱给予雾化吸入治疗稀释痰液，咳嗽时帮助患者挤推腹部实现有效咳嗽。必要时经口鼻腔吸痰，避免在饱腹状态下吸痰，防止呕吐和误吸。

笔记

续表

护理问题	护理措施
	● 病情稳定后指导患者多饮水，冲刷尿道。导尿管留置时间较长，若尿液中出现较多絮状物，必要时遵医嘱进行膀胱冲洗。 ● 指导患者根据肢体功能恢复情况主动进行肢体活动，对于瘫痪的肢体进行被动的肌肉按摩和关节活动，尤其要加强双下肢的被动活动。 ● 术后评估出血风险降低，深静脉血栓高风险时遵医嘱给予低分子肝素钙皮下注射，注意观察有无出血倾向。配合使用空气压力泵按摩下肢肌肉，促进血液循环，预防深静脉血栓。
7. 焦虑、悲哀：与担心肢体瘫痪影响生活和工作有关	● 向患者解释脊髓损伤发生的原因和治疗方法、神经恢复的过程，消除患者的疑虑，鼓励患者积极配合治疗和康复护理。 ● 鼓励家属多与患者沟通，帮助患者建立信心。 ● 教会患者及家属日常生活技能和基本护理技术，帮助患者提高自我照护能力。

【护理评价】

患者术后生命体征平稳，伤口引流液为淡血性液，无活动性出血，术后第4天拔除伤口引流管。术后感觉平面下降，四肢肌力较术前增加。精神、食欲可，可经口进食，拔除胃管。腹部稍膨隆，腹胀较前有所好转。患者可自主咳痰，无痰液潴留。血清 Na^+ 为 134.00 mmol/L（↓），其余化验指标基本正常。未发生卧床相关并发症。

疾病进展二

11月25日患者生命体征平稳，伤口已愈合。颈部颈托制动。脐部以上感觉部分恢复，脐部以下感觉障碍，双上肢肌力4级，双下肢肌力2级。遵医嘱出院，转康复机构继续行康复治疗。

【出院延续性护理】

1. 指导患者及家属注意避免感冒，有痰时及时咳出，避免痰液潴留，防止肺部感染。

2. 指导患者继续颈部制动，颈托部分辅助。1个月后复查，颈椎结构稳定后逐渐恢复颈部运动。

3. 指导患者根据感觉恢复情况进行排尿、排便训练，继续执行预防卧床并发症的措施。

4. 指导患者术后进行规范的康复训练，以最大限度地恢复感觉和运动功能。

5. 指导患者及家属注意保护瘫痪肢体，避免受伤，训练过程中防止跌倒。

6. 指导患者及家属进行日常生活护理，逐渐提高患者的自理能力。帮助患者保持积极乐观的心态，建立对生活的信心。

笔记

临床转归

　　出院半年后复诊，患者血压、心率在正常范围，未出现肺部感染及其他并发症。双上肢肌力 5 级，双下肢肌力 3 级，双下肢感觉部分恢复。排便正常，排尿需辅助，生活部分自理。Barthel 指数评分 55 分（中度依赖），居家康复训练。

病例点评

　　脊髓是中枢神经系统的重要组成部分，负责躯体的感觉、运动功能及内脏器官的神经支配。当高位颈段脊髓损伤时，患者往往出现较严重的症状，如呼吸麻痹、神经源性休克。本病例在损伤早期即出现呼吸循环衰竭、心脏骤停，经积极抢救、治疗和康复训练，预后较好。

　　脊髓损伤急性期治疗护理的重点是维持生命、防止脊髓再损伤、解除脊髓内压力，最大限度地恢复神经功能；恢复期则主要进行功能锻炼以提高肢体功能和生存质量。

【创伤性脊髓损伤伴神经源性休克临床护理思维导图】

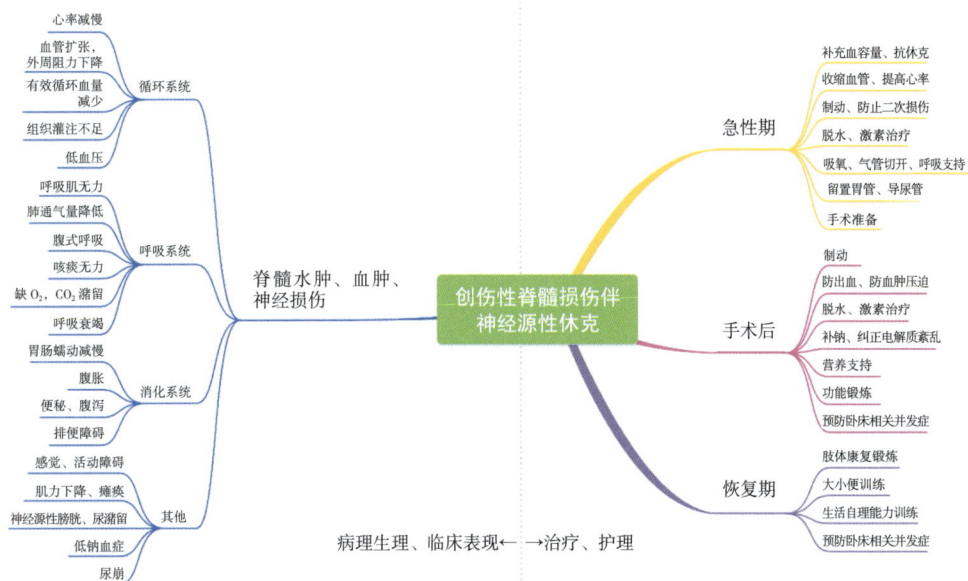

（马冠中）

笔记

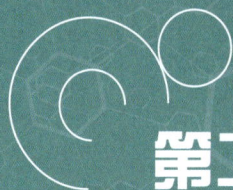

第二章
外科不同手术及麻醉患者的护理

病例 6　局部麻醉下紧急气管切开术

[病例关键词]　紧急气管切开；手术；护理

　　临床中，遇到患者病情突然变化需要紧急外科救治时，常需要在床旁进行急诊手术，以争分夺秒挽救生命，如紧急气道阻塞行气管切开术、张力性气胸行胸腔闭式引流术、心包压塞行心包腔穿刺减压术等。床旁紧急手术成功与否关键在于及时高效的术前准备、操作人员熟练掌握技术、术中医师及护士密切配合、术后有效的治疗护理。

　　气管切开术是将颈部气管前壁切开，将套管通过切口插入气管内，患者即可直接经套管呼吸，从而解除上呼吸道阻塞带来的通气受阻，即刻挽救患者的生命。

笔记

病历摘要

患者，男性，59岁。因"鼻塞流涕、发热、咽痛、呼吸不畅"于2024年5月21日19:00至急诊科就诊，诊断为"上呼吸道感染、急性咽炎"，在急诊科留诊观察，给予吸氧及输液治疗。5月22日5:30患者主诉"咽部疼痛加剧、呼吸困难明显"，胸骨上窝听诊可闻及明显的吸气相哮鸣音，怀疑上呼吸道阻塞，行紧急气管插管失败，患者会厌严重充血、水肿，呈球状，并掩盖声门。之后，患者经皮脉搏血氧饱和度逐渐降低，吸气相三凹征明显，呼吸困难明显，伴口唇、面部发绀。需立即进行紧急气管切开术，以解除气道阻塞，恢复肺通气。

治疗与护理

【手术过程及手术配合】

	护士	医师
术前准备	●监测生命体征，100%氧气吸入，观察病情，保证液路通畅。 ●备抢救车、急救用物及备气管切开用物（气管切开包、套管、固定带、无菌手套、气囊测压表、消毒用品、局部麻醉药品、生理盐水、鹅颈灯、注射器、吸痰装置）。 ●与患者沟通，安抚患者情绪。	●了解病情，评估手术风险。 ●与家属谈话并让其签署知情同意书。 ●与患者沟通，安抚患者情绪。
术中操作	●帮助患者取仰卧位，肩下垫小枕，保持头后仰正中位，手术区域上方安置鹅颈灯照明。 ●准备麻醉药品。 ●准备吸痰管，及时吸引手术区域的出血及气道分泌物。 ●手术操作过程中，密切观察生命体征及病情变化，安抚患者。 ●缺氧严重时给予球囊正压通气；心脏骤停时给予心肺复苏。	●戴无菌手套，术区消毒，铺洞巾。 ●抽吸并注射利多卡因注射液行局部麻醉。 ●切开皮肤，逐层分离颈部组织，暴露气管环。 ●切开气管软骨，置入套管。 ●缝合伤口，气囊充气，固定套管，必要时连接呼吸机（图2-6-1）。 ●清理手术区域，结束手术。 图2-6-1　气管切开术后连接呼吸机管路
效果评价	●听诊，观察患者氧合改善，听诊双肺呼吸音对称，确定气管切开位置正确，通气效果满意。	

【术后护理】

1.生命体征监测和通气状况监测，包括心电、体温、血压、呼吸监测等。置入气管切开套管后，判断通气最简易的方法是监测经皮脉搏血氧饱和度，听诊双肺呼吸音是否对称，以及吸痰管是否可以顺利进出气道。采集动脉血可检测动脉血 pH、氧分压和二氧化碳分压等指标，使用呼吸机时监测潮气量、分钟通气量，可综合判断肺的通气和换气功能。

2.妥善固定气管套管，松紧度以固定带与皮肤之间刚好可容纳 1 个手指空间为宜。气管切开后 48 小时内严禁套管脱出，原因是术后早期窦道未形成，套管脱出后难以重新置入。日常护理中，改变体位、搬动患者时注意避免患者头部、气管切开套管与躯干的中轴位置大幅改变，以免套管牵拉脱出。

3.气管切开期间，患者的咳痰功能受到一定影响，鼓励患者有效咳嗽，痰液难以咳出体外时使用吸痰管进行负压吸引。根据患者情况使用带套囊的套管或者金属气管套管。使用带气囊的气管套管时注意气囊压力的监测和囊上滞留物的引流，避免气管黏膜压力性损伤和上呼吸道微生物随分泌物下坠引起下呼吸道感染。

4.由于气管切开后，气体未经上呼吸道的加温、加湿作用便进入下呼吸道，容易引起气道黏膜功能受损。因此气管切开期间，应对直接进入气管的气体进行加温、加湿，促进黏膜纤毛转运系统正常运动。

5.每天消毒气管切开口并更换敷料至少 2 次，与套管连接的吸氧装置及呼吸机管路保持清洁并定期更换，所有操作严格遵循无菌技术原则，及时进行分泌物吸引，避免肺部感染。

病例点评

气管切开术是临床中解决呼吸道阻塞、保证呼吸道畅通、利于分泌物吸引的常见手术之一。本病例患者入院后呼吸困难逐渐加重，而紧急气管插管失败后更加重了会厌部的充血、水肿。患者气道阻塞表现明显，紧急建立有效的人工气道、尽快行气管切开术势在必行。术前充分的准备和评估，以及术中紧密的医护配合是手术成功的关键所在，在此期间，患者通气和氧合的有效保证始终是救治患者的第一要务。而术后持续、规范的人工气道管理也不容忽视，这是预防术后并发症发生的重要保障。

（何静）

病例 7　全身麻醉腹腔镜下脾切除术

[病例关键词]　全身麻醉；腹腔镜；脾切除

全身麻醉是手术中常用的麻醉方式，麻醉药物经患者呼吸道吸入或经静脉、肌肉或复合方式进入患者体内，产生中枢神经系统抑制，使患者意识丧失、全身痛觉丧失、遗忘、反射抑制和达到一定程度的肌肉松弛，从而利于手术操作。手术结束后，随着麻醉药从体内排出或在体内代谢，患者逐渐恢复意识和生理功能。

病历摘要

患者，女性，58 岁。主因"无明显诱因出现左上腹部胀痛"于门诊就诊，超声、CT 检查诊断为"脾区占位性病变，血管瘤可能"。普外科住院治疗，拟定在全身麻醉下实施腹腔镜下脾切除手术。

治疗与护理

【术前准备】

1. 患者手术前 6～8 小时禁食、禁水，建立静脉通路。

2. 手术前晚清洁全身皮肤，加强手术部位和脐部皮肤的清洁。手术日晨由护士备皮，范围从剑突下至大腿上 1/3，左右分别至腋中线，包括会阴部。用剪刀或脱毛膏去除毛发，并以温水清洁，避免损伤皮肤。穿清洁衣物等待手术。

3. 核查腕带和患者身份，核查术前检查是否完善，备好影像资料。

4. 核查病历，手术医师、麻醉医师及患者签署手术同意书和麻醉同意书。

【手术接诊】

1. 手术辅助人员推接送车至病房，核对患者身份，核对患者病历是否已完善。

2. 协助患者去除衣物，卧于手术床上。

3. 手术辅助人员携病历和影像资料，在家属陪同下将患者推至手术室待术间，与待术间护士双人核对患者的身份和病历资料是否完善。

【手术过程及手术配合】

	手术医师	洗手护士	巡回护士	麻醉医师
准备阶段	● 术前查看患者病历及影像片等资料，确认手术方式。	● 500 mg/L 含氯消毒液湿式擦拭手术间。 ● 准备手术用无菌器械、一次性物品，外科洗手，穿无菌手术衣。	● 评估手术间环境仪器，开启洁净系统，调至适宜温度及湿度。 ● 准备手术用仪器、设备。 ● 与待术间护士共同核对患者后将其推至手术间并转运至手术床。 ● 遵医嘱留置导尿管，预防性使用抗菌药物。	● 准备麻醉药品、监护仪、微量泵、急救车等物品。
	（第 1 次手术安全核查）麻醉诱导前			
麻醉诱导	● 实施麻醉时，站于患者一侧，观察患者生命体征，保障患者安全，若有情况及时协助麻醉医师进行处理。	● 铺置无菌手术器械台，外科洗手、穿无菌手术衣、戴无菌手套。	● 实施麻醉时，站于患者一侧，观察患者生命体征，保障患者安全，若有情况及时协助麻醉医师进行处理。	● 患者静脉推注依托咪酯、舒芬太尼、罗库溴铵麻醉诱导，患者意识丧失，气管插管，呼吸机辅助呼吸。静脉泵入丙泊酚、舒芬太尼。
	（第 2 次手术安全核查）切皮前			
手术过程	● 外科洗手、手术铺单：手术切口周围及器械托盘至少铺 4 层，其他部位至少铺 2 层。 ● 术区消毒。 ● 连接手术设备及管路。 ● 建立气腹，探查腹腔。 ● 离断脾脏周围各韧带及血管，游离脾脏。 ● 离断脾脏，将标本装于取物袋中。用电刀，取脐上正中切口，逐层进入腹腔取出标本。 ● 冲洗腹腔，放置引流管。	● 整理手术器械。 ● 共同清点核对所有手术器械、无菌物品。 ● 递电刀、超声刀、吸引器、电子镜、气腹管等。 ● 递手术刀、气腹针、穿刺器。 ● 递镜下钳、超声刀、血管结扎夹。 ● 递标本取物袋、分离钳和肠钳，递方盘接回标本。 ● 递生理盐水和腹腔引流管。	● 与手术医师和麻醉医师共同摆放人字分腿仰卧位，约束四肢，将患者固定在手术床上。 ● 连接设备及管路：电刀、超声刀、吸引器、电子镜、气腹管等。 ● 调整显示屏，打开开关，调试机器。 ● 共同观察患者病情变化，如有异常及时处理。 ● 标本离体后（图 2-7-1），与主刀医师沟通标本名称、核对标本数量。若为常规病理应离体后及时固定标本，若为冰冻病理应交予家属查看后及时送检。	

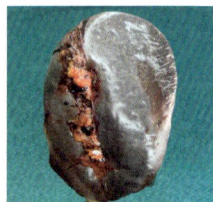

图 2-7-1 离体后的脾脏标本

	手术医师	洗手护士	巡回护士	麻醉医师
	● 三方共同清点核对所有手术器械、无菌物品，确保数量无误。			
	● 逐层关闭切口。	● 递 0 号 PDS 缝合线和腔镜线、剪刀、持针器。		● 停用麻醉药物。
	（第 3 次手术安全核查）离室前			
手术后处理	● 清理患者身上的血渍。 ● 与麻醉医师和巡回护士同将患者转移至手术转运床。	● 整理手术器械，清洁手术台面。 ● 协助手术医师清理患者身上的血渍。 ● 按照医疗废物管理条例结扎捆绑垃圾袋，张贴医疗废物标签。	● 与医师、麻醉医师共同将患者转移至手术转运床。 ● 将患者转移至麻醉恢复室。 ● 通知保洁员打扫清洁手术间，所有仪器设备做好清洁消毒后归位。	● 拔管、尝试唤醒患者。 ● 与医师和巡回护士共同将患者转移至手术转运床。 ● 将患者转移至麻醉恢复室。

【术后麻醉恢复】

1. 患者麻醉未醒进入麻醉恢复室后，护士密切监测患者的生命体征，观察伤口引流情况，动态评估患者意识状态。

2. 遵医嘱采集动脉血进行血气分析，使用药物预防休克及水、电解质紊乱等。

3. 待患者神志逐渐清醒，安抚患者情绪，避免拔管、坠床等意外情况发生。

4. 患者意识恢复、自主呼吸恢复后配合医师拔除气管插管，为患者吸氧。

5. 患者生命体征稳定、符合出室标准后，麻醉恢复室护士将患者移出麻醉恢复室，与手术辅助人员交接患者，手术辅助人员在麻醉医师陪同下将患者送至病房，与病房护士完成交接。

【术后护理】

1. 协助手术室人员将患者转移至病床，常规低流量吸氧，核对患者身份信息，检查患者意识状态，监测生命体征，交接引流管、病历等，签字。

2. 术后患者取平卧位，头偏向一侧，防止呕吐引起窒息。禁食、禁水。

3. 监测生命体征至少6小时，观察伤口引流和尿量情况。保持液路通畅，三通方向正确，遵医嘱给予补液、止血、抗感染、镇痛、对症治疗。

4. 询问患者有无不适，若生命体征平稳，无出血倾向，可协助患者加枕，并取舒适体位，妥善固定引流管，防止受压、扭曲和脱出。

5. 手术回房6小时后，若患者生命体征平稳，遵医嘱停止心电监护，常规观察病情变化。

病例点评

全身麻醉腹腔镜下脾切除手术是一种常见的微创手术，具有伤口小而美观、创伤小、术后疼痛轻、胃肠功能恢复快、住院时间短等优点，常用于各种原因引起的脾大、外伤性脾破裂、脾脏良恶性肿瘤等，术后常见并发症是腹腔内出血。术后应密切观察患者生命体征，及时关注引流管内引流液情况，若发现异常须及时通知医师做相应处理。

（田艳妮）

笔记

病例 8 局部麻醉介入手术下行下腔静脉滤器置入术

[病例关键词] 胃癌；介入手术治疗；下肢深静脉血栓；下腔静脉滤器置入

　　介入手术是在医学影像设备的引导下，利用导管、穿刺针及其他介入器材，进入病变局部进行的微创性手术操作，可大大降低外科手术的风险和减少对组织器官的损伤。介入手术可以用来治疗血管性疾病，如动静脉狭窄、急性动脉出血、主动脉夹层等，还可以治疗非血管性疾病，如良恶性肿瘤、消化道疾病等。近年来，其在临床上的应用越来越广泛。

　　深静脉血栓是外科手术和长时间卧床患者最常见的并发症之一，血栓脱落可随血流栓塞肺动脉而导致严重的临床后果。下腔静脉滤器（inferior vena cava filter，IVCF）是为预防下腔静脉系统栓子脱落引起肺动脉栓塞而设计的一种装置，通过在下腔静脉置入滤器阻挡下肢深静脉形成的血栓脱落进入肺动脉。

病历摘要

　　患者，女性，73 岁。主因"食欲减退、上腹痛伴黑便 1 周余"于 2024 年 3 月 20 日入住普外科病房，完善相关检查后确诊为胃癌。3 月 25 日在全身麻醉下行胃癌根治术，术后生命体征平稳。术后第 3 天，患者右下肢出现肿胀、疼痛，伴皮肤青紫，下肢深静脉彩超显示右下肢股浅静脉、腘静脉、胫腓干静脉血栓形成。经血管外科医师会诊后拟于 3 月 29 日在局部麻醉下行介入手术下下腔静脉滤器置入术。

治疗与护理

【术前准备】

1. 向患者及家属解释下腔静脉滤器置入术的意义及方法，消除患者疑虑，并签

笔记

署手术知情同意书。

2. 手术前进行血常规、肝功能、凝血系列、胸部 X 线和心电图检查等，保证手术和麻醉安全。

3. 双侧腹股沟区及会阴部备皮，清洁局部皮肤。

4. 指导患者进行平卧位床上排泄适应性训练。

5. 入手术室前穿病号服或宽松的衣物，建立静脉通路，佩戴腕带，填写介入手术交接单。

【手术过程及手术配合】

	护士	医师
手术准备	●协助患者取仰卧位，暴露双侧腹股沟穿刺部位皮肤。 ●确认静脉通道通畅，便于术中给药。 ●进行心电、呼吸、血压、经皮动脉血氧饱和度监护，进行实时病情观察。 ●检查手术文书是否齐全，严格进行手术前安全核查，包括患者身份、手术名称、手术部位、麻醉方式等。 ●准备手术需要的材料、药品和器械，包括穿刺针、穿刺鞘、导丝、腔静脉滤器套件、利多卡因注射液、肝素钠注射液、碘克沙醇注射液、生理盐水及碘伏、介入手术包，X 线数字减影血管造影机开机自检及录入患者信息。	●与患者沟通交流，消除其紧张情绪。 ●严格执行术前安全核查。 ●穿铅衣，进行外科刷手。
手术操作	●外科刷手、穿无菌手术衣、戴无菌手套。 ●采用无菌技术打开手术包，铺好无菌台（图1-8-1）。 ●递碘伏，配合术者进行穿刺部位消毒，铺无菌单。 ●递局部麻醉药品（利多卡因注射液），协助术者局部麻醉。 ●递送穿刺针、穿刺鞘、导丝、肝素钠注射液、生理盐水、碘克沙醇注射液。 ●进行下腔静脉造影时，嘱患者勿动、屏气配合。 ●将造影图像剪影并导图。 ●递腔静脉滤器套件。 ●滤器释放后进行下腔静脉造影，嘱患者勿动、屏气配合。 ●结束后将造影图像剪影并导图。	●消毒腹股沟穿刺部位皮肤，铺无菌单。 ●手部消毒后穿无菌手术衣、戴无菌手套。 ●穿刺部位皮下注射利多卡因局部麻醉（图1-8-2）。 ●穿刺针、穿刺鞘、导丝冲洗、排气、润滑及肝素化。 ●自腹股沟穿刺进入股静脉腔，送入导丝及穿刺鞘并造影观察穿刺血管走行（图1-8-3）。 ●继续送导丝至下腔静脉起始部，进行下腔静脉造影（图1-8-4），可见下腔静脉无狭窄，无血栓。 ●换下腔静脉滤器套件专用鞘，送滤器至肾静脉下 1～2 cm 位置释放，然后再次造影，确认滤器位置无偏差（图1-8-5）。
术后处置	●递弹力绷带及盐袋。 ●协助患者倒床。 ●观察生命体征平稳，询问患者无不适后送回病房。	●拔出鞘管，无菌纱布覆盖穿刺点压迫止血。 ●弹力绷带交叉固定，盐袋压迫穿刺部位（图1-8-6）。

笔记

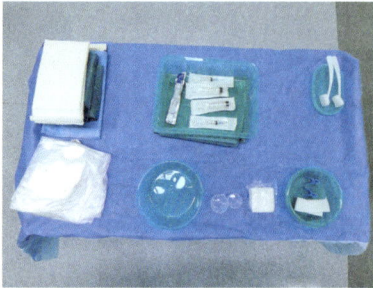

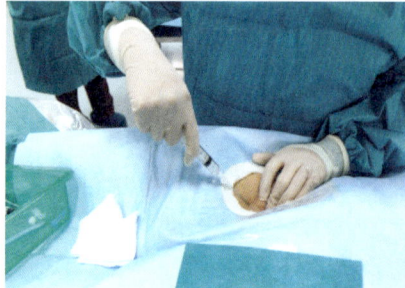

图 1-8-1　铺好无菌台　　　　　图 1-8-2　股静脉穿刺局部麻醉

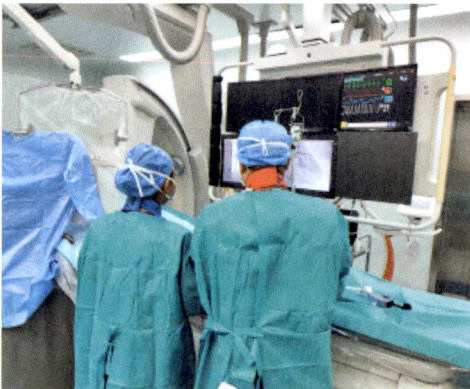

图 1-8-3　造影观察血管走行　　　图 1-8-4　下腔静脉造影

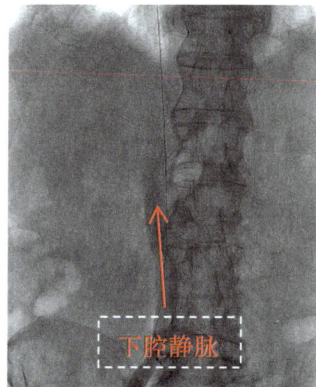

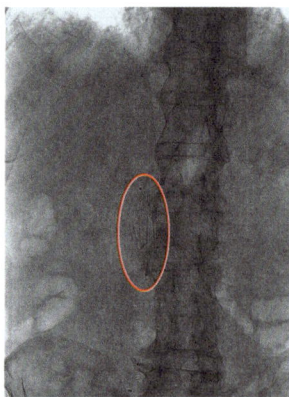

图 1-8-5　滤器释放位置　　　　　图 1-8-6　盐袋压迫

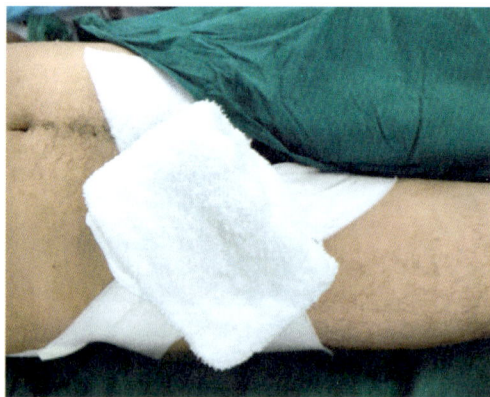

【术后护理】

1. 术后平卧 24 小时，穿刺点盐袋压迫 4 ～ 6 小时，穿刺侧肢体制动 12 小时，观察穿刺部位有无血肿、渗血。

2. 加强生命体征的监测，遵医嘱继续抗凝治疗，预防术后血栓再次形成。用药期间监测凝血系列指标，观察患者有无出血倾向。

3. 保持敷料清洁、干燥，观察穿刺点有无渗血、渗液，穿刺部位皮下有无血肿，敷料潮湿或污染时及时更换。观察穿刺侧肢体的皮肤颜色、温度及足背动脉搏动情况，发现异常及时通知医师。

4. 术后当天指导患者大量饮水以加速造影剂排泄，防止造影剂造成肾损伤。进食易消化、富含维生素的食物，保持大便通畅，避免由便秘引起腹压增高导致穿刺部位出血。

5. 尽管已置入血栓滤器，但仍有小血栓脱落后穿过滤网导致肺的微栓塞发生的风险，因此术后应继续加强监护，及时发现肺栓塞征象（胸闷、心慌、呼吸困难等），发现异常及时通知医师。

6. 下腔静脉滤器置入术后还应注意观察和预防滤器移位和腔静脉穿孔，术后应严密观察患者血压、心率、面色及末梢血液循环情况，注意有无腹痛、背痛等，尽早发现并实施抢救。

7. 定期复查，必要时取出滤器。

病例点评

本例是高龄癌症术后患者，手术时间和术后卧床时间均较长，是深静脉血栓形成的高危人群。对于此类有抗凝禁忌（如近期出血、手术、颅内出血等）或肿瘤（因血液高凝状态和出血风险难以使用抗凝药）的患者，在深静脉血栓形成后要积极预防栓子脱落，尤其是预防肺栓塞。肺栓塞是一种可能致命的急症，若是大块肺栓塞，可导致猝死。应用腔静脉滤器的主要目的是捕获从下肢深静脉脱落的血栓，防止其进入肺动脉，从而降低肺栓塞的风险。尽管腔静脉滤器具有重要的保护作用，但也可能存在一些风险和并发症，如滤器移位、断裂或穿孔，滤器内血栓形成及长期留置可能导致下腔静脉阻塞等。因此，滤器置入术后应遵医嘱定期复查，待血栓风险降低后，若符合拔除指征，应尽早取出滤器。

（靳文华）

笔记

病例9 腰麻下左下肢大隐静脉曲张射频消融术

[病例关键词] 腰麻；大隐静脉曲张；射频消融术

腰麻（spinal anaesthesia）是蛛网膜下腔阻滞（subarachnoid block）的俗称，即将局部麻醉药物经腰椎间隙注入蛛网膜下腔，阻断部分脊神经的传导功能而引起相应支配区域的麻醉效应。

病历摘要

患者，女性，49岁。主因"发现左下肢静脉曲张20余年，20日前出现瘙痒伴间歇性疼痛、酸困症状，晨轻暮重，且伴皮肤破溃等症状"于血管外科门诊就诊，查体后以"下肢功能不全"收入血管外科住院治疗，拟定在腰麻下实施左下肢大隐静脉曲张射频消融术。

治疗与护理

【术前准备】

1. 患者手术前6～8小时禁食、禁水，建立静脉通路。

2. 手术前一晚清洁全身皮肤，加强手术部位清洁。手术日晨由护士备皮，范围为双侧腹股沟区及整个下肢皮肤。用剪刀或脱毛膏去除毛发，并以温水清洁，避免损伤皮肤。穿清洁衣物等待手术。

3. 核查腕带和患者身份，核查术前检查是否完善，备好影像资料。

4. 核查病历，手术医师、麻醉医师及患者签署手术同意书和麻醉同意书。

【手术接诊】

1. 手术辅助人员推接送车至病房，核对患者身份，核对患者病历是否已完善。

2. 协助患者去除衣物，卧于手术床上。

3. 手术辅助人员携病历和影像资料，在家属陪同下将患者推至手术室待术间，与待术间护士双人核对患者的身份和病历资料是否完善。

【手术过程及手术配合】

	手术医师	洗手护士	巡回护士	麻醉医师
准备阶段	●术前查看患者病历及影像片等资料，确认手术方式(图2-9-1)。	●500 mg/L含氯消毒液湿式擦拭手术间。 ●准备手术用无菌器械、一次性物品，外科洗手，穿无菌手术衣。	●评估手术间环境仪器、开启洁净系统，调至适宜温度及湿度。 ●准备手术用仪器、设备。 ●与待术间护士共同核对患者后将其推至手术间并转运至手术床。 ●遵医嘱预防性使用抗菌药物。	●准备麻醉药品、监护仪、微量泵、急救车等物品。
	(第1次手术安全核查)麻醉诱导前			
麻醉诱导	●实施麻醉时，站于患者一侧，观察患者生命体征，保障患者安全，若有情况及时协助麻醉医师进行处理。	●铺置无菌手术器械台，外科洗手、穿无菌手术衣、戴无菌手套。	●实施麻醉时，站于患者一侧，观察患者生命体征，保障患者安全，若有情况及时协助麻醉医师进行处理。	●患者侧卧于手术床，麻醉医师将罗哌卡因注入蛛网膜下腔，作用于脊神经根而对相应部位产生麻醉作用(图2-9-2)。
	(第2次手术安全核查)切皮前			
手术过程	●外科洗手、手术铺单：手术切口周围及器械托盘至少铺4层，其他部位至少铺2层。 ●术区消毒。 ●连接手术设备及管路。 ●超声引导下穿刺大隐静脉。 ●进射频导管。 ●蠕动泵注射肿胀液。 ●小腿曲张浅静脉钩剥。 ●泡沫硬化剂注射。	●整理手术器械。	●与手术医师和麻醉医师共同将患者摆放为仰卧位，将患者固定在手术床上。	
		●共同清点核对所有手术器械、无菌物品。		
		●递腔镜保护套、输血器。	●连接超声、射频导管和蠕动泵。	
		●递穿刺针、穿刺鞘。 ●递射频导管。 ●递肿胀液。 ●递纹氏钳、钳带线。 ●递泡沫硬化剂。	●配肿胀液(碳酸氢钠10 mL、利多卡因10 mL、盐酸肾上腺素0.5 mL、0.9%氯化钠溶液500 mL)。	
			●共同观察患者病情变化，如有异常及时处理。	
	●三方共同清点核对所有手术器械、无菌物品，确保数量无误。			
	●关闭切口，贴敷贴。	●递伤口敷贴。	●关闭仪器。	●停用麻醉药物。
	(第3次手术安全核查)离室前			
手术后处理	●清理患者身上的血渍(图2-9-3)。 ●为患者穿好弹力袜。 ●与麻醉医师和巡回护士共同将患者转移至手术转运床。	●整理手术器械，清洁手术台面。 ●协助手术医师清理患者身上的血渍，为其穿好弹力袜。 ●按照医疗废物管理条例结扎捆绑垃圾袋，张贴医疗废物标签。	●与手术医师、麻醉医师共同将患者转移至手术转运床。 ●将患者转移至待术间交由辅助人员。 ●通知保洁员打扫清洁手术间。所有仪器设备做好清洁消毒后归位。	●与医师和巡回护士共同将患者转移至手术转运床。

笔记

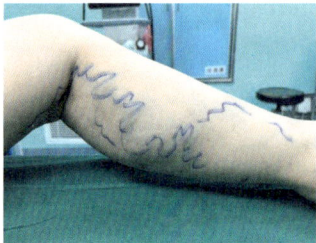

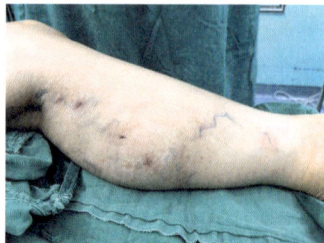

图 2-9-1　大隐静脉曲张术前　　　　图 2-9-2　腰麻　　　　图 2-9-3　大隐静脉射频消融术
　　　　　　　　　　　　　　　　　　　　　　　　　　　　　　　　　　　　后即刻清理血渍

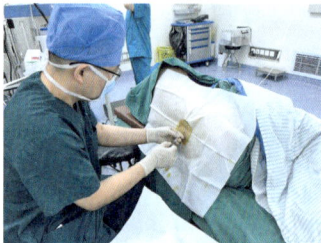

【术后麻醉恢复】

1. 密切监测患者的生命体征，安抚患者情绪，避免因疼痛导致坠床等意外情况发生。

2. 患者生命体征稳定、符合出室标准后，巡回护士将患者转运出手术间，与手术辅助人员交接后，手术辅助人员在麻醉医师陪同下将患者送至病房，与病房护士完成交接。

【术后护理】

1. 术后返回病房，应去枕平卧 6 ~ 8 小时，密切观察患者生命体征。

2. 注意观察腰麻穿刺部位有无渗血、渗液情况，确保穿刺部位的敷料清洁、干燥。

3. 密切观察左下肢的血液循环情况，包括皮肤颜色、温度、感觉、足背动脉搏动等。要注意观察弹力绷带的松紧度是否合适，一般以能插入 1 ~ 2 根手指为宜。

4. 关注患者术后的心理状态，做好术后健康宣教，鼓励患者积极配合治疗和护理，增强其康复的信心。

病例点评

大隐静脉曲张射频消融术属于微创手术，相较于传统大隐静脉高位结扎剥脱术具有创伤小、恢复快、切口美观等特点，能精准破坏病变静脉，同时保留正常静脉结构和功能，降低术后并发症发生率。术后应密切观察患者生命体征、穿刺部位情况，加强对患者术后康复锻炼的指导，如早期下床活动的时间、方式，以及如何进行下肢肌肉收缩锻炼等，以促进下肢静脉回流，减少深静脉血栓形成的风险。

（田小荣）

笔记

病例 10　臂丛神经阻滞麻醉下右尺骨鹰嘴骨折内固定术

[病例关键词]　臂丛神经阻滞；尺骨鹰嘴骨折；内固定

　　将局部麻醉药注入臂丛神经干周围使其所支配的区域产生神经传导阻滞的麻醉方法称为臂丛神经阻滞麻醉，是临床上常用的麻醉方法之一。适用于手、前臂、上臂及肩部各种手术。

　　尺骨：位于前臂的内侧，上端大，下端小，中部为尺骨体。上端有 2 个朝前的明显突起，上方大者称鹰嘴，下方小者称冠突。鹰嘴向后的突起是上肢的重要体表标志。

　　桡骨：位于前臂的外侧，上端小，下端大，中部为桡骨体。上端有鼓形的桡骨头，桡骨头下方缩细的部分为桡骨颈。下端外侧向下突出的部分称茎突，是重要的体表标志。

病历摘要

　　患者，女性，58 岁。主因"外伤致右前臂疼痛、肿胀、活动受限"于门诊就诊，X 线检查诊断为"右尺骨鹰嘴骨折"（图 2-10-1）。于骨科创伤病区住院治疗，拟定在臂丛神经阻滞麻醉下实施右尺骨鹰嘴骨折内固定手术。

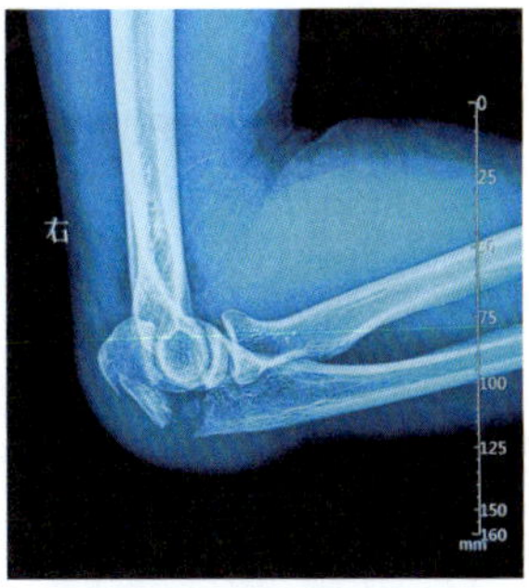

图 2-10-1　X 线检查示右尺骨鹰嘴骨折

治疗与护理

【术前准备】

　　1. 评估患者右前臂肿胀疼痛情况、一般状况及情绪状态，给予安慰和支持，指导其配合治疗。

2. 手术前晚清洁全身皮肤，加强手术部位皮肤的清洁。手术日晨由护士备皮，范围从右侧肩部至右手指，包括腋窝。使用备皮刀或脱毛膏去除毛发，并以温水清洁，避免损伤皮肤。穿清洁衣物等待手术。注意动作轻柔，避免骨折断端移位及引起疼痛。

3. 遵医嘱进行术前准备：备皮、禁食及禁水、抗菌药物皮试、术前健康宣教等。

4. 核查腕带和患者身份，核查术前检查是否完善，备好影像资料。

5. 核查病历是否完善，手术医师、麻醉医师及患者签署手术同意书和麻醉同意书。

【手术接诊】

1. 手术辅助人员推接送车至病房，核对患者身份、手术标识、病历资料是否已完善。

2. 协助患者脱去外衣，仅留宽松内衣，卧于手术床上。

3. 手术辅助人员携病历、影像资料、药品等，在家属陪同下将患者推至手术准备间，与巡回护士双人核对患者的身份和病历资料等是否完善。

【手术过程及手术配合】

	手术医师	洗手护士	巡回护士	麻醉医师
准备阶段	● 术前查看患者病历，确认手术方式。	● 消毒剂擦拭手术间。 ● 准备手术用无菌器械、外来器械、一次性物品。 ● 外科洗手，穿无菌手术衣。	● 评估手术间环境仪器，开启洁净系统，调至适宜温度及湿度。 ● 准备手术用仪器、设备，检查处于备用状态。 ● 核对患者后将其推至手术间并转运至手术床。 ● 安置仰卧位，右上肢外展置于手术侧台上，约束身体，将患者固定在手术床上。 ● 静脉留置针穿刺，开放液路，预防性输注抗菌药物。	● 准备麻醉药品、物品、监护仪、微量泵、急救车等。
		（第1次手术安全核查）麻醉诱导前		
麻醉诱导	● 站于患者一侧，观察患者生命体征，保障患者安全，若有情况及时协助麻醉医师进行处理。	● 外科手消毒、穿无菌手术衣、戴无菌手套、铺置无菌手术器械台。	● 站于患者一侧，观察患者生命体征，保障患者安全，若有情况及时协助麻醉医师进行处理。	● 臂丛神经阻滞麻醉。（图2-10-2）

续表

手术医师	洗手护士	巡回护士	麻醉医师

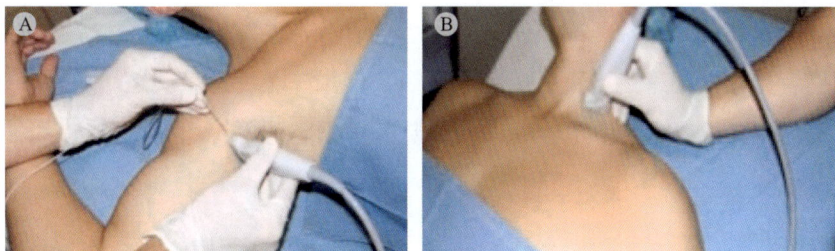

A：腋路；B：肌间沟入路

图 2-10-2　臂丛神经阻滞

（第 2 次手术安全核查）切皮前

手术医师	洗手护士	巡回护士	麻醉医师
手术过程 ● 外科手消毒。 ● 术区皮肤消毒。 ● 手术铺单：由切口周围至四周铺无菌单，切口周围至少铺 4 层。 ● 穿无菌手术衣。 ● 上肢驱血，打止血带；切开皮肤，逐层切开皮下组织、肌肉组织。 ● 剥离骨膜暴露骨折端，复位。 ● 选择合适钛板固定骨折断端。 ● 透视确认复位效果。 ● 冲洗切口、放置引流管（片）。	● 整理手术器械。 ● 协助手术医师铺无菌单。 ● 共同清点核对所有手术器械、无菌物品。 ● 术中配合医师。 ● 递刀、浅爪钩、甲状腺钩或深爪钩逐层切开皮肤、皮下组织、肌肉，暴露术野。 ● 递骨膜剥离器剥离骨膜，暴露骨折端。 ● 复位后递自动持骨器夹住钛板及骨折两端。 ● 递带钻头的电钻、保护器钻孔，测深器测深度，丝锥攻丝，选择合适螺钉，递改锥拧入螺钉。 ● 生理盐水冲洗，放引流管（片），递皮针、丝线固定。	● 协助穿无菌手术衣。 ● 调节无影灯灯光。 ● 共同清点核对所有手术器械、无菌物品。 ● 连接电刀、吸引器。 ● 止血带充气。 ● 正确记录文书。 ● 术中遵医嘱给药。 ● 监督无菌技术操作。 ● 核对、粘贴内植入物合格证。 ● 供应手术台上所需无菌物品。 ● 管理手术间，密切关注手术进展，保障患者安全。 ● 共同观察患者生命体征，及时发现异常并处理。	● 静脉泵入镇静药物。 ● 术中严密监测患者生命特征并做好记录。 ● 术中补液。
● 共同清点核对所有手术器械、无菌物品，确保数量无误。			
● 关闭切口，逐层缝合。	● 递线逐层缝合伤口。 ● 碘伏棉球消毒皮肤，纱布、棉垫覆盖伤口，绷带包扎。		

（第 3 次手术安全核查）离室前

手术医师	洗手护士	巡回护士	麻醉医师
手术后处理 ●清洁切口周围血渍。	● 整理手术器械，清洁手术台面。 ● 按照医疗废物管理条例结扎捆绑垃圾袋，张贴医疗废物标签。 ● 擦拭消毒手术间，仪器归位。	● 与手术医师、麻醉医师共同将患者转移至手术转运床。	●共同转运。

笔记

61

【术后麻醉恢复】

1. 密切监测患者的生命体征，观察伤口引流情况，动态评估患者意识状态。

2. 安抚患者情绪，避免因疼痛导致坠床等意外情况发生。

3. 患者生命体征稳定、符合出室标准后，巡回护士将患者转运出手术间，与手术辅助人员交接患者后，手术辅助人员在麻醉医师陪同下将患者送至病房，与病房护士完成交接。

【术后护理】

1. 协助手术室人员将患者转移至病床，常规低流量吸氧，核对患者身份信息，检查患者意识状态，监测生命体征，交接引流管、病历资料等。

2. 术后患者取平卧位，头偏向一侧，防止呕吐引起窒息。禁食、禁水。

3. 监测生命体征至少 6 小时，观察伤口引流和尿量情况。保持液路通畅，三通方向正确，遵医嘱给予补液、止血、抗感染、镇痛、对症治疗。

4. 询问患者有无不适，若患者生命体征平稳，无出血倾向，可协助其抬高患肢，并取舒适体位，妥善固定引流管，防止受压、扭曲和脱出。

5. 手术回房 6 小时后，若患者生命体征平稳，遵医嘱停止心电监护，常规观察病情变化。

📋 病例点评

尺骨鹰嘴骨折是肘部常见的骨创伤，占上肢骨折的 10%。由于尺骨鹰嘴解剖的特点，无论是简单横行骨折还是脱位型骨折，在近端肱三头肌的牵拉下均可能出现严重移位，因此手术是常见治疗方法。内固定术是使用金属内固定物，包括接骨板、螺丝钉、带锁髓内钉或加压钢板等在骨折切开复位后，将骨折端固定在解剖位置的过程。整个手术过程通过充分的术前准备、精准的麻醉和术中配合、完善的术后护理以保证患者围手术期的安全。

（李琼）

笔记

病例 11　表面麻醉下包皮环切术

[病例关键词]　表面麻醉；包皮环切术；手术护理

表面麻醉是将穿透力强的局部麻醉药施用于黏膜表面，使其透过黏膜而阻滞位于黏膜下的神经末梢，使黏膜产生麻醉现象。眼、鼻、咽喉、气管、尿道等处的浅表手术或内镜检查常用此法。

包茎是包皮口狭窄或包皮与阴茎头粘连，使包皮不能上翻外露阴茎头。包皮过长是指包皮覆盖于全部阴茎头和尿道口（图 2-11-1）。

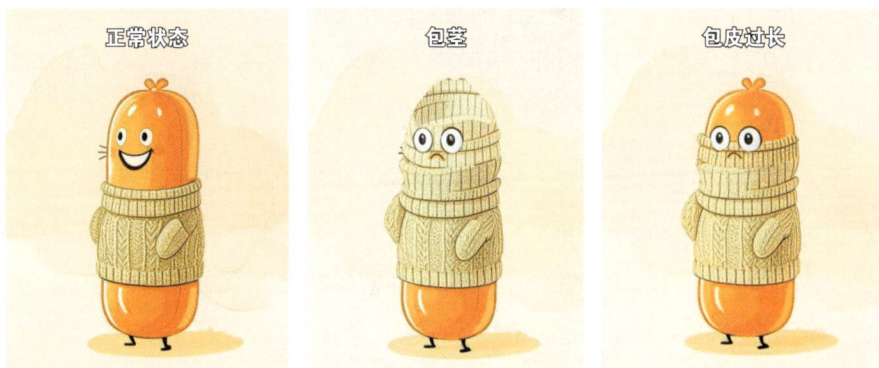

图 2-11-1　包皮与阴茎位置关系

病历摘要

患者，男性，18 岁。主诉"包皮过长 10 余年，可完全上翻，露出冠状沟，未予重视。现自感偶尔瘙痒，勃起时稍束缚不适"，为求进一步治疗于门诊就诊，诊断为"包皮过长和嵌顿包茎"，建议手术治疗。日间手术部住院治疗，拟定在表面麻醉下行包皮环切术。

治疗与护理

【术前准备】

1. 评估患者排尿情况、一般状况及情绪状态，给予安慰和支持，指导其配合治疗。

2. 准备宽松衣裤，拟于术后穿，以减轻术后衣物对阴茎头的摩擦。

3. 协助患者完善各项辅助检查。

4. 清洁生殖器：术前 3 天，每天清洗会阴部，在清洗时要将包皮翻转，暴露冠状沟，彻底清除包皮垢。但要注意，清洗完毕应及时将包皮复位，以免造成阴茎包皮嵌顿。

5. 遵医嘱进行术前准备：备皮、禁食及禁水、术前健康宣教等。

6. 核查腕带和患者身份，核查术前检查是否完善。

7. 核查病历是否完善，手术医师、麻醉医师及患者是否签署手术同意书和麻醉同意书。

【手术接诊】

1. 手术辅助人员推接送车至日间病房，核对患者身份及病历资料是否完善。

2. 协助患者脱去外衣，仅留宽松内衣，卧于手术床上。

3. 手术辅助人员携病历，在家属陪同下将患者推至手术准备间，与巡回护士双人核对患者的身份和病历资料是否完善。

【手术过程及手术配合】

	手术医师	洗手护士	巡回护士	麻醉医师
准备阶段	● 术前查看患者病历，确认手术方式。	● 500 mg/L 含氯消毒液湿式擦拭手术间。 ● 准备手术用无菌器械、一次性物品，外科洗手，穿无菌手术衣。	● 评估手术间环境仪器，开启洁净系统，调至适宜温度及湿度。 ● 准备手术用仪器、设备。 ● 与待术间护士共同核对患者后将其推至手术间并转运至手术床。 ● 患者取仰卧位。	● 准备表面麻醉药品（丁卡因胶浆、利多卡因注射液）、监护仪、急救车等物品。
		（第 1 次手术安全核查）麻醉诱导前		
麻醉诱导	● 实施麻醉时，站于患者一侧，观察患者生命体征，保障患者安全，若有情况及时协助麻醉医师进行处理。	● 铺置无菌手术器械台，外科洗手、穿无菌手术衣、戴无菌手套。	● 实施麻醉时，站于患者一侧，观察患者生命体征，保障患者安全，若有情况及时协助麻醉医师进行处理。	● 翻起患者包皮，用丁卡因胶浆涂抹阴茎龟头行表面麻醉。

笔记

续表

	手术医师	洗手护士	巡回护士	麻醉医师
	（第2次手术安全核查）切皮前			
手术过程	● 外科洗手、手术铺单：手术切口周围铺4～6层，其他部位至少铺4层。 ● 术区消毒。 ● 将包皮下翻显露龟头，消毒龟头及包皮内板。 ● 观察系带较短，有所牵拉，横行切断系带，纵行5-0薇乔线缝合延长系带。 ● 将包皮环切器钟罩罩住龟头，并将包皮复位，使钟罩位于合适位置，并放入环切器内，旋紧，取出保险，合上手柄，保持半分钟，旋开旋钮，取下钟罩（图2-11-2）。 ● 压迫止血。 图2-11-2　包皮环切	● 整理手术器械，递消毒盘、卵圆钳，协助铺单。	● 将患者摆放为仰卧位，固定好头架，打开无影灯。	
		● 共同清点核对所有手术器械、无菌物品。		
		● 递消毒棉球。	● 准备好清点盘，接消毒棉球和纱布等。	
		● 递弯钳3把、手术刀、5-0薇乔线。	● 确定环切器规格，协助洗手护士打至无菌台上。	
		● 递包皮环切器钟罩，递0号慕丝线，协助术者固定龟头座位置。	● 共同观察患者病情变化，若有异常及时处理。	
		● 递纱布，若有明显出血点，则递4-0薇乔线进行缝合。	● 粘贴包皮环切器合格证，及时记录护理记录单。	
	● 三方共同清点核对所有手术器械、无菌物品，确保数量无误。			
	● 包皮切口消毒后，纱布包扎，弹力绷带加压包扎，未见明显出血。	● 递消毒棉球，递纱布和弹力绷带。	● 完成所有护理记录单。	
	（第3项手术安全核查）离室前			
手术后处理	● 清理患者切口周围的血渍。 ● 与麻醉医师和巡回护士共同患者转移至手术转运床。	● 整理手术器械，清洁手术台面。 ● 协助手术医师清理患者切口周围的血渍。 ● 按照医疗废物管理条例结扎捆绑垃圾袋，张贴医疗废物标签。	● 与手术医师、麻醉医师共同将患者转移至手术转运床。 ● 将患者转移至麻醉恢复室。 ● 通知保洁员打扫清洁手术间，所有仪器、设备做好清洁消毒后归位。	● 与手术医师和巡回护士共同将患者转移至手术转运床。 ● 将患者转移至麻醉恢复室。

【术后麻醉恢复】

1. 患者手术结束后进入麻醉恢复室，护士密切监测患者的生命体征，观察伤口有无渗血情况及局部麻醉药过敏现象。

笔记

2. 患者生命体征稳定、符合出室标准后，麻醉恢复室护士将患者移出麻醉恢复室，与手术辅助人员交接患者后，手术辅助人员将患者送至日间病房，与日间病房护士完成交接。

【术后护理】

1. 给予表面麻醉术后常规护理。

2. 表面麻醉时取床上自由体位。术后第 1 天取床上、床旁自由体位，勿疲劳。

3. 监测生命体征，遵医嘱监护及行吸氧、补液治疗。

4. 饮食：局部麻醉患者，术后即可进食。鼓励患者多饮水，多食富含粗纤维的食物，预防便秘。

5. 伤口护理：密切观察伤口渗出、肿胀、疼痛及龟头血运情况，若有异常，及时报告医师。

6. 遵医嘱指导患者口服抗感染药物 5 ～ 7 天。

7. 保持会阴部清洁，指导患者可采用前倾体位或俯卧位排尿，以防尿湿伤口。

病例点评

包皮环切术是一种常见的外科手术，主要用于治疗包皮过长和包茎。手术过程通常在 30 分钟左右，具体时长因个体差异和手术方式而有所不同。常见的术式有传统手术刀环切、包皮环切器环切及激光环切等。患者可以在医师的专业建议下，根据自身情况选择最适合的手术方式。术后应密切观察伤口情况，遵医嘱口服抗感染药物，若有不适，应立即报告医师做相应处理。

（高未印）

笔记

第三章
头面部疾病患者的护理

病例 12 脑挫裂伤

[病例关键词] 颅脑损伤；脑挫裂伤；癫痫；脑脊液漏；颅内压增高

脑挫裂伤（cerebral contusion and laceration）包括脑的挫伤和脑的裂伤，前者指脑组织遭受的破坏较轻，软脑膜完整；后者是软脑膜、血管和脑组织同时有损伤。由于两者常同时存在，故合并称为脑挫裂伤。脑挫裂伤既可发生于着力部位，也可发生在对冲部位，根据损伤的部位和严重程度不同，会导致不同程度的神经功能障碍。

病历摘要

患者，男性，65 岁。2023 年 9 月 23 日 16:00 骑电动车被撞，头部着地导致头

笔记

67

部外伤，意识不清 30 分钟，由救护车送入急诊科。意识模糊，言语含糊，口周有呕吐物，双侧瞳孔等大等圆，直径 0.3 cm，对光反应灵敏。右侧额部伤口有新鲜出血，给予清创缝合、敷料包扎、网套加压固定（图 1-12-1），注射破伤风抗毒素。头颅 CT 检查后诊断为"右额叶脑挫裂伤"，收住神经外科病房。

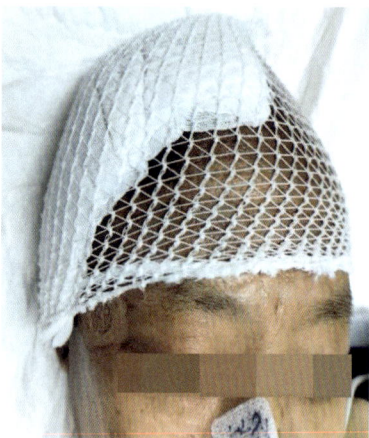

图 1-12-1　伤口敷料包扎、网套加压固定

治疗与护理

紧急处置

入神经外科病房后，给予持续心电监测，密切观察意识和瞳孔，并给予抗感染、抗癫痫、营养神经等对症治疗，积极完善相关检查。9 月 24 日 11:36 患者突发意识丧失、嘴角及左上肢抽搐、口吐白沫。查体：双侧瞳孔等大等圆，直径为 0.3 cm，对光反应消失。立即保护患者避免受伤，提高吸氧流量，通知医师，诊断为外伤性癫痫，给予地西泮 5 mg 静脉推注，癫痫症状持续 3 分钟后缓解。继续给予抗感染、抗癫痫、营养神经等对症治疗，患者未再次发生癫痫。

【病情观察及治疗要点】

1. 密切观察意识、瞳孔等生命体征和神经系统症状和体征。

2. 抬高床头，保持患者呼吸道通畅。

3. 24 小时后复查头颅 CT 示出血量未增加，给予 20% 的甘露醇 125 mL，每 12 小时快速静脉滴注一次用以降低颅内压。

4. 对症及营养支持治疗。

【护理评估】

1. 意识及生命体征：意识为昏睡状态；体温 38.1 ℃，血压 160/94 mmHg，心率 98 次 / 分，呼吸 22 次 / 分，血氧饱和度 95%（鼻导管吸氧 3 L/min），体重指数 23.5 kg/m^2。

2. 专科查体：双侧瞳孔等大等圆，直径 0.3 cm，对光反应灵敏；格拉斯哥昏迷评分 12 分（语言刺激睁眼 3 分，语言混乱 4 分，疼痛定位 5 分）；双侧肢体肌力均为 3 级。呼吸道通畅，无异常鼾声，吸痰时咳嗽反射存在。听诊双肺可闻及湿啰音，大气道可闻及痰鸣音。

3. 辅助检查：头颅 CT 示右额叶脑组织内有高低密度混杂影（图 1-12-2），其余检查未见明显异常。

4. 既往史及个人史：既往体健，否认慢性病病史，无烟酒嗜好。

5. 疼痛评估：CPOT 评分 2 分（轻度疼痛）。

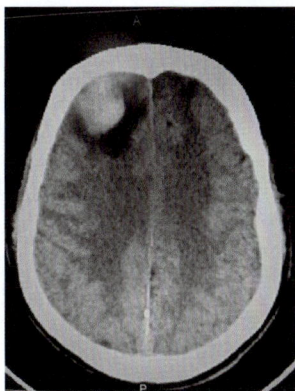

图 1-12-2　右额叶脑组织内高低密度混杂影

【护理问题及护理措施】

护理问题	护理计划及措施
1. 急性意识障碍：与脑水肿、颅内压增高有关	● 密切观察患者的意识、生命体征、经皮动脉血氧饱和度及瞳孔反应，若有变化及时通知医师。 ● 床头抬高 30°，持续低流量吸氧，保持呼吸道通畅，防止舌后坠。 ● 癫痫发作期间使患者头部偏向一侧，降低呕吐物、分泌物误吸的风险；调高吸氧流量；上下牙之间垫牙垫防止舌咬伤，床挡保护防止坠床；静脉推注地西泮时观察呼吸频率和节律变化，防止呼吸抑制。癫痫发作停止后观察患者的意识、瞳孔恢复情况，遵医嘱静脉泵入丙戊酸钠，防止癫痫再次发作加重脑组织损害。 ● 选择粗直的静脉血管按时、按量快速输注甘露醇，以降低颅内压，用药期间注意预防水、电解质紊乱和静脉炎。 ● 创造安静的休息环境，减少不良刺激。静脉微量泵泵入右美托咪定和瑞芬太尼行镇痛、镇静治疗，降低颅内压，保护脑组织，减少机体不良反应。留置导尿管，防止尿潴留引起腹压增高，间接加重颅内高压状态。 ● 指导和帮助家属做好患者的生活护理，避免用力排便和剧烈咳嗽等易引起颅内压增高的行为。
2. 有窒息风险：与颅脑损伤后意识障碍、呕吐、清理呼吸道能力减弱有关	● 头偏向一侧，口鼻腔内有呕吐物和分泌物时及时负压吸引，避免误吸。 ● 给予湿化吸氧，静脉输注氨溴索，雾化吸入乙酰半胱氨酸，使痰液稀释。每 2 小时翻身拍背，每 6 小时使用机械排痰仪进行胸部振动，使痰液松动，按需吸痰。 ● 观察患者呼吸状况，若出现吸气性呼吸困难、鼾声等舌后坠症状时，可留置口咽通气道，必要时进行气管插管或者气管切开术。
3. 体温过高：与颅脑损伤及感染有关	● 监测体温变化，使用冰毯给予物理降温，降温效果不佳时使用药物退热。 ● 观察感染指标，如白细胞计数、C 反应蛋白和降钙素原水平，疑有伤口感染、肺部感染时进行伤口和痰液分泌物细菌培养。根据药敏结果合理应用抗菌药物。 ● 观察伤口渗出情况，遵循无菌操作原则，及时换药，保持伤口干燥。
4. 营养失调：低于机体需要量，与颅脑损伤后不能进食有关	● 留置胃管，间断胃肠减压。意识不清时不可经口进食，以免增加误吸的风险。 ● 评估胃肠功能正常后早期给予肠内营养治疗，鼻饲肠内营养乳剂，以补充水、碳水化合物、蛋白质、脂肪、电解质、维生素等，维持机体营养物质的摄入。

笔记

续表

护理问题	护理计划及措施
5.潜在并发症：深静脉血栓、尿路感染、压力性损伤、便秘	● 遵医嘱给予富含膳食纤维的肠内营养制剂，给予患者顺时针腹部按摩促进肠蠕动。排便困难时使用开塞露辅助通便，必要时给予大量不保留灌肠。 ● 留置导尿管，接抗反流集尿袋，并将尿袋固定在低于膀胱水平。搬动患者时，导尿管暂时夹闭，防止尿液反流。每天2次进行尿道外口护理。 ● 给予双下肢被动活动，使用空气压力泵按摩下肢肌肉，促进血液循环。无出血风险时，遵医嘱皮下注射低分子肝素钙预防深静脉血栓形成。 ● 协助和指导家属为患者做好生活护理。保持全身皮肤清洁，每2小时翻身拍背，预防皮肤压力性损伤。

【护理评价】

患者意识转为嗜睡状态，格拉斯哥昏迷评分13分（语言刺激睁眼3分，语言混乱4分，遵嘱做动作6分），生命体征平稳，血压和血氧饱和度正常，轻微舌后坠，无窒息。可自口腔内吸引出大量黄痰，安静无躁动。癫痫未再发作，未发生外伤、误吸、感染等并发症。

疾病进展一

9月26日患者意识转清醒，16:15护士观察到患者双侧鼻孔有清亮液体流出，经鉴别为脑脊液漏。复查头颅CT较前无明显变化，给予脑脊液鼻漏护理。

【病情观察及治疗要点】

1.头高位，防止脑脊液逆流。

2.应用抗菌药物预防感染。

3.补充液体，增加脑脊液生成量。

4.停止甘露醇输注。

【护理评估】

1.意识及生命体征：意识清醒；体温36.6℃，血压145/90 mmHg，心率60次/分，呼吸16次/分；血氧饱和度100%（鼻导管吸氧3 L/min）。

2.专科查体：双侧瞳孔等大等圆，直径0.3 cm，对光反应灵敏；格拉斯哥昏迷评分15分（自主睁眼4分，语言正常5分，遵嘱做动作6分）；双侧肢体肌力4级。

3.精神及心理状况：情绪焦虑，担心外伤性癫痫发作影响正常生活和工作。

4.疼痛评估：麦吉尔疼痛评分2分。

笔记

【护理问题及护理措施】

护理问题	护理计划及措施
1.有颅内感染风险：与脑脊液逆流可能导致细菌感染有关	● 将患者置于头高位，绝对卧床，借助重力作用让脑脊液向下流动，降低细菌逆行引起感染的风险。 ● 用无菌生理盐水棉球清洁鼻前庭，在鼻前庭处放置无菌干棉球（图 1-12-3），棉球浸湿时及时更换，通过浸湿的棉球数估计漏出液量。 ● 嘱患者禁止抠鼻、擤鼻涕、用力排便；禁止堵塞、冲洗鼻腔或向鼻腔内滴药。 ● 遵医嘱应用抗菌药物预防感染。 图 1-12-3 鼻前庭处放置无菌干棉球
2.潜在并发症：低颅压综合征，与脑脊液流出后颅内压力降低有关	● 指导患者改变体位宜缓慢，避免骤然坐起或躺下。 ● 按照医嘱进行静脉输液和肠内营养，以补充水分，维持颅内脑脊液平衡。 ● 提醒患者避免剧烈咳嗽、打喷嚏、用力擤鼻等行为，以减少脑脊液的漏出和颅内压的进一步降低。
3.焦虑	● 与患者及家属沟通，倾听其对于疾病和康复过程的担忧和情感表达。 ● 提供关于治疗和康复的信息，包括相关知识和成功的案例，帮助患者建立信心。 ● 帮助患者与其他患者互相分享经验和互相支持，给予专业的心理疏导。

【护理评价】

患者意识清醒，情绪稳定，轻度焦虑，头痛症状明显缓解。脑脊液漏出量第 1 天约 30 mL，后逐渐减少，4 天后停止。未发生颅内感染并发症，主诉偶感头晕。

疾病进展二

9 月 27 日拔除胃管，患者可经口进食，无呛咳及吞咽困难。9 月 30 日患者生命体征平稳，精神可、食欲好，意识清楚，情绪稳定，鼻腔无脑脊液流出，肢体活动度正常，双侧肢体肌力 5 级，主诉记忆力下降，偶感头晕。头部伤口愈合良好，予以拆线。CT 复查可见右额叶混杂密度影，遵医嘱出院进行康复治疗。

【出院延续性护理】

1.指导患者及家属居家观察，若出现剧烈头痛、频繁呕吐、发热、意识障碍、鼻腔有液体流出等症状时及时就诊。1 个月后于门诊复查。

笔记

2.注意卧床休息，避免劳累。鼓励患者下床活动并逐步进行有氧运动，如打太极拳、散步等。

3.指导患者加强营养，适当增加膳食纤维的摄入，防止便秘。

临床转归

出院1个月随访，患者头部及全身擦伤均已愈合。神志清楚，下地活动自如，无头晕、头痛等不适，已部分参加日常工作，自诉记忆力下降。

【脑挫裂伤临床护理思维导图】

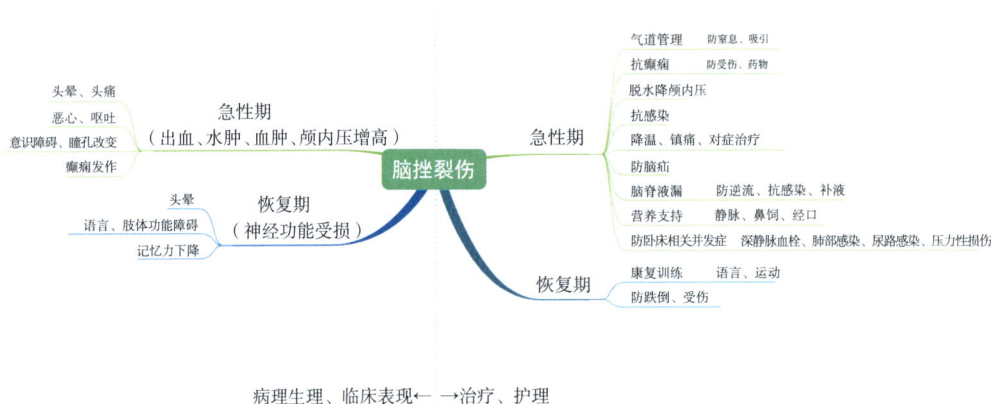

病理生理、临床表现← →治疗、护理

病例点评

脑挫裂伤作为一种严重的颅脑损伤类型，其发生机制为头部直接的外力冲击导致脑组织发生破损、水肿及出血等复杂的病理变化。脑挫裂伤不仅直接损伤神经元，还导致颅内压急剧升高，严重时可能导致脑疝并危及生命。患者初期出现的头痛、呕吐症状是颅内压升高的典型临床表现。随后出现的意识障碍和癫痫发作，提示脑功能已受到明显影响，特别是大脑皮质的兴奋性异常增高。急性期治疗和护理的关键是降低颅内压和呼吸道管理。患者同时合并脑脊液漏时，需重视预防颅内感染并发症。

（董瑛）

病例 13　高血压脑出血

[病例关键词]　高血压脑出血；脑室引流；亚低温疗法；上消化道出血；昏迷

高血压脑出血（hypertensive cerebral hemorrhage，HCH）指具有明确高血压病史的患者突然发生基底核区、丘脑、脑室、小脑及脑干等部位的脑实质出血，并排除外伤、血管结构异常、凝血功能障碍、血液性疾病、系统性疾病及肿瘤性疾病引起的继发性脑出血，具有高发病率、高病死率、高致残率、高复发率的特点。

📋 病历摘要

患者，男性，55 岁。2023 年 5 月 25 日 12:20 与人争执后出现意识不清，左侧肢体活动不利，被家属送至急诊科就诊，测血压 196/106 mmHg，行头颅 CT 示右基底节区高密度影，考虑脑出血，出血量约 15 mL（图 1-13-1），收住神经外科病房，入院诊断为"右侧基底节区脑出血，高血压 3 级（极高危）"。

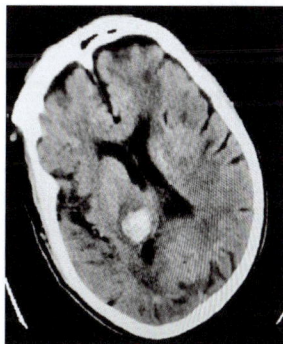

图 1-13-1　头颅 CT 示右基底节区高密度影

📋 治疗与护理

紧急处置

在神经外科病房给予吸氧，留置胃管和导尿管，输液治疗以降低颅内压、减轻脑水肿，控制血压，预防再出血，进一步完善相关检查。

【病情观察及治疗要点】

1. 观察神志及瞳孔变化，20% 甘露醇脱水降颅内压治疗。

笔记

2.监测生命体征，控制血压在安全范围，防止颅内再出血和脑供血不足。

3.预防应激性溃疡及其他并发症。

【护理评估】

1.意识及生命体征：意识呈昏睡状态，双侧瞳孔等大等圆，直径 0.3 cm，对光反应灵敏；体温 37.9 ℃，血压 204/108 mmHg（↑），心率 106 次 / 分（↑），呼吸 22 次 / 分，血氧饱和度 98%（鼻导管吸氧 3 L/min），体重指数 24.5 kg/m^2。

2.专科查体：格拉斯哥昏迷评分 12 分（语言刺激睁眼 3 分，语言混乱 4 分，疼痛定位 5 分），脑膜刺激征（－），左侧巴宾斯基征（＋），右侧巴宾斯基征（－），左侧肢体肌力 3 级，右侧肢体肌力 5 级。呼吸时可闻及鼾声，双肺呼吸音清。

3.辅助检查：头颅 CT 示右基底节区高密度影，估计出血量约 15 mL。实验室检查示白细胞计数 11.07×10^9/L（↑），其余无异常。

4.既往史及个人史：10 余年前发现血压偏高，未规范诊治。无烟酒嗜好。

5.疼痛评估：CPOT 评分 1 分（轻度疼痛）。

【护理问题及护理措施】

护理问题	护理计划及措施
1.急性意识障碍：与脑出血导致脑水肿、颅内压增高有关	●严密监测患者生命体征及意识、瞳孔变化，有变化时及时报告医师。 ●给予吸氧，床头抬高 30°，头偏向一侧，及时清除口鼻腔分泌物，防止误吸和窒息。有舌根后坠时留置口咽通气道，保持呼吸道通畅。 ●遵医嘱静脉持续泵入尼卡地平注射液控制血压，维持患者血压在（120～140）/（80～90）mmHg，防止再出血和脑供血不足。 ●20% 甘露醇快速静脉滴注以减轻脑水肿，使用甘露醇期间注意观察尿量、肾功能和电解质，避免药物不良反应。同时加强观察，预防静脉炎。
2.体温过高：与中枢神经系统功能紊乱有关	●观察患者体温变化，体温高时给予冰块物理降温，物理降温无效时使用药物降温。 ●静脉补充电解质，避免水、电解质紊乱。 ●分析造成体温升高的原因，对因治疗。
3.潜在并发症：再出血、脑疝	●密切观察患者意识、瞳孔及生命体征变化，控制性降血压。患者出现剧烈头痛、喷射性呕吐、烦躁不安、血压升高、心率减慢、呼吸缓慢、意识障碍加重、双侧瞳孔不等大等情况，警惕发生脑疝，立即报告医师，并给予紧急处置。 ●24 小时内复查头颅 CT，观察出血灶的动态变化。 ●剃头，清洁头部皮肤，以备紧急手术。 ●患者躁动时遵医嘱使用舒芬太尼和右美托咪定镇痛、镇静，避免因烦躁引起再出血。 ●若患者发生再出血和脑疝时，立即提高吸氧浓度并快速静脉滴注甘露醇或静脉注射呋塞米，以脱水降低颅内压。呼吸抑制时给予紧急气管插管呼吸机辅助呼吸，并立即准备急诊手术。
4.潜在并发症：消化道出血，与急性应激状态有关	●观察患者有无恶心、呕血等症状，观察大便的颜色和性状。胃管接负压引流装置查看胃液的颜色，若胃液呈咖啡色、血性，立即通知医师。 ●遵医嘱使用 H$_2$ 受体拮抗剂或质子泵抑制剂，预防应激性溃疡。 ●若患者有消化道出血表现并出现面色及口唇苍白、皮肤湿冷、尿量减少、血压下降等失血性休克的表现，立即启动急救程序。

笔记

续表

护理问题	护理计划及措施
5.潜在并发症：深静脉血栓、营养不足、肺部感染、便秘，与意识不清、活动能力下降有关	●病情平稳后给予鼻饲饮食，以保证充足的营养供给。鼻饲的流食中除肠内营养乳剂外，可增加蔬菜、水果等富含膳食纤维的流质食物的摄入，并保证进水量。 ●鼻饲前检查胃的残余量，少于 200 mL 继续进行肠内营养，200 ~ 500 mL 则改为滋养型喂养，可遵医嘱鼻饲莫沙必利片促进肠蠕动。鼻饲时及鼻饲后 30 分钟内保持床头抬高，防止胃液反流和误吸引起肺炎。 ●帮助患者按摩腹部以促进肠蠕动，大便困难时给予开塞露人工辅助通便。 ●若痰液黏稠难以排出，给予气道湿化，雾化吸入痰液稀释药物，胸部振动物理治疗，必要时给予吸痰保持呼吸道通畅。吸痰时注意动作轻柔，减少刺激，避免诱发颅内再出血。

【护理评价】

患者血压控制满意，生命体征逐步平稳，意识逐渐转为嗜睡，格拉斯哥昏迷评分 13 分（语言刺激睁眼 3 分，语言正常 5 分，疼痛定位 5 分），左侧肢体活动障碍，情绪稳定。未发生颅内再出血、消化性溃疡等并发症。

疾病进展一

　　5 月 29 日 16:25 患者意识障碍加重，呈昏迷状态，双侧瞳孔等大，紧急复查脑 CT 示右基底节区高密度影范围扩大，出血量增多，约 40 mL（图 1-13-2）。立即进行急诊手术准备，入手术室在全身麻醉下行颅内血肿清除术（图 1-13-3）。患者取平卧位，右额顶做弧形切口逐层切开，颅骨钻孔开颅去骨瓣，见硬膜张力高，脑组织稍外膨，分别进行血肿腔及侧脑室内血肿清除，血肿腔内留置 1 条引流管，在同侧脑室内植入颅内压（intracranial pressure，ICP）监测探头，骨瓣还纳后缝合包扎切口。术后自主呼吸未恢复，气管插管球囊辅助通气下平车推入神经外科重症监护室，持续心电监测、特级护理、呼吸机辅助呼吸，并给予降颅内压、抗感染、控制血压、亚低温疗法。术后次日回抽胃液发现咖啡色胃内容物（图 1-13-4），急查胃液潜血阳性，诊断为应激性溃疡，给予禁食、抑酸治疗。

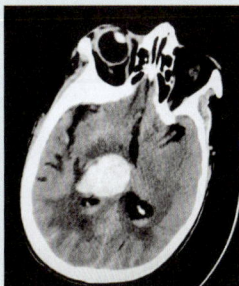

图 1-13-2　头颅 CT 示出血量增加

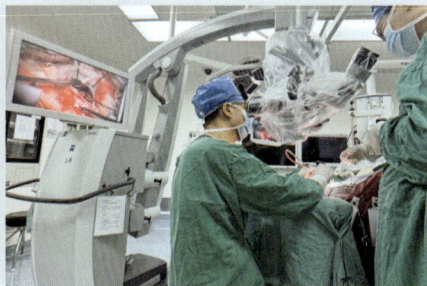

图 1-13-3　患者在全麻下行颅内血肿清除术

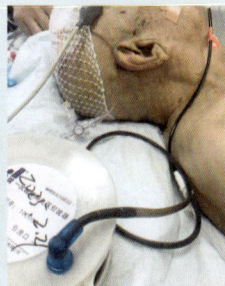

图 1-13-4　胃液引流

笔记

【病情观察及治疗要点】

1. 密切观察生命体征及意识、瞳孔变化，观察颅内压的波动情况。

2. 观察血肿腔引流情况，做好伤口及管路护理，预防感染。

3. 禁食、胃肠减压、抑酸治疗，预防消化道大出血。

4. 做好降颅内压、抗感染、营养支持、目标温度管理。

5. 做好基础护理，预防卧床相关的并发症。

【护理评估】

1. 意识及生命体征：意识呈中度昏迷状态，格拉斯哥昏迷评分 6T（疼痛刺激睁眼 2 分，语言气管插管 T，疼痛刺激屈曲 4 分），双侧瞳孔等大等圆，直径 0.2 cm，对光反应迟钝；体温 38.6 ℃，血压 145/90 mmHg，心率 86 次 / 分，呼吸 16 次 / 分，血氧饱和度 99%（呼吸机，吸氧浓度 30%）。

2. 专科查体：头部伤口无菌敷料包扎无渗血，血肿腔引流管引流通畅，引流液为淡血性液（图 1-13-5）。颅内压波动于 10～18 mmHg，脑膜刺激征（－），左侧巴宾斯基征（＋），右侧巴宾斯基征（－）。胃肠减压器内可见咖啡色胃内容物。

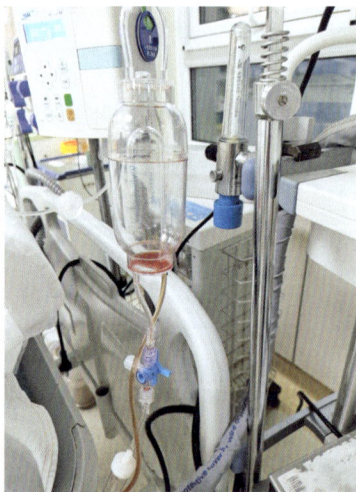

图 1-13-5　血肿腔引流管引流通畅

3. 实验室检查：血常规示白细胞计数 7.29×10^9/L，血红蛋白 104.00 g/L（↓），中性粒细胞百分比 74.90%（↑）；生化检查示 C 反应蛋白 2.85 mg/L，降钙素原 0.06 ng/mL（↑）；动脉血气分析示 pH 7.325（↓），PCO_2 42.00 mmHg，PO_2 106.00 mmHg，HCO_3^- 26.60 mmol/L，BE －4.60 mmol/L。胃液潜血试验（＋）。

【护理问题及护理措施】

护理问题	护理计划及措施
1. 潜在并发症：颅内再出血、脑疝	● 床头抬高 30°，持续心电监护，监测生命体征、意识及瞳孔变化，继续使用药物控制血压在安全范围。 ● 观察血肿腔引流液的量、颜色和性状。若引流液中有大量血液或颜色加深，提示持续出血，及时报告医师进行处理。 ● 妥善固定血肿腔引流管，在引流管出口和远端做二次固定。保持引流通畅，防止引流管受压、扭曲、折叠，尤其是在搬运患者或帮助患者翻身时注意防止引流管牵拉、滑脱。
2. 脑功能受损	● 观察 ICP，若持续大于 20 mmHg 或上升超过 20%，提示颅内压过高，应积极处理，如检查引流管是否通畅、观察意识及瞳孔有无变化，复查脑 CT，警惕脑疝发生。 ● 遵医嘱为患者实施亚低温疗法，以减少脑细胞耗氧量，保护脑组织。先按医嘱静脉滴注冬眠药物（氯丙嗪、异丙嗪、哌替啶）降温，待自主神经被充分阻滞，御寒反应消失后使用冰帽和降温毯进行物理降温，逐渐将肛温降至 33 ～ 35 ℃。停止治疗时，先停止物理降温，再停用药物，缓慢复温，避免升温过快造成颅内压反跳。 ● 亚低温治疗期间持续监测生命体征及直肠温度，避免体温波动过大，维持内环境稳定。为保证重要器官的血供，应维持心率在 60 次 / 分以上，舒张压在 50 ～ 69 mmHg，平均动脉压在 80 mmHg 以上。 ● 亚低温治疗期间遵医嘱减少液体入量，保障机体代谢平衡，注意防止冻伤和压力性损伤，并加强呼吸道管理，预防肺部并发症。
3. 潜在并发症：呼吸机相关性肺炎	● 床头抬高 30°，妥善固定气管插管和呼吸机管路，避免导管脱出。 ● 监测生命体征，观察呼吸机通气参数及血气分析指标，及时发现缺氧和过度通气状况。 ● 进行气管插管内吸痰，并清理口腔和鼻腔分泌物，预防呼吸机相关性肺炎。 ● 进行肠内营养时注意观察胃残余量，预防胃内容物反流和误吸。 ● 每天进行 4 次口腔护理。 ● 注意手卫生。 ● 气囊压力维持在 25 ～ 30 cmH₂O，每 6 ～ 8 小时测量一次气囊压力。每次测量时充气压力宜高于理想值 2 cmH₂O。
4. 上消化道出血：与急性脑出血和手术应激有关	● 暂停肠内饮食，给予胃肠减压，观察引流液的颜色、性质和量，若持续有暗红色或鲜红色液吸出，为活动性出血，立即通知医师处理。 ● 妥善固定胃管，维持有效的胃肠减压，以减少胃黏膜充血和胃液刺激。患者呕血时，及时清除口鼻腔呕吐物，避免误吸。 ● 遵医嘱静脉输注奥美拉唑抑制胃酸分泌，鼻饲云南白药止血。 ● 为保证营养供给，禁食、禁水期间遵医嘱经外周静脉输注肠外营养制剂，待出血停止后逐步恢复鼻饲饮食。
5. 潜在并发症：颅内感染	● 定时换药，严格遵循手卫生和无菌技术原则。 ● 观察体温、血常规、伤口渗液及引流液情况，怀疑感染时留取伤口分泌物和脑脊液进行细菌培养，使用敏感抗菌药物。 ● 病情允许的情况下尽早拔除各引流管，避免留置时间过长。 ● 翻身、搬动患者时暂时夹闭引流管，防止引流液反引起颅内感染。
6. 潜在并发症：压力性损伤、废用综合征、深静脉血栓，与昏迷后卧床、活动减少有关	● 患者卧于气垫床，每 2 小时翻身拍背，保持床单位整洁。 ● 根据胃肠功能恢复情况给予肠外、肠内营养支持，改善营养状况，增强机体抵抗力。 ● 将患者肢体摆放于功能位，防止足下垂。病情平稳后尽早开始床上康复，按摩双下肢肌肉，进行关节被动运动及空气压力泵、神经电刺激治疗等，防止关节僵硬、肌肉萎缩和深静脉血栓形成。

笔记

【护理评价】

术后 48 小时患者自主呼吸恢复，拔除气管插管，改为鼻导管吸氧。术后 4 天，患者生命体征平稳，神志转为昏睡，格拉斯哥昏迷评分 11 分（语言刺激睁眼 3 分，用词不恰当 3 分，疼痛定位 5 分），术后未出现颅内再出血及颅内感染征象，亚低温治疗期间脑组织灌注正常；应激性溃疡得到控制，胃液逐渐转为正常黄绿色并开始鼻饲饮食，未见其他并发症发生。

疾病进展二

6 月 3 日患者意识呈嗜睡，格拉斯哥昏迷评分 13 分（语言刺激睁眼 3 分，语言混乱 4 分，遵嘱做动作 6 分），复查头颅 CT 未见新鲜出血，夹闭血肿腔引流管后患者无颅内压升高的症状，拔除血肿腔引流管及 ICP 监测管。6 月 10 日给予头部伤口拆线。患者生命体征平稳，呈清醒状态，格拉斯哥昏迷评分 15 分（自主睁眼 4 分，语言正常 5 分，遵嘱做动作 6 分），左侧肌力为 3 级，右侧肌力为 4 级，进入疾病恢复期，遵医嘱出院，转至当地康复中心继续治疗。

【出院延续性护理】

1. 指导患者及家属早期开展专业的康复训练，患者神志清楚后逐步进行床边和下床活动，促进肢体功能康复，提高生活质量。功能锻炼期间避免意外伤害。根据情况配合辅助治疗手段，如高压氧、针灸、理疗、中医按摩等。

2. 向患者及家属交代神经功能的恢复是一个渐进的过程，鼓励患者克服困难，坚持康复训练，逐步恢复家庭和社会活动。

3. 积极监测和服药控制血压，避免脑出血复发。

临床转归

出院 1 个月随访，患者神志清楚，语言迟缓，表达清晰，可自行床上翻身，左侧肢体肌力 3 级，右侧肢体肌力 5 级，可轮椅活动。半年随访，患者语言流利，左侧肢体肌力 4 级，可由家人搀扶步行活动。

【高血压脑出血临床护理思维导图】

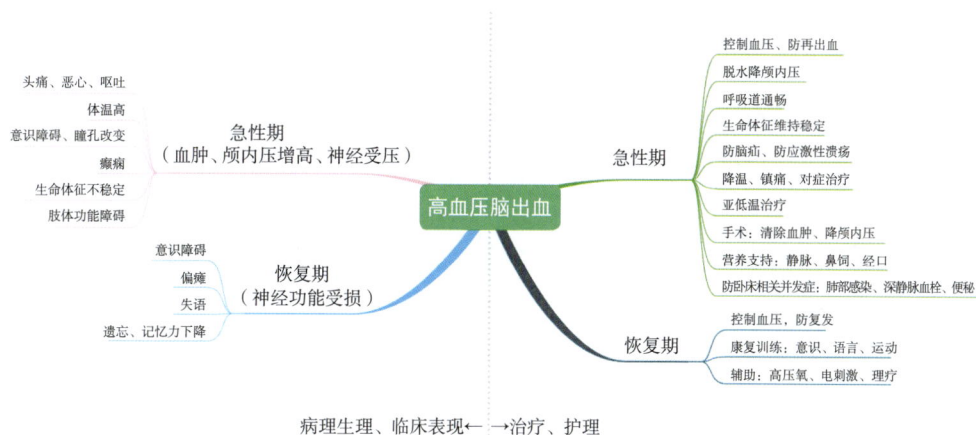

病理生理、临床表现←　→治疗、护理

病例点评

  高血压脑出血是由高血压患者脑小动脉在血压骤升时破裂所致，局部形成血肿对脑组织造成压迫，导致患者出现剧烈头痛及不同程度的意识障碍，较大的血肿压迫还会导致患者出现肢体感觉障碍、运动功能障碍、偏瘫等。针对出血量少、血肿较小的患者可行内科保守治疗，如积极脱水降颅内压、调整血压、防止继续出血、减轻血肿所致继发性损害等，保守治疗中要密切监测出血灶扩大的征象；若出现新发出血或出血量较大时，则应尽早行外科手术清除血肿，以防止脑功能的严重损伤，甚至发生脑疝危及生命。

（刘俊芳）

病例 14　颌面部急性蜂窝织炎

[病例关键词]　颌面部间隙感染；蜂窝织炎；呼吸困难；负压封闭引流；
切开引流

蜂窝织炎（cellulitis）是指由细菌感染引起的皮肤和皮下组织的急性化脓性炎症，致病菌多为溶血性链球菌，其次为金黄色葡萄球菌、革兰阴性杆菌、厌氧菌等，也可是多种细菌的混合感染。颌面部蜂窝织炎又称为颌面部间隙感染，是颌面部和口咽区潜在间隙中化脓性炎症的总称。其在临床上较为常见，一般由口腔内感染扩散所引起，如根尖周炎、牙周脓肿、冠周炎控制不及时，局部炎症向周围软组织扩散，导致面部及邻近软组织肿胀，引发此病。颌面部蜂窝织炎一般是厌氧菌和需氧菌的混合感染引起，病情进展快，容易引起多种并发症而威胁生命。

病历摘要

患者，女性，76 岁。1 周前右下第二磨牙痛，自行服用止疼药后疼痛减轻。3 天前出现下颌部肿胀、疼痛、张口受限，局部自行涂抹红霉素软膏后无明显缓解。1 天前自感疼痛加重，颈部有压迫感，于 2024 年 2 月 14 日从急诊科收入口腔科住院。查体可见以右侧下颌为中心皮肤红肿、压痛，红肿部位延伸到右侧下颌角、颈部上 1/3 和左侧下颌部，局部皮肤温度高，皮肤张力高，表面可见散在脓点，未破溃（图 1-14-1）。

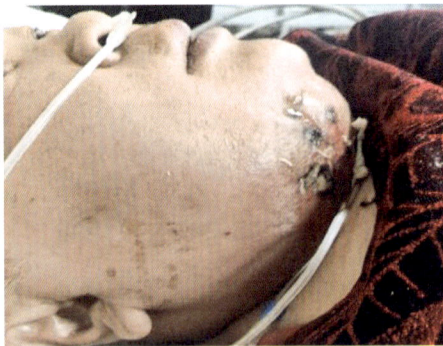

图 1-14-1　右下颌皮肤表面可见散在脓点

治疗与护理

紧急处置

　　入口腔科后，给予特级护理、心电监护、鼻导管吸氧，并在病房处置室采用无菌操作技术局部注射利多卡因麻醉，自感染中心切开进行脓肿引流术，切开后可见黄白色脓液溢出（图 1-14-2），感染涉及多个间隙，将颈部较大的脓腔开窗释放脓液，留取伤口深部分泌物进行细菌培养和药敏试验，冲洗伤口，放置皮片引流，用无菌敷料包扎。患者自诉呼吸困难较前有好转，给予经鼻留置胃管鼻饲喂养、静脉输液抗感染及补液对症治疗。

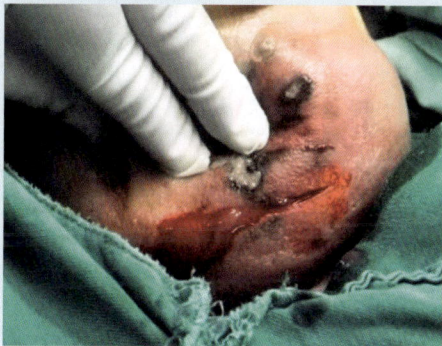

图 1-14-2　下颌部伤口切开引流

【病情观察及治疗要点】

1. 密切观察患者生命体征，评估呼吸道是否通畅。

2. 做好紧急气管插管和气管切开的准备。

3. 抗感染、营养支持、对症治疗。

4. 完善相关检查，进行手术前准备。

【护理评估】

1. 意识及生命体征：意识清楚；体温 37.9 ℃，血压 109/59 mmHg，心率 108 次 / 分，呼吸 20 次 / 分，经皮动脉血氧饱和度 98%（鼻导管吸氧 3 L/min）。

2. 专科查体：口腔内可见残根、残冠，周围牙龈红肿。颌面部敷料固定，渗出

笔记

液为淡黄色浑浊液。听诊双肺呼吸音清，未闻及哮鸣音，无三凹征。患者自诉呼吸通畅，颈部无压迫感。体重指数 28.3 kg/m^2。

3. 辅助检查：超声检查可见下颌及颈部多个脓腔形成。未见颅内及纵隔脓肿。血常规示白细胞计数 15.43×10^9/L（↑），红细胞计数 4.12×10^{12}/L，血红蛋白浓度 139.00 g/L；生化检查示 C 反应蛋白 51.89 mg/L（↑），降钙素原 1.80 mg/L（↑）。

4. 既往史及个人史：既往体健，否认慢性病病史。

5. 精神及心理状况：情绪紧张，但能配合治疗。

6. 疼痛评估：麦吉尔疼痛评分 3 分。

【护理问题及护理措施】

护理问题	护理计划及措施
1. 有窒息风险：与颌面部蜂窝织炎压迫气管有关	● 采取半卧位，给予心电及经皮动脉血氧饱和度监测，密切观察患者呼吸情况。鼓励患者感觉不适时主动表达，告知医师、护士。 ● 保持引流通畅，密切观察伤口渗出液的颜色和量，观察伤口肿胀程度，若出现局部肿胀加重或活动性出血，立即通知医师。 ● 床旁备好气管插管或气管切开用物及负压吸引装置，一旦呼吸困难加重，立即行紧急气管插管或切开术。
2. 疼痛：与感染和手术切口有关	● 评估患者疼痛程度，疼痛明显影响休息时，遵医嘱鼻饲镇痛药物，如布洛芬缓释胶囊、依托考昔，或经静脉输注氟比洛芬酯。
3. 感染：与单间隙向多间隙扩散有关	● 保持伤口引流通畅，密切观察伤口情况。 ● 每天给伤口换药，保持伤口清洁。 ● 遵医嘱按时准确静脉使用抗菌药物。
4. 焦虑	● 向患者讲解疾病发生的原因及治疗原则，取得患者信任，指导患者积极配合治疗及护理。 ● 倾听患者主诉，观察患者呼吸及经皮动脉血氧饱和度变化。
5. 潜在并发症：营养不足，与感染、高消耗和经口进食困难有关	● 鼻饲富含高热量、高蛋白、高维生素的流食，如鸡蛋羹、牛奶、豆浆、新鲜蔬菜及水果汁等。 ● 必要时遵医嘱鼻饲肠内营养乳剂。

【护理评价】

患者体温较前略下降，精神好转，食欲较好，呼吸困难和颈部压迫感明显缓解，伤口引流液为淡黄色和淡粉色浑浊液，局部仍红、肿、热、痛明显；鼻饲流食，营养和电解质指标正常。患者情绪稍紧张，但能配合治疗和护理。

笔记

疾病进展一

　　患者体温波动在 37.4 ～ 37.7 ℃，细菌培养和药敏试验结果回报金黄色葡萄球菌感染，头孢哌酮钠舒巴坦钠敏感，调整静脉抗菌药物为头孢哌酮钠舒巴坦钠。2 月 17 日患者进入手术室，经鼻气管插管，全身麻醉后行右下颌及颈部皮肤、皮下组织清创＋负压封闭引流术。将下颌部位伤口进一步扩大加深，彻底清创、清除脓液及坏死组织（图 1-14-3）；脓腔内用 3% 过氧化氢、生理盐水冲洗，最后放置藻酸盐敷料并在敷料中间安置引流管，覆盖半透膜形成负压封闭引流装置（图 1-14-4）。麻醉清醒后拔除气管插管，转回口腔科病房。给予负压封闭引流管接负压吸引装置持续引流，生理盐水间断从侧孔冲洗，继续静脉使用抗菌药物。2 月 20 日拔除胃管，经口进食。

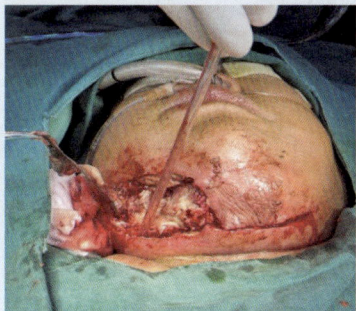

图 1-14-3　伤口彻底清创　　　　图 1-14-4　负压封闭引流装置

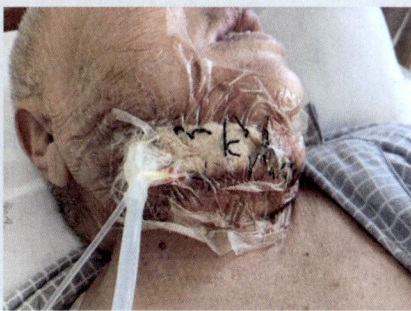

【病情观察及治疗要点】

1. 密切观察生命体征、经皮动脉血氧饱和度。

2. 间断冲洗伤口，保持引流通畅、负压有效。

3. 全身应用敏感抗菌药物，行营养支持、补液等对症治疗。

【护理评估】

1. 意识及生命体征：意识清楚；体温 37.1 ℃，血压 129/69 mmHg，心率 86 次 / 分，呼吸 21 次 / 分，血氧饱和度 96%。

2. 专科查体：负压封闭引流装置密闭，负压引流和冲洗有效，引流液为淡粉色。患者主诉无呼吸困难。

3. 实验室检查：白细胞计数 10.35×10^9/L，C 反应蛋白 14.72 mg/L，降钙素原 7.70 mg/L。

【护理问题及护理措施】

护理问题	护理计划及措施
1.有出血风险：与伤口局部持续负压吸引有关	● 严密观察引流液情况，若引流液持续为血性或由淡红色转为血性，立即通知医师。 ● 保持负压值在 100 ～ 200 mmHg，避免负压过高。
2.疼痛：与感染和手术创伤有关	● 评估患者疼痛程度，疼痛明显影响休息时，遵医嘱静脉输注氟比洛芬酯镇痛。
3.感染：与口腔颌面部多个间隙感染有关	● 保持有效的负压，使敷料处于湿润并瘪塌的状态。 ● 负压封闭引流冲洗管接生理盐水以 20 mL/h 的速度缓慢冲洗，每间隔 4 小时将冲洗液开至最大流速冲洗数秒再调回原速度，防止坏死物质堵塞引流管导致引流不畅。 ● 每天检查负压封闭引流装置有无堵塞、漏气、漏液现象。若有异常，通知医师处理。 ● 遵医嘱按时准确静脉使用抗菌药物。

【护理评价】

术后负压封闭引流满意，伤口引流液由淡粉色逐渐转清亮，患者疼痛明显减轻，肿胀好转，局部皮肤温度正常，感染指标恢复正常，可经口进流食。

疾病进展二

2月24日患者再次进入手术室，局部麻醉后拆除负压封闭引流装置，见组织感染得到控制，创面红润，肉芽组织新鲜有活力（图1-14-5）。给予彻底清创后缝合，停止应用抗菌药物。3月1日患者生命体征平稳，精神、食欲好，可自行床边活动。换药时见伤口愈合良好，无异常分泌物，消毒后给予无菌敷料覆盖。办理出院手续。

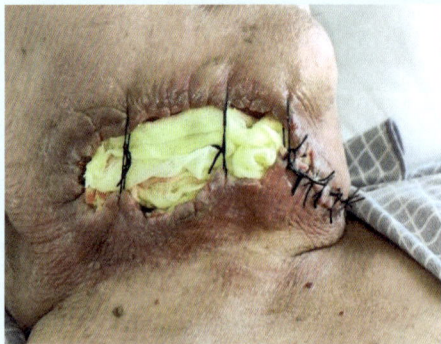

图 1-14-5 拆除负压封闭引流装置

笔记

【出院延续性护理】

1. 指导患者出院后每 3 天于当地正规医院换药，1 周后根据情况逐步拆线。

2. 指导患者自我观察，若伤口有疼痛加重、红肿、渗出等情况，警惕伤口感染，应及时就诊。

3. 指导患者逐渐过渡到软食、普食，增加高蛋白、高热量、高维生素食物的摄入，有利于伤口修复。

4. 指导患者养成良好的口腔卫生习惯，尽早治疗口腔内炎症，拔除残冠、残根。规律生活，养成良好的生活习惯。

临床转归

3 月 19 日电话随访，患者已于当地医院拆线，伤口已愈合。口腔内残根、残冠已拔除，无不适主诉。

【颌面部急性蜂窝织炎临床护理思维导图】

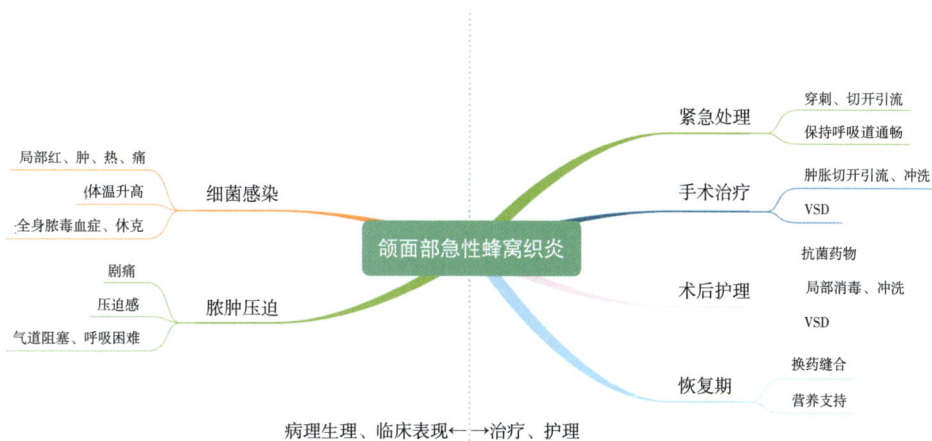

【知识链接】

负压封闭引流（vacuum sealing drainage，VSD）是目前辅助创面愈合的常用方法之一，是指在伤口表面覆盖由聚乙烯醇水合海藻酸盐制作的泡沫伤口敷料和可控引流管，再使用黏附性较好的生物半透膜封闭，将引流管与中心负压吸引装置连接，利用持续负压及时清除引流区域的渗出物和坏死组织，加速创面愈合。其创造的封闭微环境，可避免细菌等微生物滋生，同时避免分泌物和坏死物质影响肉芽生长，避免反复换药刺激创面，促进局部微循环的改善和组织水肿的消除，为创面愈合提供温和的湿性环境。

病例点评

该患者牙周感染后引发颌面部急性蜂窝织炎，脓肿压迫周围组织和气管，引起严重的并发症。口腔颌面部组织疏松，加之患者肥胖，脂肪组织丰富，感染后易合并脂肪液化，伤口愈合困难进一步增加。经积极切开引流后呼吸困难缓解，随后清创和负压引流将间隙内分泌物彻底引流，使感染得到控制。

老年人对口腔卫生不重视，对口腔内感染不积极治疗，容易造成牙源性感染，引起颌面部急性蜂窝织炎。又因老年人机体免疫功能较弱，基础疾病较多，感染往往进展迅速，症状更加严重，易引起全身中毒症状。

（高燕）

病例 15　甲状腺癌

[病例关键词]　甲状腺结节；甲状腺癌；呼吸困难；吞咽困难

　　甲状腺肿瘤是头颈部常见的肿瘤，其发病率呈逐年上升的趋势。甲状腺肿瘤分为良性和恶性，前者临床多见。该病常见的临床症状为颈前肿块、吞咽困难、声音嘶哑等。外科手术是治疗甲状腺肿瘤的常见手段，近年来腔镜在甲状腺肿瘤手术中的应用也越来越广泛，多数患者可取得良好的预后。

病历摘要

　　患者，男性，54 岁。2023 年 12 月颈部超声检查发现右侧甲状腺不均质回声结节，大小为 4.1 cm × 2.4 cm，不伴疼痛、肿胀及其他不适感，未予重视。2024 年 5 月 30 日复查颈部超声提示甲状腺右叶多发结节，门诊以 "甲状腺肿块性质待查，甲状腺结节？甲状腺癌？" 收住普外科病房，择期行右侧甲状腺肿块切除手术治疗。

治疗与护理

【病情观察及治疗要点】

1. 完善手术前准备。

2. 重视术前训练，预防术后并发症。

3. 缓解焦虑情绪。

【护理评估】

1. 意识及生命体征：意识清楚；体温 36.7 ℃，血压 139/83 mmHg，心率 76 次 / 分，呼吸 18 次 / 分，血氧饱和度 98%。

87

2.专科查体：右侧颈部可见肿块（图 1-15-1），随吞咽动作可移动，无压痛，无呼吸困难及吞咽困难。主诉近日食欲和睡眠不佳。

3.辅助检查：颈部超声示甲状腺右叶囊实性肿块，占整个右叶，大小约 5.50 cm×2.60 cm，4a 类；右叶实性结节，大小约 0.33 cm×0.24 cm，3 类。甲状腺功能检查示甲状腺球蛋白

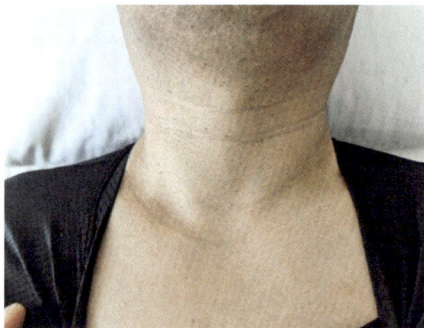

图 1-15-1　颈部肿块

0.19 ng/mL（↓），血清促甲状腺激素 1.89 μIU/mL，游离甲状腺素 11.42 pmol/L。

4.既往史及个人史：既往体健，无手术史，否认慢性病病史，无烟酒嗜好。

5.精神及心理状况：焦虑、恐惧，入睡困难，担心患恶性肿瘤。

【护理问题及护理措施】

护理问题	护理计划及措施
1. 焦虑、恐惧	● 向患者及家属讲解保持积极乐观情绪的重要性，告知患者手术治疗的方法及相关配合事项，减轻患者心理负担，树立信心。 ● 帮助患者创造有利睡眠的环境，选择有效的助眠方法，如睡前热水泡脚、听轻柔的音乐、在音频指导下进行全身肌肉放松等。 ● 若患者出现精神过度紧张和失眠，遵医嘱应用促眠药物。
2. 潜在并发症：窒息，与颈部肿块压迫气管有关	● 密切观察患者的呼吸状况，告知患者若有呼吸困难、颈部压迫感等不适时立即通知医师、护士。 ● 急救物品处于备用状态。若患者出现呼吸困难，立即取半卧位，同时通知医师进行有效处理。
3. 手术前准备	● 入院后开始指导患者进行颈部过伸体位练习，以利于患者适应手术体位，减轻术中应激反应和术后头晕、恶心等不适。 ● 体位练习的方法是用枕头将患者肩背部垫高，使头部后仰（图 1-15-2）；每天 2～4 次，每次 5～10 分钟，直至可维持体位 2 小时左右。 ● 指导患者进行有效的咳嗽和深呼吸，有利于术后保持呼吸道通畅。 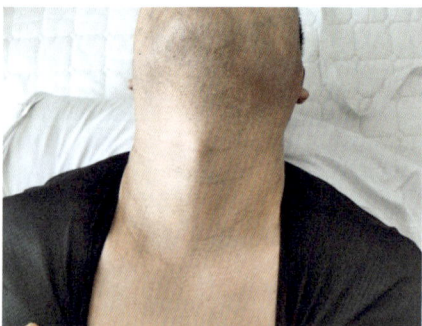图 1-15-2　颈部过伸体位练习

笔记

【护理评价】

患者精神、食欲可，睡眠充足，焦虑情绪得到缓解，情绪稳定，积极配合治疗和护理工作。呼吸通畅，无不适主诉，手术前准备完成。

疾病进展一

6月3日17:20患者于手术室在全身麻醉下行左侧甲状腺肿块根治手术。平卧取颈部过伸位，在颈前区距胸骨上窝2 cm处做弧形切口，逐层切开暴露甲状腺（图1-15-3），见甲状腺右叶多个结节，分离周围组织并切除甲状腺右叶及峡部，保护喉上神经、喉返神经和甲状旁腺；进行颈部淋巴结清扫，放置1条引流管从切口处引出，关闭伤口。术毕将标本送病理检查。患者麻醉清醒后呼吸通畅，生命体征平稳，返回普外科病房。

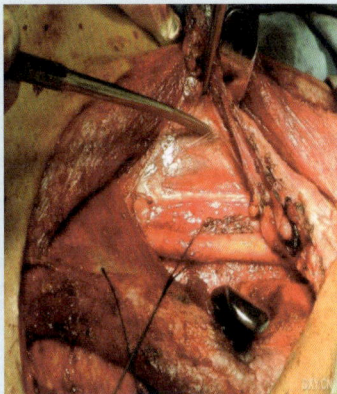
图 1-15-3 暴露甲状腺

【病情观察及治疗要点】

1. 密切监测生命体征。

2. 半卧位，保持引流通畅。

3. 冰袋冷敷，观察有无出血及神经损伤。

【护理评估】

1. 意识及生命体征：意识清楚；体温36.6 ℃，血压106/72 mmHg，心率80次/分，呼吸18次/分，血氧饱和度98%（鼻导管吸氧3 L/min）。

2. 专科查体：颈部切口部位张力正常，无渗血，1根引流管固定妥、接负压，引流液为暗红色血性液，无活动性出血征象（图1-15-4）。伤口用无菌敷料包扎固定。无声音嘶哑及呛咳。患者自觉颈部有肿胀感，咽痛，无呼吸困难，喉部有痰液难以排出。

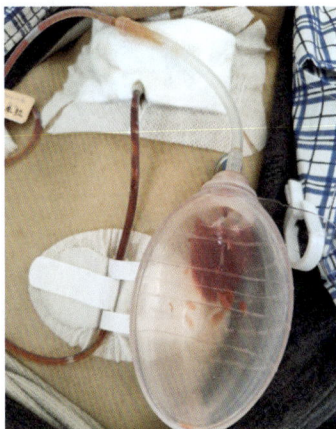
图 1-15-4 引流液颜色正常

笔记

3. 精神及心理状况：情绪紧张、焦虑。

4. 疼痛评估：手术切口疼痛，麦吉尔疼痛评分 4 分。

【护理问题及护理措施】

护理问题	护理计划及措施
1. 潜在并发症：出血、窒息，与手术创伤、血肿压迫气道有关	●密切观察患者意识及生命体征，观察有无呼吸困难。生命体征稳定后取半卧位。 ●妥善固定引流管，避免打折、扭曲和脱出。观察伤口引流情况，包括引流液的颜色、性质和量，若敷料渗血较多或引流管每小时引流出血性液超过 50 mL，应警惕活动性出血，及时通知医师。 ●每 2～3 小时挤压引流管，避免堵塞，若术后 6 小时内引流液量少，应确认引流是否通畅。借助手电筒每小时观察颈部切口部位有无肿胀，询问患者有无颈部憋胀、呼吸困难等不适。备好急救物品和缝合包，以便在伤口局部血肿压迫气道时立即拆线减压。 ●术后 24 小时内颈部用冰块冷敷，并遵医嘱应用止血药物。术后 48 小时内避免频繁活动颈部和讲话，以减少出血。
2. 疼痛：与手术创伤有关	●遵医嘱使用自控镇痛泵，术后 48 小时内疼痛剧烈时辅以地佐辛镇痛治疗。 ●嘱患者变换体位或咳嗽时用手固定颈部伤口以减少振动和牵拉，避免加重疼痛。 ●联合家属对患者进行精神安慰和心理疏导，帮助患者通过看电视、冥想放松等方式转移注意力。
3. 清理呼吸道无效：与术中气道受刺激、分泌物增多及切口疼痛有关	●指导患者及时吐出口腔内唾液及分泌物。 ●遵医嘱雾化吸入布地奈德混悬液，减轻气道反应，稀释痰液，利于排出。 ●指导患者进行深呼吸和有效咳痰，咳嗽时减轻振动，以免引起伤口出血和疼痛加重。 ●为避免痰液过黏稠，每天摄水量保持在 1500 mL 以上。
4. 有伤口感染风险	●遵医嘱静脉输注抗菌药物预防感染。 ●保持伤口敷料干燥，有渗血时及时更换。进行伤口观察和操作时，遵循手卫生和无菌技术原则，避免细菌移位引起伤口感染。 ●患者进食、进水时，避免污染伤口。
5. 营养不足：与术前食欲缺乏及术后焦虑、伤口疼痛有关	●生命体征稳定后指导患者先喝一口温凉水，无呛咳时可开始进水，并逐渐从流食过渡到半流食、普食。宜进温凉食物，以减少伤口出血。 ●指导患者进食富含高营养素和高维生素的食物。 ●观察患者进食时有无呛咳和误吸，有无音调减低和声音嘶哑，早期判断有无神经损伤。

【护理评价】

术后患者生命体征平稳，疼痛可耐受，术后 24 小时伤口引流液 175 mL，后逐渐减少，无活动性出血。患者能有效清理呼吸道分泌物，未发生窒息、呛咳、声音嘶哑等，颈部伤口包扎完好、无渗出，引流管固定良好。患者情绪稳定，经口进食并辅以静脉营养治疗，伤口恢复良好。

疾病进展二

　　术后伤口引流液量逐渐减少，6月7日拔除引流管，伤口无感染征象，停用抗菌药物。病理检查结果显示为乳头状癌。6月9日患者一般情况良好，自诉手术切口无明显疼痛，无手足颤动、面部麻木，无吞咽不适、呼吸困难等，发声正常。颈部切口敷料固定妥，伤口恢复情况满意，给予拆线。遵医嘱办理出院手续。

【出院延续性护理】

　　1. 指导患者遵医嘱坚持服用左甲状腺素钠片预防复发。

　　2. 指导患者切口愈合后开始进行肩关节及颈部肌肉的功能锻炼，并至少持续至出院后3个月。

　　3. 指导患者定期回院复诊。教会患者自行检查颈部，即用自己的示指、中指、环指的指尖平摸颈部，若发现有凹凸不平、结节、肿块等异常及时就诊。

临床转归

　　出院3个月随访，患者精神、食欲好，情绪稳定，颈部伤口愈合良好。无肿块及其他不适。门诊复查未见肿瘤转移。

【甲状腺癌临床护理思维导图】

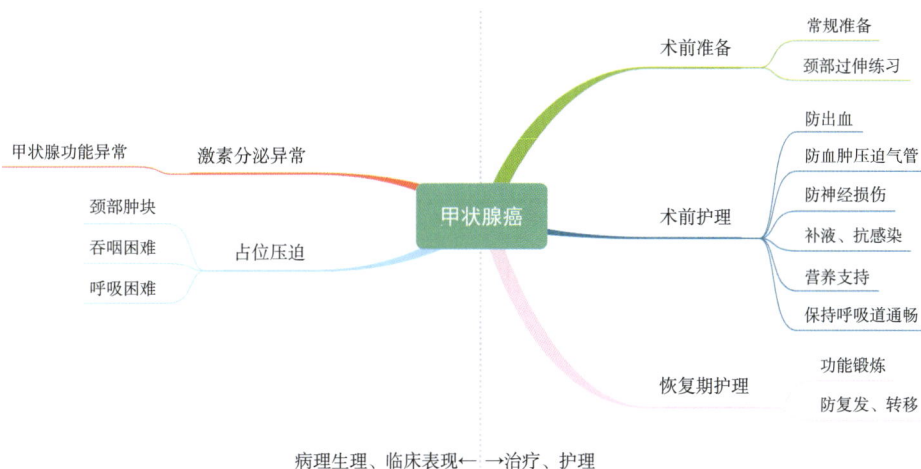

病理生理、临床表现←　→治疗、护理

病例点评

目前，临床对甲状腺癌和保守治疗无效的甲状腺结节主要采取手术治疗，通过切除病灶达到治疗疾病的目的。然而，术中为彻底清除肿瘤组织，往往会对颈部神经、血管、肌肉组织造成损伤。血肿压迫气管会导致窒息，这是术后早期最大的风险；而恢复期则应注重颈部肌肉的功能锻炼。此外，许多患者谈瘤色变，极易产生恐惧、悲观等负性情绪，影响术后恢复。因此，除了基本护理，医护人员还应注重人文关怀，帮助患者消除负性情绪，积极面对疾病。

（魏伟）

笔记

第四章
胸部疾病患者的护理

病例 16　自发性气胸

[病例关键词]　气胸；胸痛；胸腔闭式引流术；镇痛泵；呼吸困难

　　气胸（pneumothorax）是指气体进入胸膜腔内形成胸膜腔积气的状态，是一种常见的外科急症。气胸的病因一般包括自发性气胸和外伤性气胸。自发性气胸又称原发性气胸，是指胸膜腔在未受外伤的情况下，肺大疱破裂或其他原因造成肺和支气管的气体逸入胸膜腔，从而导致患者出现呼吸困难、胸痛等症状。自发性气胸常发生于瘦高体形（俗称"豆芽菜"体形）的年轻人，往往发生在运动、咳嗽、排便、打喷嚏等剧烈动作使支气管内压力突然增高时。

笔记

病历摘要

患者，男性，25 岁，学生。主因"打篮球后出现右胸部疼痛，进行性胸憋气紧 3 小时"，于 2023 年 9 月 16 日步行进入急诊科就诊。自诉本次无外伤史，2 年前曾于长跑后出现右侧自发性气胸一次。胸部 X 线检查示右侧气胸（图 1-16-1），收住胸外科病房。

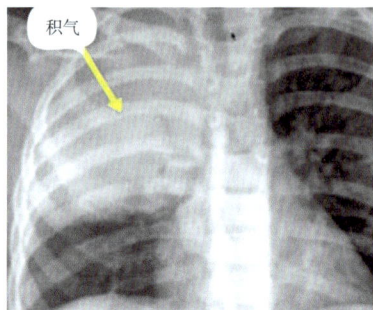

图 1-16-1　胸部 X 线检查示右侧气胸

治疗与护理

紧急处置

在胸外科病房给予鼻导管吸氧，在处置室于利多卡因局部麻醉下行胸腔闭式引流术。定位右侧锁骨中线第 2 肋间为穿刺点，沿肋间做小切口，依次切开皮肤和皮下组织，以止血钳分离胸壁肌肉后穿破壁胸膜进入胸膜腔，将导管置入胸膜腔内，接闭式引流水封瓶（图 1-16-2），见较多气泡自引流瓶水中溢出。缝合切口，固定引流管，无菌敷料包扎（图 1-16-3）。给予胸腔闭式引流护理。

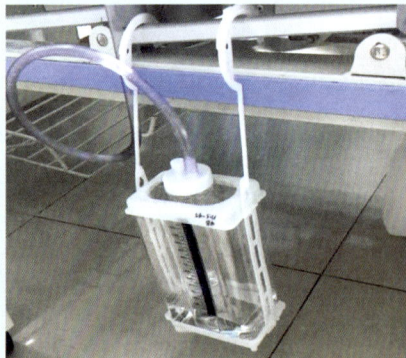

图 1-16-2　胸腔闭式引流水封瓶

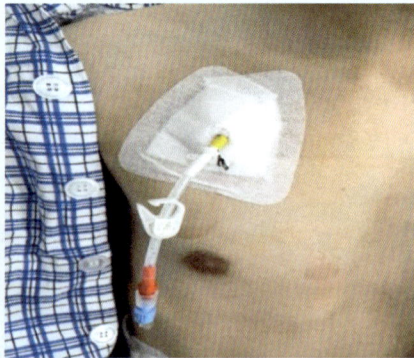

图 1-16-3　胸腔引流管敷料包扎

笔记

【病情观察及治疗要点】

1. 监测生命体征，重点观察呼吸和血氧饱和度变化。

2. 保持呼吸道通畅，吸氧，胸腔闭式引流排气。

【护理评估】

1. 意识及生命体征：意识清楚；体温 36.6 ℃，血压 128/60 mmHg，心率 86 次 / 分，呼吸 22 次 / 分，血氧饱和度 92%（未吸氧）。

2. 专科查体：身高 182 cm，体重 57 kg，体重指数 17.2 kg/m²，精神不佳，食欲差。患者自诉胸痛、胸憋；听诊右肺呼吸音弱，左肺呼吸音清。右侧胸部切口处敷料和引流管固定妥，咳嗽和活动时有气泡溢出，水封瓶长管内水面随呼吸上下波动，无引流液引出。

3. 辅助检查：胸部 CT（穿刺前）示右侧气胸，右肺压迫面积 60%，可见肺大疱（图 1-16-4）。动脉血气分析（穿刺前）示 pH 7.492（↑），PO_2 69 mmHg（↓），PCO_2 36 mmHg，SaO_2 91%（↓）；血常规示血红蛋白浓度 11.2 g/L（↓）。

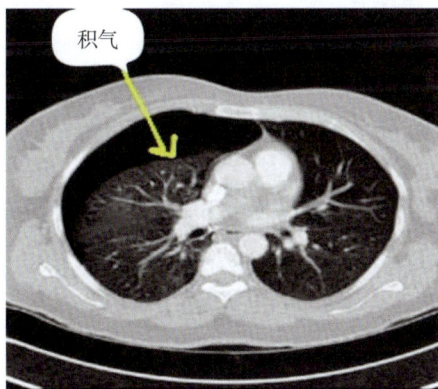

图 1-16-4　胸部 CT 检查示右侧气胸

4. 既往史：2 年前患右侧自发性气胸，经保守治疗后治愈。无慢性病病史，平素喜好体育运动，无烟酒嗜好。

5. 精神及心理状况：情绪紧张，但能配合治疗。

6. 疼痛评估：视觉模拟评分 6 分。

【护理问题及护理措施】

护理问题	护理计划及措施
1. 低效型呼吸形态：与胸膜腔内积气、肺组织受压有关	● 持续吸氧 3 L/min，半卧位，观察患者呼吸状况和血氧饱和度。 ● 做好胸腔闭式引流的护理：引流瓶中预装 500 mL 生理盐水，使长管的下口浸没液面下 3～4 cm；保持引流通畅，使玻璃管内水柱随呼吸上下波动，观察有无气泡溢出，观察引流液的颜色、性质和量；引流瓶位置低于胸壁引流口平面 60～100 cm；保持管路的密闭性，翻身和下地活动时保持引流瓶竖直稳定，避免液面晃动导致长管下口暴露于空气中；每天更换生理盐水，严格执行无菌操作；引流管外口处做标识，在引流管出口处和远端进行二次固定，防止翻身、拍背、活动时牵拉脱出。 ● 指导患者在床上活动、翻身，循序渐进下床活动，逐渐增加活动量。下地活动时将引流管固定在架子上，避免管路牵拉和水封瓶大幅晃动（图 1-16-5）。 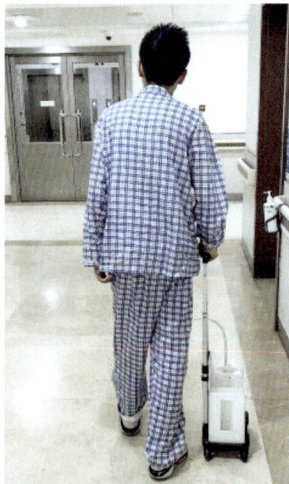 图 1-16-5　下床时引流瓶固定在架子上
2. 疼痛、焦虑：与组织损伤和担心疾病预后有关	● 疼痛剧烈时，遵医嘱静脉使用氟比洛芬酯镇痛，疼痛减轻后改口服洛芬待因缓释片。 ● 指导患者咳嗽时用手按压固定胸壁，以减少引流管与胸壁的摩擦，缓解疼痛。 ● 与患者交流，告知有效的治疗可以减少气胸复发或根治疾病，增强其战胜疾病的信心。指导患者通过听音乐、看视频分散注意力，减轻疼痛，缓解焦虑。
3. 清理呼吸道低效：与疼痛不敢咳嗽有关	● 遵医嘱雾化吸入乙酰半胱氨酸溶液，稀释痰液。 ● 指导和鼓励患者进行深呼吸训练和有效咳嗽，疼痛缓解后逐步下地活动，促进肺的复张。
4. 营养不足：低于机体需要量	● 与患者和家属沟通，使其理解改善营养状况对加速疾病康复和防止复发的意义。 ● 指导患者增加富含蛋白质、维生素、纤维素食物的摄入，如牛奶、鸡蛋、瘦肉、新鲜蔬菜及水果等。

【护理评价】

患者生命体征平稳，情绪稳定，自感胸憋气紧症状好转，胸部疼痛逐渐缓解，不影响休息，有少量痰液，可自行咳出。胸腔闭式引流管通畅，置管后间断有气泡溢出，自第 3 天起，无气泡溢出。

疾病进展一

　　患者胸腔闭式引流 7 天后，听诊右肺呼吸音仍较左侧弱，复查胸部 CT 示右侧胸腔仍有大量积气。9 月 22 日患者进入手术室，在全身麻醉下行左肺大疱切除术。双腔气管插管后全身麻醉，患者取健侧卧位，右肺通气，左肺被隔离并在胸腔内注入 CO_2 建立人工气胸；于右侧腋中线第 4 肋间做小切口置入单孔胸腔镜，探查定位到破裂萎陷肺大疱的位置后切除肺大疱组织（图 1-16-6），然后定位到未破裂完整肺大疱并进行切除（图 1-16-7）；于右侧腋中线第 5 肋间留置胸腔排液管 1 根，锁骨中线第 2 肋间排气管继续保留，逐层关胸，结束手术。麻醉医师给予留置针接自控镇痛泵（布托啡诺＋氟比洛芬酯＋生理盐水）。患者麻醉清醒后返回心胸外科监护室。

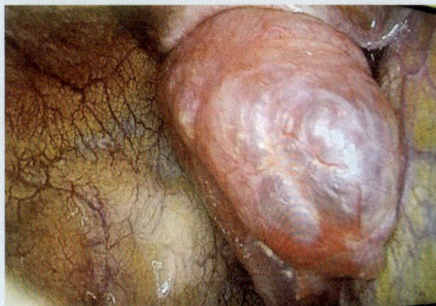

图 1-16-6　手术切除破裂萎陷的肺大疱　　图 1-16-7　手术切除的完整肺大疱

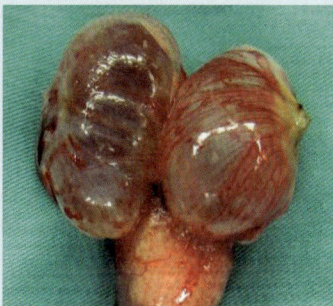

【病情观察及治疗要点】

1. 监测生命体征及经皮动脉血氧饱和度。

2. 吸氧，保持呼吸道通畅，预防感染。

3. 半卧位，做好胸腔闭式引流管理。

4. 疼痛管理。

【护理评估】

1. 意识及生命体征：意识清楚；体温 36.6 ℃，血压 123/60 mmHg，心率 86 次 / 分，呼吸 20 次 / 分，血氧饱和度 97%（吸氧 3 L/min）。

2. 专科查体：精神可，食欲一般。右肺呼吸音较左肺弱；右胸部伤口处以无菌敷料覆盖，胸腔闭式引流排液管引流液为少量、淡血性液体。胸腔闭式引流排气管无引流液，偶有气泡溢出。

3. 疼痛评估：右胸部伤口处疼痛，视觉模拟评分 4 分（中度疼痛）。

笔记

【护理问题及护理措施】

护理问题	护理计划及措施
1.有出血风险：与手术创伤有关	● 术后当日遵医嘱静脉注射矛头蝮蛇血凝酶 2 IU 止血。 ● 观察伤口敷料有无渗血，妥善固定胸腔闭式引流管，观察引流液的颜色、性质和量，以及有无气泡溢出。自近心端向远心端挤捏吸引管，防止血凝块堵塞引流管。若引流血性液超过 50 mL/h，怀疑活动性出血，立即通知医师。
2.低效型呼吸形态：与术中肺塌陷和术后疼痛有关	● 监测生命体征及经皮动脉血氧饱和度。 ● 术后生命体征稳定后取半卧位休息，持续鼻导管吸氧 3 L/min。 ● 保持胸腔闭式引流排气管和排液管引流通畅，防止胸腔积气、积液导致肺组织受压。 ● 指导并协助患者床上翻身、活动，术后 24 小时开始下床活动，取站立位时胸腔引流瓶应在膝盖以下，行走时胸腔闭式引流瓶置于支架内与患者并行前进。 ● 每天进行深呼吸和咳嗽练习，使胸腔内积气和积液尽早排出，促进肺的复张。
3.疼痛：与手术和引流管刺激有关	● 指导患者学习自控镇痛泵的使用方法和注意事项，疼痛严重时适当追加药量。 ● 指导患者活动和咳嗽时按压胸部伤口和引流管部位，以减轻疼痛。
4.有伤口感染风险	● 保持病房环境整洁、空气流通，限制探访人员。 ● 遵医嘱静脉输注氟氯西林预防感染。 ● 医务人员更换胸腔闭式引流瓶和给伤口换药时严格执行手卫生和无菌操作。 ● 观察患者有无体温升高、伤口红肿渗液、引流液浑浊、白细胞升高等感染征象。若有异常及时通知医师，必要时进行分泌物细菌培养，选择敏感抗菌药物。 ● 指导患者进食高热量、高蛋白、高维生素、富含纤维素的食物，改善营养状况，增强机体抵抗力。

【护理评价】

手术后患者生命体征平稳，经皮动脉血氧饱和度恢复正常；胸腔闭式引流瓶内无气体溢出，排液管内仅有少量淡血性液，伤口轻微疼痛不影响休息，无特殊并发症。

疾病进展二

9月25日患者一般情况好，精神、食欲佳，停止吸氧后生命体征平稳，大小便正常，听诊右肺呼吸音同左侧，无呼吸困难，复查胸部 X 线示肺膨胀好。拔除胸腔引流管后，患者无特殊不适，次日出院。

【出院延续性护理】

1.出院 3 天后于门诊拆线，嘱患者及家属伤口出现红肿、分泌物等症状时随时就诊。

2.注意休息，禁止吸烟，保证充足的睡眠，保持心情愉快，1 个月内避免频繁活动和剧烈活动，避免增加胸腔压力的活动，如屏气、剧烈咳嗽、用力大便。

笔记

3.加强营养，增强体质。伤口愈合后，逐渐恢复正常的学习和工作，适当减少剧烈运动。

临床转归

出院后 1 个月复查，患者精神、食欲好，情绪稳定，胸部 X 线示恢复良好（图 1-16-8）。出院后 3 个月复查 CT 示恢复正常（图 1-16-9）。

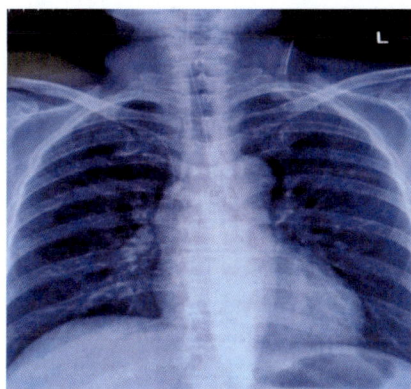

图 1-16-8　出院后 1 个月胸部 X 线　　图 1-16-9　出院后 3 个月复查 CT

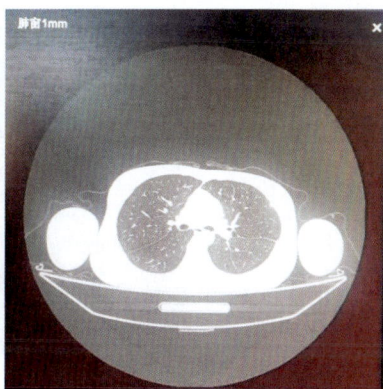

【自发性气胸临床护理思维导图】

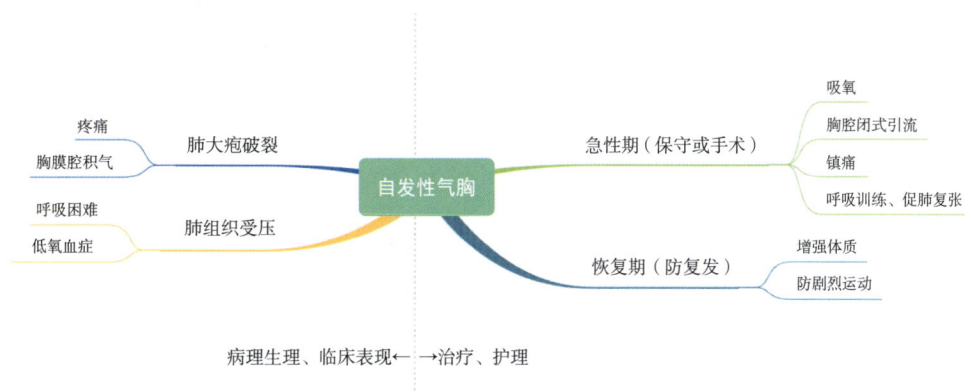

疼痛　　　　　　　　　　　　　　　　　　　　　　吸氧
胸膜腔积气　　肺大疱破裂　　　　　　　　　　　胸腔闭式引流
　　　　　　　　　　　急性期（保守或手术）　　镇痛
　　　　　　　自发性气胸　　　　　　　　　　　呼吸训练、促肺复张
呼吸困难
低氧血症　　　肺组织受压　　　　　　　　　　　增强体质
　　　　　　　　　　　恢复期（防复发）　　　　防剧烈运动

病理生理、临床表现←　→治疗、护理

【知识链接】

1. 自发性气胸的处理原则

自发性气胸的处理原则主要是根据肺萎陷程度和发病次数来决定的。小量气胸

（肺萎陷小于 30%）无明显症状时，无须处理，一般可自行吸收；中量气胸（肺萎陷 30% ～ 50%）和大量气胸（肺萎陷大于 50%）则需要胸腔穿刺排气减压，重建胸膜腔负压；若胸腔置管引流后有持续性漏气超过 4 天，或气胸反复发作、CT 检查可见肺大疱，则需行手术治疗。

2. 双腔气管插管

气管插管机械通气是全身麻醉患者常用的通气手段，目的是在患者全身麻醉、肌肉松弛的情况下，维持气道通畅和肺的正常通气氧合功能，满足机体气体交换的需求。而在部分胸外科手术中，要使患侧肺萎陷，为手术操作提供理想的视野和空间，常需要隔离双侧肺，对患侧肺停止通气，而对健侧肺进行单肺通气。具体实施方法是在纤维支气管镜或其他可视化设备的引导下将 1 根带有 2 个套囊和管腔的气管导管经口腔置入气管内。较长的一个腔置于右侧主支气管内，较短的一个腔在气管内。通过向套囊内注射空气使气道密闭，实现一侧肺通气，另一侧肺旷置进行手术（图 1-16-10）。

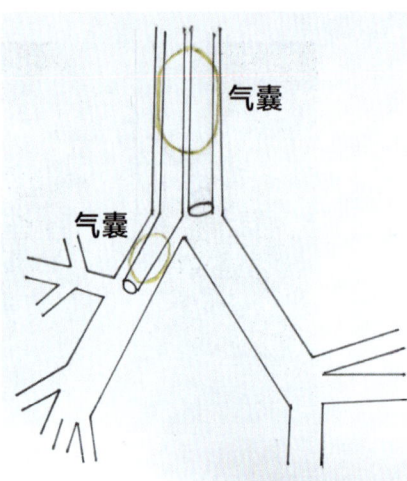

图 1-16-10 双腔气管插管示意

病例点评

该病例为青壮年反复发作自发性气胸的典型案例，第 1 次发病保守治疗后胸膜腔内气体吸收，第 2 次发作胸腔引流无效后进行胸腔镜下肺大疱切除手术。尽管病变肺组织被切除，但由于患者特殊身体特征（瘦长身材，喜好体育运动），仍存在肺组织破裂、肺大疱形成的风险。对于自发性气胸患者，护理中应注意以下几点。

1. 自发性气胸肺萎陷面积较大的患者需给予胸腔闭式引流术紧急排气，并做好胸腔闭式引流的护理。

2. 胸腔闭式引流期间，应注意有效咳嗽并进行深呼吸训练，以促进肺复张。

3. 恢复后，应注意加强营养，增强体质，避免剧烈运动。

（俞婷婷）

笔记

病例 17　急性乳腺炎

[病例关键词]　急性乳腺炎；乳汁淤积；乳头皲裂；脓肿切开引流；发热

急性乳腺炎（acute mastitis）常见于产后哺乳期女性，尤以初产妇多见，多是由不正确的哺乳行为、思想观念或自身的乳腺疾病，导致乳汁淤积、细菌入侵发生感染所形成的。急性乳腺炎不仅会引起产妇乳房肿胀、疼痛的局部症状和发热等全身反应，还会导致母乳喂养困难，甚至不得不终止母乳喂养。产妇哺乳期急性乳腺炎应以预防为主，一旦发生，尽早处理可有效缓解症状，缩短病程。

病历摘要

患者，女性，26 岁。主因"左侧乳房胀痛 3 天，加重 1 天"于 2024 年 5 月 16 日 15:10 就诊于乳腺科门诊。2 周前自然分娩一女婴，单纯母乳喂养。门诊查体：左乳内侧象限近乳头处可见 3 cm×4 cm 区域皮肤发红、肿胀，皮肤温度较其他区域高，可触及压痛性硬块；左侧腋窝未触及肿大淋巴结；右乳无异常表现。初步诊断为"急性乳腺炎"。

治疗与护理

紧急处置

在乳腺科门诊给予乳房按摩，排空左乳乳汁，局部应用乳酸依沙吖啶溶液湿敷，嘱患者居家观察治疗，可继续母乳喂养。

【病情观察及治疗要点】

1. 观察左乳皮肤颜色、肿胀情况、温度及有无压痛性硬块。

笔记

2. 避免乳汁淤积。

3. 局部抗感染治疗，应用乳酸依沙吖啶皮肤清洗抗菌液湿敷。

【护理评估】

1. 生命体征正常。

2. 专科查体：患者左乳内侧象限近乳头处可见 3 cm×4 cm 区域皮肤发红、肿胀，皮肤温度较其他区域高，可触及压痛性硬块；左侧腋窝未触及肿大淋巴结；右乳无异常表现。

【护理问题及护理措施】

护理问题	护理计划及措施
1. 乳房急性感染	● 指导患者应用乳酸依沙吖啶溶液湿敷的方法和注意事项： ①取灭菌纱布 6～8 层，将乳酸依沙吖啶溶液倒在纱布上，湿度以不滴水为宜。 ②乳酸依沙吖啶溶液宜采用开放性冷湿敷，纱布变干后更换，不可封闭和加热。 ● 指导患者自我观察，若红肿、疼痛不改善或继续加重，以及出现发热等情况时停止湿敷，及时就医。
2. 知识缺乏：对正确哺乳和乳房护理知识不知晓	● 指导患者学习正确哺乳和乳房护理的方法： ①每次哺乳前用温水反复清洁乳房，清除药液残留。哺乳结束后再次用温水清洗，保持乳房清洁。 ②变换不同的哺乳姿势或哺乳时将乳房托起，以促进乳汁排空。 ③在婴儿吸吮时，手指可从阻塞部位乳腺导管上方向乳头方向轻柔按摩。 ④哺乳后，多余的乳汁可用手挤出或用吸奶器吸出使乳汁排空，避免乳汁淤积。 ⑤停止哺乳后及时将乳头从婴儿口中取出，避免养成婴儿含乳头睡觉的习惯。

【护理评价】

乳酸依沙吖啶溶液湿敷后，左乳内侧象限近乳头处皮肤发红、肿胀好转，皮肤温度大致正常，压痛性硬块消失。

疾病进展一

6 月 21 日患者于乳腺科门诊复诊，主诉"发热，乳头内有脓液流出"，收住乳腺外科病房，停止母乳喂养。留取乳头分泌物送细菌培养＋药物敏感试验，完善相关检查，静脉输注青霉素钠抗感染治疗。6 月 22 日患者在手术室局部麻醉下行左乳脓肿切开引流术。局部注射利多卡因麻醉，超声定位后选择脓肿中心表面切开，切口呈轮辐状，方向与乳腺导管方向一致，充分引流脓液，冲洗伤口，放置皮片引流条，缝合伤口。手术结束后返回乳腺科病房，继续抗感染对症治疗。

【病情观察及治疗要点】

1. 观察生命体征，监测体温变化，进行物理降温。

2. 使用抗菌药物控制感染。

3. 观察伤口情况，保持引流通畅，按时换药。

【护理评估】

1. 生命体征：体温 38.6 ℃，血压 120/66 mmHg，心率 104 次/分，呼吸 22 次/分，血氧饱和度 99%。

2. 专科查体：

手术前，左乳内侧象限近乳头处可见约 6 cm×10 cm 区域皮肤发红，肿胀、疼痛较前加重（图 1-17-1），局部皮肤温度明显高于其他区域，压痛性硬块内可触及波动感，乳头皲裂。左侧腋窝可触及肿大的淋巴结，挤压乳头有脓性乳汁溢出。

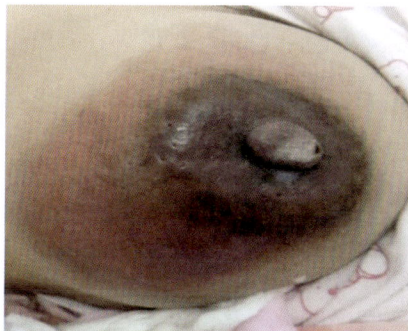

图 1-17-1　左乳皮肤发红、肿胀、疼痛

手术后，换药敷料上可见少量淡黄色分泌物，未见脓液，左侧乳房切口处缝线完好，可见橡胶皮片引流条。

3. 辅助检查（手术前）：血白细胞计数 $16.5 \times 10^9/L$（↑），乳腺彩超示左侧乳房脓肿形成，左侧腋窝淋巴结肿大。

【护理问题及护理措施】

护理问题	护理计划及措施
1. 体温过高：与感染致脓液形成有关	● 鼓励患者多饮水，进食高蛋白、高维生素、高热量的食物。 ● 监测体温变化，给予温水擦浴物理降温。衣物潮湿时，应及时更换。 ● 遵医嘱静脉输注青霉素控制感染。 ● 观察伤口引流情况，敷料浸湿后及时消毒换药。
2. 疼痛：与感染、手术创伤有关	● 用宽松的胸罩托起乳房，避免下坠和衣物摩擦加重疼痛。 ● 疼痛剧烈影响休息时遵医嘱口服布洛芬镇痛。 ● 遵医嘱终止哺乳，口服溴隐亭促进回乳。

【护理评价】

左侧乳房脓肿切开引流后，体温逐渐恢复正常，乳汁分泌逐渐减少，疼痛减轻且可耐受，伤口未见明显异常情况。

笔记

疾病进展二

分泌物细菌培养结果回报金黄色葡萄球菌感染，对青霉素敏感。继续静脉输注青霉素钠至 7 天后停止。6 月 28 日拔除伤口皮片。患者体温正常，生命体征平稳，精神、食欲好，情绪稳定，乳汁分泌明显减少，左侧乳房切口愈合良好，遵医嘱出院。

【出院延续性护理】

1.指导患者按照医嘱于门诊换药、拆线。

2.教会患者自我观察，出现伤口红肿、渗液等情况时，及时就医。

3.指导患者保持良好的心态，并鼓励家属参与，告知其科学的配方奶喂养也可满足婴儿生长发育的营养需求，减轻患者因不能继续母乳喂养而产生的焦虑情绪和自责心理。

临床转归

出院 1 个月随访，患者精神、食欲好，情绪稳定，切口已愈合，乳房自查无异常，挤压乳头有少量清亮乳汁分泌。

【急性乳腺炎临床护理思维导图】

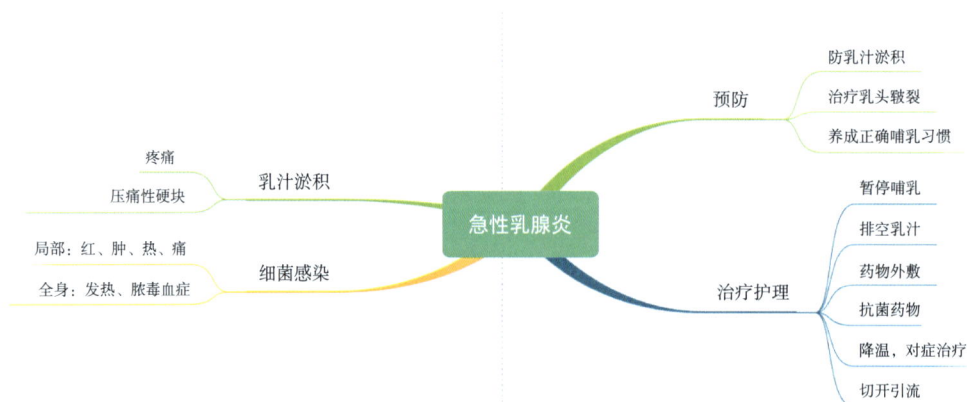

病理生理、临床表现← →治疗、护理

笔记

【知识链接】

1. 乳酸依沙吖啶溶液

乳酸依沙吖啶溶液是一种对抗革兰阳性及革兰阴性球菌引起的浅表皮肤感染的淡黄色溶液，用法为外用湿敷，切忌口服和涂抹在黏膜部位。

2. 皮片引流

皮片引流是一种外科常用的引流方式，是将皮片（一般为橡胶材质）自体内伤口延伸至皮肤并露出体表，目的是帮助排出体腔或组织中异常积聚的渗出液、脓性积液等，以免有害物质积聚对机体造成损害，通过降低局部压力来控制感染，消灭无效腔，促进缝合部位愈合。皮片引流适用于浅表部位的引流。

📋 病例点评

急性乳腺炎是女性产后哺乳早期常见的乳腺疾病之一，对产妇和婴儿均造成伤害。本病例乳头皲裂，乳汁淤积感染未有效处理，导致脓肿形成，经历脓肿切开引流后感染得到控制。对于产后早期母乳喂养的产妇，孕晚期做好乳房准备，哺乳期正确哺乳可以有效预防急性乳腺炎的发生。乳汁淤积时应及时清除乳汁，避免感染发生。产妇出现急性乳腺炎症状时，应及时就医，以免延误病情导致脓肿形成。

（赵继萍）

笔记

病例 18　乳腺癌

[病例关键词]　乳房肿块；乳腺癌改良根治术；化疗；PICC

2020 年全球癌症登记数据显示乳腺癌（breast cancer）已成为全球女性人群中发病率最高的恶性肿瘤，严重威胁妇女的生命健康。乳腺癌强调早期诊断和多学科个体化精准治疗，以改善患者预后，提高生活质量。目前，乳腺癌的治疗仍以手术为主，辅以化疗、靶向治疗、内分泌治疗和免疫治疗等手段。

病历摘要

患者，女性，58 岁。1 年前发现左乳肿块，未予重视。近半个月发现肿块明显增大，于 2023 年 6 月 4 日就诊于乳腺科门诊。乳腺超声检查后怀疑乳腺癌，收住乳腺外科病房。

治疗与护理

紧急处置

入院后检查发现患者血糖及血压高，经进一步检查，初步诊断为左乳腺癌？高血压 2 级极高危，糖尿病。请心内科、内分泌科多学科会诊调整血压和血糖，给予左乳肿块及左侧腋窝淋巴结穿刺送检，并积极进行手术前准备。组织病理检查结果显示浸润性导管癌，有淋巴结转移。

【病情观察及治疗要点】

1. 监测血压、血糖，控制在正常范围内。

2. 积极进行术前准备。

【护理评估】

1. 意识及生命体征：意识清楚；体温 36.8 ℃，血压 162/100 mmHg，心率 86 次 / 分，呼吸 19 次 / 分，血氧饱和度 98%，体重指数 24.5 kg/m²。

2. 专科查体：双侧乳房对称，无乳头内陷、溢液、橘皮征及酒窝征等，皮肤无发红及破溃。左乳 3 点位置可触及一大小约 3 cm×2 cm 的肿块，质硬、边界不清、活动度欠佳，压痛（－）；左侧腋窝可触及多个肿大的淋巴结。右乳未触及明显肿块，右侧腋窝及双侧锁骨上、下未触及肿大的淋巴结。

3. 辅助检查：乳腺超声示左乳 3 点方向距乳头 3.3 cm 处可见低回声结节（BI-RADS 4B 类），大小约 3.5 cm×2.0 cm，边界不清，形态不规则，可见少量血流信号，左侧腋窝可探及数个肿大的淋巴结；右侧腋窝未探及肿大淋巴结。双侧乳腺增生样改变。实验室检查示空腹血糖 10.10 mmol/L（↑），甘油三酯 2.30 mmol/L（↑），高密度脂蛋白胆固醇 0.72 mmol/L（↓）。

4. 既往史及个人史：高血压 5 年，平素口服替米沙坦片控制血压，未规律监测血压，无烟酒嗜好。

5. 精神及心理状况：患者严重焦虑，情绪低落，能配合治疗，家属较为关心，无经济担忧。

【护理问题及护理措施】

护理问题	护理计划及措施
1. 血压、血糖过高	● 监测血压和血糖情况，根据医嘱和会诊意见指导患者正确服用苯磺酸氨氯地平片控制血压，辛伐他汀降血脂，注射门冬胰岛素控制血糖，并给予低盐、低脂、低糖饮食指导。 ● 向患者讲解控制血糖和血压对于手术安全和术后康复的重要性，鼓励患者积极配合。 ● 观察药物不良反应，指导患者出现头晕、心慌、出冷汗等症状时，立即通知医师、护士，防止发生低血压和低血糖。
2. 焦虑、恐惧：与担心恶性肿瘤预后有关	● 与患者交流，取得患者信任，告知配合医师、护士积极治疗的重要性，讲解成功的案例使其对治疗有信心。 ● 指导家属多陪伴患者，给予心理疏导，使患者感受关爱，有安全感。
3. 手术前准备	● 血压、血糖控制在安全范围内，完成手术前检查。 ● 指导患者清淡饮食，术前 8～12 小时禁食，4 小时禁水。 ● 手术日清洁皮肤，备皮范围为上至患侧锁骨上及肩上，下至脐水平，包括患侧上臂和腋下，胸背均超过中线至少 5 cm。

【护理评价】

患者血压、血糖控制在理想范围内，生命体征平稳，手术前准备妥当。患者紧张、焦虑情绪明显好转，能积极配合医师、护士。

疾病进展一

　　患者于6月8日7:30进入手术室，全身麻醉后进行左乳腺癌改良根治术＋左腋窝淋巴结清扫术。左胸部做横切口，逐层切开，超声刀沿皮下脂肪层分离皮瓣，从胸大肌表面切除左乳及胸大肌筋膜，然后行左侧腋窝淋巴结清扫，最后于切口皮下及腋下留置2条引流管接负压球，伤口缝合后以无菌敷料和专用马甲包扎。病变组织标本送病理科检查诊断。手术结束后返回乳腺外科病房。

【病情观察及治疗要点】

　　1. 监测生命体征。

　　2. 观察胸部专用马甲包扎松紧度及患侧上肢末梢感觉及血运情况。

　　3. 观察引流管是否通畅及伤口引流液的量、颜色、性质。

【护理评估】

　　1. 意识及生命体征：意识清楚；体温36.8 ℃，血压138/80 mmHg，心率86次/分，呼吸22次/分，血氧饱和度100%（鼻导管吸氧3 L/min）。

　　2. 专科查体：术后换药可见左侧胸部横形切口，长约20 cm，伤口周围皮肤无红肿及渗出（图1-18-1），留置2条伤口引流管接负压球，引流液为淡血性液。换药后伤口用无菌敷料包扎，穿专用马甲加压包扎（图1-18-2）。

　　3. 疼痛评估：伤口轻微疼痛，可耐受，麦吉尔疼痛评分2分。

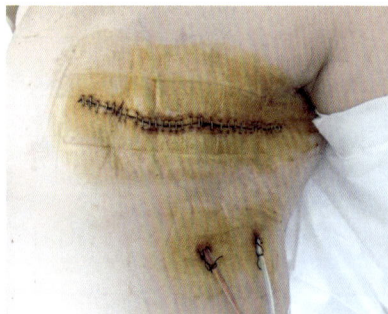

图1-18-1　左乳伤口创面　　　图1-18-2　乳腺癌术后马甲

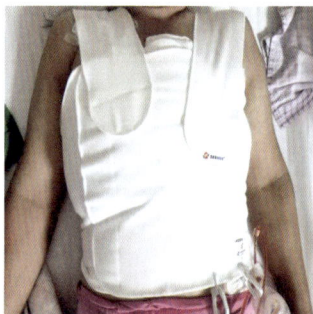

【护理问题及护理措施】

护理问题	护理计划及措施
1. 有伤口出血风险	● 严密监测生命体征及尿量，补液纠正血容量不足。 ● 保持引流管通畅，将引流管妥善固定，指导患者及家属活动和翻身时妥善摆放引流管，避免牵拉、打折及脱出。 ● 观察伤口渗出及引流液的颜色、性质和量，若术后伤口引流血性液超过 50 mL/h，应警惕伤口活动性出血，加强观察，及时通知医师。
2. 伤口疼痛	● 遵医嘱术后使用自控镇痛泵持续泵入镇痛药物，若疼痛剧烈每 15 分钟按压按钮追加药量 1 次。 ● 麻醉清醒、血压平稳后协助患者取半卧位，以利呼吸和引流，减轻伤口疼痛。 ● 指导家属与患者多沟通，还可以通过播放视频、听音乐等方式，分散注意力减轻疼痛。
3. 潜在并发症：伤口皮瓣缺血性坏死，与乳房切除后皮瓣游离易发生血液循环障碍有关	● 术后胸部用专用马甲加压包扎，使皮瓣紧贴胸壁，防止皮下积液、积气。包扎松紧度以能容纳 1 指为宜，既能维持正常的血运，又不影响呼吸。 ● 动态观察患侧上肢末梢血运和感觉情况，如有无手指发麻、皮肤温度下降、颜色改变、动脉搏动不能扪及等情况，及时发现异常情况并协助医师调整绷带的松紧度。 ● 换药时观察皮瓣的颜色和血运，若皮瓣颜色暗红，提示血液循环欠佳，有可能坏死，应及时处理。
4. 有伤口感染和伤口不愈合风险：与手术创面大、肥胖、糖尿病有关	● 保持病房环境整洁，空气流通，限制探访人员。 ● 必要时遵医嘱预防性使用抗菌药物。 ● 按时换药，医务人员严格执行手卫生和无菌换药操作。 ● 观察伤口有无红肿、渗出，若有异常，立即通知医师，必要时行细菌培养，针对性使用敏感抗菌药物控制感染。
5. 患侧上肢肿胀及功能障碍：与乳腺组织切除、腋窝淋巴结清扫、淋巴和静脉回流不畅有关	● 向患者讲解患侧上肢肿胀发生的原因和应对方法，消除患者的疑虑。 ● 指导患者平卧时抬高患侧上肢，以利回流。 ● 鼓励和指导患者早期开始患侧上肢的功能锻炼。术后 24 小时内即可开始活动手指和腕部。术后 1～3 天逐渐过渡到屈肘、伸臂；4～7 天进行肩关节小范围前屈、后伸运动及患侧手洗脸、刷牙、进食、以患侧手触摸同侧耳及对侧肩部的锻炼。术后 1 周皮瓣基本愈合后，开始做肩关节活动。 ● 指导患者术后 7 天内不上举，10 天内不外展肩关节，不以患侧肢体支撑身体，不可负重和过度活动。

【护理评价】

　　手术后患者生命体征平稳，血压及血糖控制理想。伤口引流量逐日减少，切口内及皮瓣未见感染、脂肪液化及坏死表现，患侧上肢略肿胀。疼痛可耐受，不影响休息，患者情绪稳定，积极配合治疗和功能锻炼。

疾病进展二

　　6 月 13 日拔除引流管，伤口生长良好。6 月 14 日病理检查结果回报浸润性导管癌，遵医嘱需实施 AC-T 化疗方案（环磷酰胺＋多柔比星＋紫杉醇，每个治疗周期为 21 天，共 8 个周期）。给予右上臂留置 PICC，于 6 月 16 日开始进行第 1 次化疗。

笔记

【病情观察及治疗要点】

1. 监测生命体征，观察患者化疗后反应。

2. 根据医嘱，准确使用化疗药物。

【护理评估】

1. 专科查体：患者左胸部伤口用专用马甲包扎，伤口生长良好，左侧上肢肿胀明显缓解、末梢血运及感觉正常。右上臂留置 PICC，臂围 28 cm，穿刺处无红、肿、热、痛，无菌透明贴膜覆盖，固定良好（图 1-18-3）。

2. 精神及心理状况：焦虑，担心化疗的不良反应及乳腺癌预后。

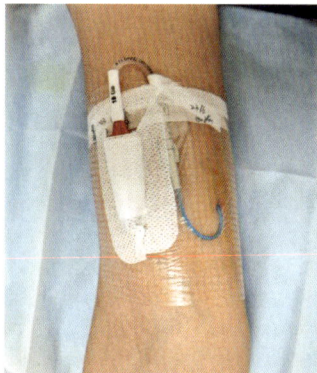

图 1-18-3　PICC

【护理问题及护理措施】

护理问题	护理计划及措施
1. 化疗药物不良反应：恶心、呕吐、肝损害、骨髓抑制等	● 为患者提供安静舒适的环境，减少人员探视。注意饮食卫生和皮肤黏膜清洁，预防自身感染及交叉感染。 ● 按时正确用药，保证药物效果，减轻不良反应。 ● 遵医嘱给予保肝、抑酸、保护胃黏膜药物治疗，恶心、呕吐时给予昂丹司琼止吐，监测血常规和肝肾功能。 ● 给予营养丰富、清淡、易消化的食物，可少食多餐，多饮水，多吃新鲜蔬菜、水果。禁忌空腹化疗。 ● 遵医嘱使用碳酸氢钠、庆大霉素等溶液漱口，刷牙使用软毛牙刷，保持口腔清洁，预防感染和口腔溃疡。
2. PICC 护理	● 输液治疗时严格遵循手卫生和无菌技术原则，预防导管相关性血流感染。药液输完时及时更换液体，避免回血堵塞导管。 ● 输液结束时使用 10 mL 以上的注射器脉冲式冲管后再封管。 ● 严密观察置管处有无发红、肿胀、渗出，发现异常及时处理。若敷料有潮湿、卷边、渗血、渗液等情况应及时消毒后更换敷料。 ● 治疗期间每周常规消毒换药，更换敷料及输液接头。
3. 自我形象紊乱，焦虑：与乳房缺失、担心肿瘤转移有关	● 向患者讲解坚持规范治疗对预后的重要性，以治愈患者的案例进行现身说法，帮助患者渡过心理调适期。鼓励患者保持乐观向上的心态，帮助患者有效自我调节、保持心理健康。 ● 为患者讲解伤口愈合后可通过乳房重建或配戴义乳保持外形，同时对患者的丈夫进行心理辅导，使之接受妻子术后的身体变化，主动帮助妻子共同建立信心。 ● 指导患者伤口基本愈合后可适当化妆和修饰，积极参与家庭和社会工作，正确对待身体及形象的改变。

笔记

【护理评价】

患者化疗期间生命体征平稳，精神、食欲较好，轻微恶心，偶有呕吐，轻度骨髓抑制。伤口无感染征象，PICC 未发生并发症。情绪稳定，积极配合治疗、护理。

疾病进展三

6月18日伤口愈合，拆线，皮瓣颜色正常，左上肢无肿胀、末梢血运及感觉正常。6月19日患者生命体征平稳，精神、食欲好，情绪稳定，完成首次化疗程序，遵医嘱保留 PICC 出院。

【出院延续性护理】

1. 指导患者坚持治疗，根据医嘱按时住院完成所有化疗程序。居家康复期间于门诊复查血常规及生化等指标，若有异常及时就诊。

2. 给予患者 PICC 留置期间健康宣教，告知患者居家康复期间坚持到 PICC 门诊进行导管维护。

（1）治疗间歇期每周应至少维护 1 次，包括冲封管、换药、更换附加装置、更换敷料等。

（2）指导患者 PICC 带管期间避免长时间肘关节屈曲、肢体下垂、受压、提重物等。洗澡时注意保护穿刺部位，避免浸湿。

（3）教会患者居家自我检查，若出现导管内回血、敷料卷边及脱落等情况时，及时到 PICC 门诊维护。

3. 指导患者术后继续加强肩关节的功能锻炼，循序渐进，逐渐增加肩关节活动范围，增强肌肉力量，预防伤口粘连，最大限度地恢复肩关节的活动范围。

4. 指导患者注意预防感染，生活习惯和个人卫生习惯应与住院期间相同。减少外出，避免到人群聚集的地方。复查白细胞低时应及时就医，注意监测体温，尽快发现感染征兆并及时干预。

临床转归

患者按照医嘱顺利完成 AC-T 化疗，拔除 PICC。1 年随访，未见转移病灶，左上肢功能正常。

笔记

【乳腺癌临床护理思维导图】

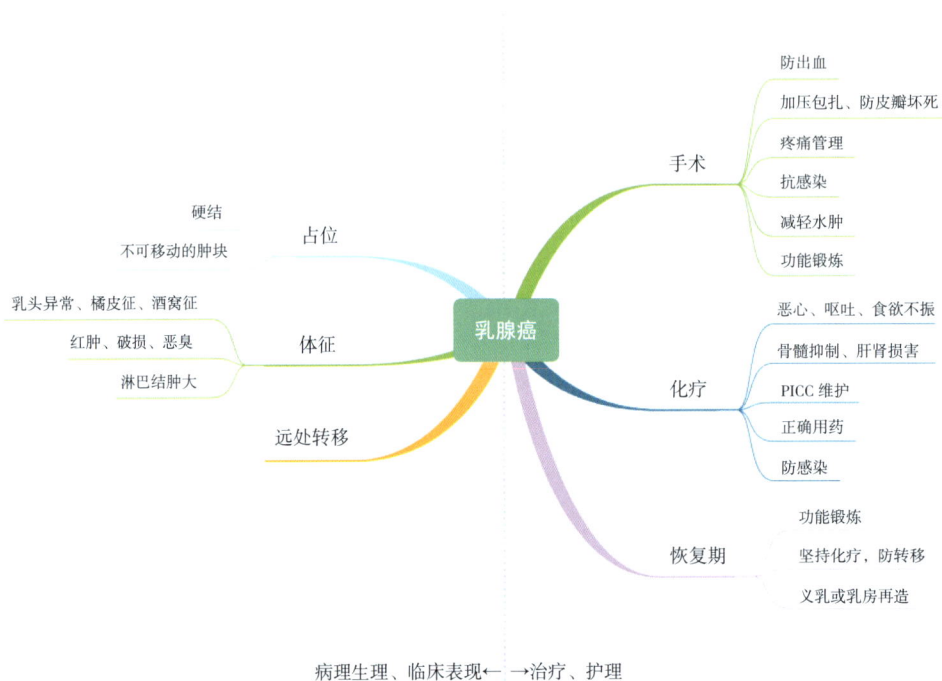

病理生理、临床表现 ← → 治疗、护理

病例点评

　　尽管乳腺癌在女性群体中是发病率最高的恶性肿瘤，但若能早期诊断和规范治疗，患者往往可以获得较好的结局。本例患者发现乳腺癌时已发生腋窝淋巴结转移，经过乳腺癌改良根治手术加化疗，效果满意。在对乳腺癌患者的护理中，除常规的护理内容外，应特别关注患侧肢体的功能改善问题，积极正确的功能锻炼可以最大限度地减少手术对肢体功能和生活质量的影响。此外，PICC 作为一种可长期留置的深静脉导管，能为多次化疗的患者提供静脉通路保障，有效避免化疗药物对血管和周围组织的破坏，在完成全部化疗方案以前，应严格做好 PICC 的维护。

（赵继萍）

笔记

病例 19　法洛四联症

[病例关键词]　法洛四联症；先天性心脏病；呼吸困难；缺氧；发绀

　　法洛四联症（tetralogy of Fallot，TOF）是小儿先天性心脏病中较为常见且严重的一种类型，发病率占先天性心脏病的 11% ～ 13%，包括室间隔缺损、肺动脉狭窄、主动脉骑跨和右心室肥大，其中前两种畸形为基本病变。根据畸形的严重程度，患儿可出现不同程度的缺氧、红细胞增多症，最终可因继发性心肌肥大和心力衰竭而死亡。法洛四联症救治的关键是早期诊断和适时的手术干预。若不干预，多数患儿的生存期不超过 10 岁。

病历摘要

　　患儿，女性，3 岁。2021 年 6 月出生时体格检查发现心脏杂音，哭闹后口唇发绀，家属考虑患儿年龄小、体重低，未予检查和治疗。2023 年 3 月开始出现活动后呼吸困难并进行性加重，伴有明显的口唇发绀。2024 年 5 月 6 日剧烈活动后晕厥，在当地医院门诊行心脏超声检查，诊断为"法洛四联症"。为求手术治疗，于 2024 年 5 月 13 日至上级医院心脏外科住院。

治疗与护理

紧急处置

　　入心脏外科后给予持续低流量吸氧，让患儿卧床休息，安抚其情绪。完善相关检查，进行手术前准备。

笔记

【病情观察及治疗要点】

1.吸氧，监测生命体征及经皮动脉血氧饱和度，纠正低氧血症。

2.安抚患儿情绪，避免哭闹诱发缺氧。

3.完善术前检查，进行高质量术前准备。

4.准确记录出入量，避免入量过多导致心脏负荷过重。

【护理评估】

1.意识及生命体征：意识清楚；体温36.8 ℃，血压83/51 mmHg，心率120次/分，呼吸26次/分，血氧饱和度78%（未吸氧），体重10.5 kg。

2.专科查体：患儿生长发育迟缓，体形消瘦，安静状态下口唇发绀（图1-19-1），手指和脚趾有杵状指（趾）（图1-19-2）。心脏听诊肺动脉瓣区第二心音减弱，可闻及粗糙的喷射性收缩期杂音，第二心音分裂。家属诉患儿哭闹和活动时呼吸困难明显，发绀加重，喜蹲踞。

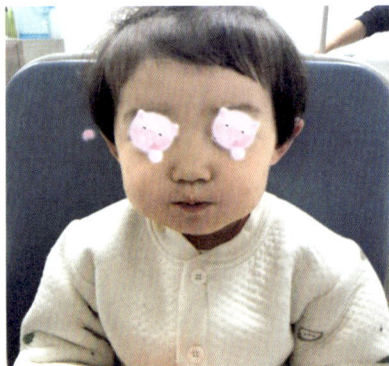

图1-19-1　口唇发绀

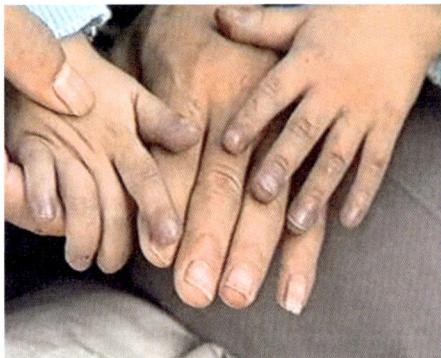

图1-19-2　甲床发绀、杵状指

3.辅助检查：超声心动图示室间隔膜部缺损，大小为0.68 cm，合并主动脉骑跨＞60%（图1-19-3）。胸部X线示肺动脉狭窄，左心腰凹陷，右心室肥大，可见心尖圆钝上翘，呈"靴形心"（图1-19-4）。心电图示电轴右偏，右心房肥大，右心室肥大。血常规示红细胞计数5.32×10^9/L，血红蛋白浓度218.00 g/L（↑），血细胞比容52.00%（↑）；动脉血气（未吸氧）分析示pH 7.346（↓），PCO_2 44.10 mmHg，PO_2 49.60 mmHg（↓），BE –3.30 mmol/L（↓），HCO_3^- 21.80 mmol/L（↓），SO_2 85.60%（↓）。

笔记

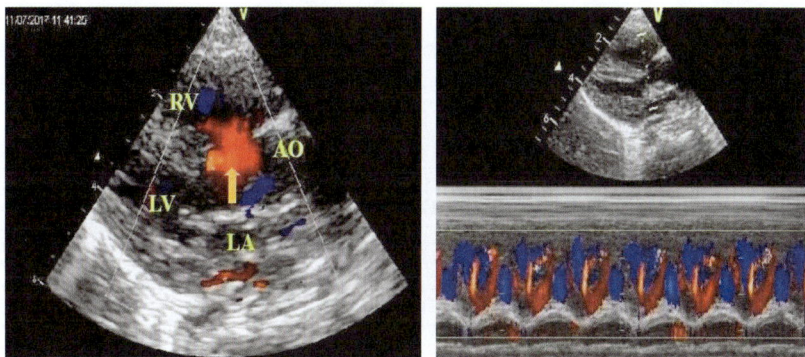

图 1-19-3　超声心动图

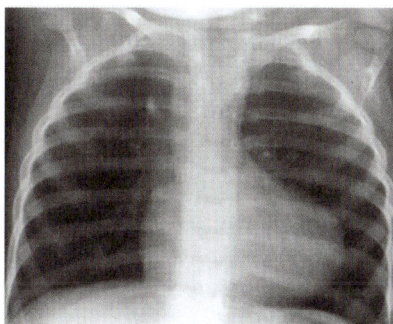

图 1-19-4　X 线检查示"靴形心"

4. 既往史及过敏史：无其他慢性病病史，无过敏史。

5. 精神及心理状况：患儿年龄小，因缺氧情绪烦躁，沟通和配合治疗困难。

6. 家庭经济状况：家庭经济困难，但本次手术得到某救助基金资助，可以满足手术需求。

【护理问题及护理措施】

护理问题	护理计划及措施
1. 活动无耐力：与缺氧有关	● 持续吸氧 2 ～ 4 L/min，维持经皮动脉血氧饱和度在 85% 以上，纠正缺氧。 ● 保持病房安静，医护人员适当改变着装和语言沟通方式，操作集中进行，减少"白大衣"对患儿的不良刺激，穿刺时尽量减轻疼痛，避免患儿哭闹。 ● 注意休息，限制患儿活动量，避免哭闹和情绪激动，以免加重心脏负担而引起急性缺氧性晕厥发作。 ● 嘱患儿适当多饮水，以改善微循环，防止缺水加重血液黏稠而诱发缺氧发作。
2. 潜在并发症：感染	● 指导家属为患儿保暖，预防呼吸道感染。指导和协助家属为患儿清洁口腔，防止口腔内感染。 ● 与其他感染患者分开病区，保持病房空气流通，避免交叉感染。 ● 指导和帮助家属为患儿加强营养，进食高蛋白、高热量、高维生素饮食，避免进食过饱，防止呕吐和误吸。

笔记

续表

护理问题	护理计划及措施
3.手术前准备	● 指导家属为患儿增加饮水量，以稀释血液，缓解血液黏稠状态。 ● 积极完善相关检查。检查中患儿难以配合时遵医嘱给予水合氯醛灌肠镇静。 ● 教会患儿深呼吸和有效咳痰的方法，以利于术后预防并发症。 ● 手术前晚为患儿沐浴，清洁全身皮肤。术日晨再次重点清洁胸腹部和双侧腋下。 ● 手术前8小时停止进食，4小时停止饮水。为避免患儿饥饿哭闹，可指导家属在凌晨2点喂患儿喝奶1次。 ● 联系输血科，配浓缩红细胞、血浆等血制品以备术中使用。

【护理评价】

患儿生命体征平稳，吸氧状态下经皮动脉血氧饱和度维持在85%以上，术前未发生缺氧性晕厥及其他并发症，情绪较为稳定，心功能稳定，手术前准备完成。

疾病进展一

患儿于5月28日8:00进入手术室，进行全身麻醉，在右侧颈内静脉置管建立中心静脉输液通路并监测中心静脉压，在左侧桡动脉置管实时监测有创血压。9:15开始在体外循环下进行法洛四联症矫治术。做胸部正中切口，逐层打开胸腔暴露心脏及大血管，建立体外循环，使心脏停止跳动，低温保护心肌；补片缝合修补室间隔缺损部位，跨瓣环补片拓宽右心室流出道，分别在心包、纵隔留置引流管、左右侧胸部置入胸腔闭式引流管；心包表面安置临时心脏起搏电极；复温，心脏复跳，停止体外循环，关胸结束手术。手术后于15:30在气管插管呼吸机辅助通气下转入心脏外科重症监护室（cardiac surgery intensive care unit，CSICU）。

【病情观察及治疗要点】

1.严密监测生命体征、有创血压、中心静脉压、血气分析、尿色及尿量、液体出入量等，维持呼吸、循环和内环境稳定。

2.做好气管插管、呼吸机及镇痛、镇静管理。

3.保持各引流管通畅，定时挤捏，观察引流液，避免术后出血和心包压塞。

4.多巴胺、肾上腺素、米力农、硝酸甘油、葡萄糖酸钙等多种药物自中心静脉微量泵泵入，做好中心静脉导管及静脉输液管理。

5.观察和保护各脏器功能，预防感染。

笔记

【护理评估】

1. 意识及生命体征：患儿在药物镇静下处于昏睡状态，RASS 躁动—镇静评分 3 分（安静入睡，对声音刺激无反应或睁眼）；体温 37.1 ℃，有创血压 83/50 mmHg，心率 126 次 / 分，呼吸 24 次 / 分，血氧饱和度 95%，中心静脉压 8 cmH$_2$O。

2. 专科查体：患儿面色、口唇及甲床色泽较手术前转红，四肢末梢温暖，约束带制动。鼻腔留置胃管，持续胃肠减压，胃液为淡黄色。胸部伤口用无菌敷料固定，左侧胸腔引流管、右侧胸腔引流管、心包腔引流管、纵隔引流管均引流通畅（图 1-19-5），引流液为淡血性。胸部听诊双肺呼吸音清，胸骨左缘第 2 ～ 4 肋间未闻及喷射性收缩期杂音。

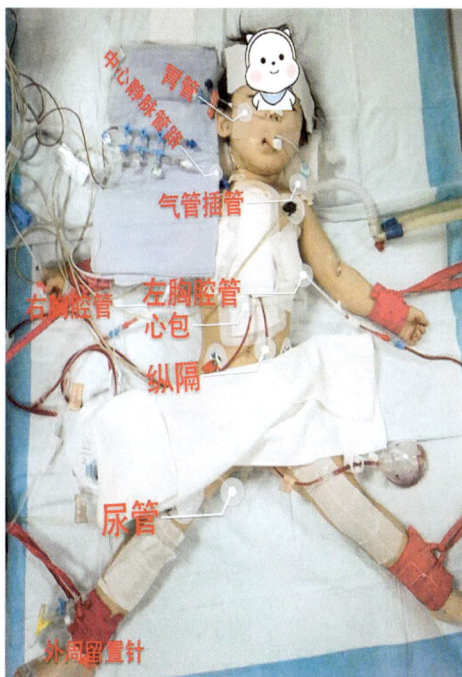

图 1-19-5　术后伤口引流管

【护理问题及护理措施】

护理问题	护理计划及措施
1. 有出血和心包压塞风险	● 严密监测生命体征、有创血压和中心静脉压，及时发现血容量不足和失血性休克征象并处理。 ● 妥善固定各引流管，防止管路扭曲、打折和脱出。定时挤捏避免堵塞，保持引流管通畅；观察引流液的颜色和量，若引流量超过 4 mL/（kg·h），应警惕活动性出血。 ● 若观察到患儿心率突然加快，中心静脉压升高，血压下降，引流管内有血块，应警惕心包压塞的发生。立即通知主管医师，必要时行二次开胸手术。
2. 镇痛、镇静管理	● 遵医嘱静脉泵入吗啡和丙泊酚镇痛、镇静，使患儿安静休息，避免疼痛引起躁动。 ● 每小时进行镇痛、镇静评估，使患儿处于适当的镇静状态，即无刺激时患儿安静入睡，刺激能唤醒，刺激停止后快速入睡。 ● 使用约束带对四肢进行约束制动，避免患儿躁动引起脱管、出血等不良事件发生。
3. 气管插管、呼吸机管理	● 妥善固定气管插管，标记外露，严格交接班，严防管路脱出，尤其是进行口腔护理、吸痰等操作时。 ● 保持呼吸道通畅，及时清理口腔及呼吸道分泌物。注意吸痰前给予 100% 氧气吸入，吸痰时动作轻柔，时间小于 15 秒，避免刺激引起躁动和缺氧。 ● 遵医嘱调节呼吸机参数，观察通气参数和血气分析结果。严格控制输液泵速，使用利尿剂脱水治疗，避免容量负荷过重引起心力衰竭。若气管插管内出现粉红色泡沫样痰，立即通知医师。

笔记

续表

护理问题	护理计划及措施
4. 潜在并发症: 心律失常、心力衰竭	● 监测生命体征及心电图波形变化, 及时发现心律失常和心力衰竭征象, 必要时启用心脏起搏器。 ● 遵医嘱静脉泵入米力农、多巴胺、肾上腺素等药物增强心肌收缩力, 泵入利多卡因等抗心律失常。 ● 根据心率、血压、中心静脉压、出入量等综合评价, 早期发现异常并及时处理。
5. 潜在并发症: 灌注肺、低心排血量综合征	● 密切观察患儿生命体征、外周循环、尿量、血气分析结果等, 遵医嘱给予强心利尿药物治疗, 并注意保暖。 ● 使用呼吸机期间密切监测呼吸机各项参数, 维持有效的呼气末正压。拔除气管插管后, 延长吸氧时间 3 ~ 5 天。 ● 严格限制入量, 根据胶体渗透压变化, 遵医嘱及时补充血浆和人血白蛋白。 ● 若患儿出现急性进行性呼吸困难、发绀、血痰和难以纠正的低氧血症, 应警惕发生肺灌注不足。若患儿出现低血压、心率快、少尿、多汗、末梢循环差、四肢湿冷等, 应警惕低心排血量综合征。及时通知医师给予处理。
6. 有伤口感染风险	● 单间隔离, 保持病房环境整洁、空气流通, 每天紫外线消毒, 医务人员严格执行手卫生和无菌换药操作。 ● 遵医嘱合理使用抗菌药物。 ● 观察伤口有无红肿、渗出, 如有异常, 立即通知医师, 必要时行细菌培养。 ● 进行气管插管、中心静脉导管、动脉导管及各引流管操作时严格遵循无菌技术原则。
7. 有肾功能受损风险: 与手术中建立体外循环、红细胞破坏有关	● 观察尿液颜色、量及肾功能、尿常规指标。维持尿量在 1 ~ 2 mL/(kg·h), 尿量减少时遵医嘱给予利尿剂。 ● 避免使用对肾功能有损害的药物。
8. 营养不足: 与术后机体对营养物质的需求量增加和摄入不足有关	● 患儿镇静气管插管期间, 输注静脉营养液, 胃肠功能恢复后管饲肠内营养液。肠内营养与肠外营养相结合, 促进机体损伤修复和伤口愈合。 ● 观察营养指标变化, 遵医嘱给予针对性补充。

【护理评价】

手术后, 患儿生命体征逐渐稳定, 口唇颜色转为粉色 (图 1-19-6)。经皮动脉血氧饱和度在 90% 以上, 血流动力学稳定。伤口引流量逐渐减少, 尿量及末梢循环好, 水、电解质及酸碱平衡紊乱得到纠正, 实验室检验无特殊阳性指标。未发生手术后并发症。

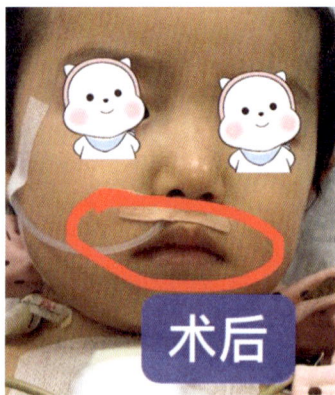

图 1-19-6 手术后口唇颜色转粉红

疾病进展二

　　6月1日镇痛、镇静药减量后呼吸功能恢复好，神志转清醒，拔除气管插管，鼻导管加面罩吸氧，拔除桡动脉导管。6月2日开始经口进食，患儿精神、食欲尚可，拔除导尿管后大小便正常，手术切口无异常，无特殊不适主诉。6月3日患儿由ICU转回心外科普通病房，继续给予强心、利尿、扩血管药物治疗。6月6日拔除心包及纵隔引流管。6月9日拔除双侧胸腔引流管及中心静脉导管。6月10日复查超声心动图，手术效果满意，未见心室水平分流。6月12日患儿精神、食欲好，生命体征稳定，伤口拆线。患儿面色、口唇、甲床色泽红润，四肢末梢温暖，胸骨左缘第2～4肋间未闻及收缩期喷射性杂音。遵医嘱出院。

【出院延续性护理】

　　1.指导家属为患儿加强营养，提供均衡膳食，保证营养素摄入。

　　2.指导家属帮助患儿规律生活，避免劳累，避免感冒。出院后3个月内适量活动，避免剧烈运动，半年后开始适当体育活动。注意观察，若患儿有不适表现及时就诊。

　　3.指导家属严格遵医嘱为患儿服用地高辛和螺内酯，不可随意增减药物剂量，观察用药后反应。

　　4.指导家属自行观察患儿疾病恢复情况，如测量脉搏、血压及观察尿量、皮肤颜色、切口情况等，出现不适随时就诊。遵医嘱按时返院复诊。

临床转归

　　出院1个月复诊，患儿精神、食欲好，日常活动时无呼吸困难及发绀，伤口已愈合。出院6个月随访，患儿可进行适量的体育锻炼，无不适主诉。能遵医嘱规律服药和按时复诊。

笔记

【法洛四联症临床护理思维导图】

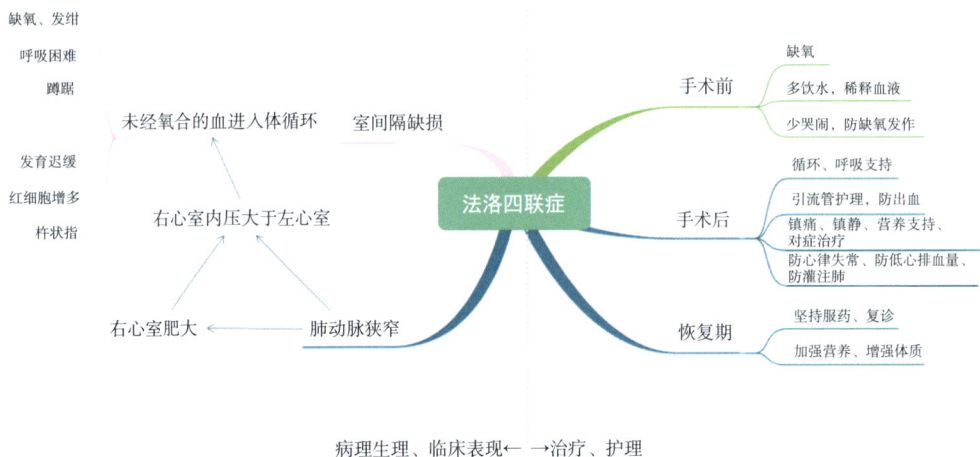

缺氧、发绀
呼吸困难
蹲踞

未经氧合的血进入体循环   室间隔缺损

发育迟缓
红细胞增多
杵状指

右心室内压大于左心室

法洛四联症

右心室肥大 ← 肺动脉狭窄

手术前 ── 缺氧
多饮水，稀释血液
少哭闹，防缺氧发作

手术后 ── 循环、呼吸支持
引流管护理，防出血
镇痛、镇静、营养支持、对症治疗
防心律失常、防低心排血量、防灌注肺

恢复期 ── 坚持服药、复诊
加强营养、增强体质

病理生理、临床表现← →治疗、护理

病例点评

　　法洛四联症是最常见的发绀型先天性心脏病，其心脏畸形中的室间隔缺损和肺动脉狭窄是造成缺氧和发绀的主要原因。通过手术修补室间隔缺损和加宽右心室流出道可以显著改善患儿的缺氧状况，延长生存时间和提高生活质量。但是，由于患儿年龄小、手术创伤大、管路多而复杂，所以手术后护理难度大。急性期护理的重点是维持血流动力学稳定及全身组织器官的灌注状态，保持水、电解质及酸碱平衡，并做好镇痛、镇静及呼吸机管理、管路管理。恢复期应继续坚持规律服药，出院后定期复查、进行延续性护理。法洛四联症患儿术后康复是一个漫长的过程，家属和医护人员应给予充分的支持、关爱和鼓励。

（王莉）

笔记

病例 20　主动脉夹层（Stanford A 型）

[病例关键词]　主动脉夹层，Stanford A 型；主动脉夹层腔内隔绝术；血压管理；疼痛管理

主动脉夹层（aortic dissection，AD）是指主动脉壁的内膜与部分中膜裂开，血液在压力的作用下进入裂开的间隙内，形成血肿（夹层动脉瘤）并向远端延伸，导致周围组织受压引起剧烈疼痛及相应组织器官供血障碍。夹层动脉瘤破裂出血往往导致患者在短时间内死亡。主动脉夹层多发生于高血压、动脉粥样硬化患者，发病急、进展快，死亡率高。积极控制心率和血压、镇痛和进行有效的手术治疗可挽救生命。

病历摘要

患者，男性，46 岁。3 小时前无明显诱因突然出现前胸部剧烈疼痛，并向肩背部放射，自行服用硝酸甘油后无明显缓解且逐渐加重。2023 年 3 月 15 日 4:20 患者被亲属用轮椅推入急诊科，立即检查心电图和心肌梗死标志物，排除心肌梗死。进行 CT 血管造影检查后诊断为"胸主动脉夹层（Stanford A 型）"。

治疗与护理

【病情观察及治疗要点】

1. 绝对卧床休息，稳定情绪，避免引起腹压升高的因素。
2. 严密观察生命体征、尿量。
3. 控制性降血压、稳定心率、镇痛，防止夹层动脉瘤破裂。
4. 进行急诊手术准备。

【护理评估】

1. 意识及生命体征：意识清楚；体温 36.5 ℃，左上肢血压 190/115 mmHg、右上肢血压 170/101 mmHg，心率 124 次 / 分，呼吸 28 次 / 分，经皮动脉血氧饱和度 97%（未吸氧），体重指数 21.5 kg/m^2。

笔记

2.专科查体：患者胸部疼痛持续存在，呈撕裂样，伴呼吸急促、出冷汗、恶心、濒死感，疼痛向肩背部放射。四肢无水肿，双侧股动脉、足背动脉搏动可触及，皮肤温度无改变。

3.辅助检查：CT血管造影（CT angiography，CTA）示Stanford A型主动脉夹层征象，初始破口为主动脉弓，真腔小，假腔大，累及右侧无名动脉（图1-20-1）。实验室检查示血白细胞计数 12.80×10^9/L（↑），中性粒细胞百分比88.90%（↑），抗"O"抗体202.00 IU/mL，超敏C反应蛋白26.56 mg/L（↑），血清总胆固醇7.50 mmol/L（↑），高密度脂蛋白胆固醇0.69 mmol/L（↓）。

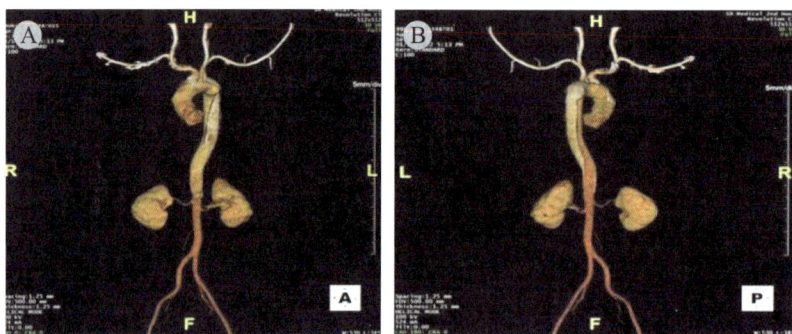

A：正面；B：背面。
图 1-20-1　CTA 检查

4.既往史及个人史：高血压病史8年，高脂血症5年，自服降压药、降血脂药，血压控制稳定，吸烟2包/天，偶有饮酒。

5.精神及心理状况：情绪紧张、恐惧，担心手术预后。

6.疼痛评估：视觉模拟评分7分（剧烈疼痛，不能安静休息）。

【护理问题及护理措施】

护理问题	护理计划及措施
1.潜在并发症：夹层动脉瘤继续扩大、破裂	● 遵医嘱微量泵持续泵入尼卡地平和艾司洛尔，调节泵速控制收缩压在90～120 mmHg，舒张压在60～90 mmHg，心率在60～80次/分，避免大幅波动。 ● 指导患者绝对卧床休息，避免剧烈咳嗽、情绪激动及其他增加胸腹压的因素。 ● 排便时为患者创造安静隐蔽的环境，排尿困难时留置导尿管，排大便时使用开塞露，避免用力。
2.疼痛、恐惧：与血肿形成压迫周围组织和假腔形成造成组织供血不足有关	● 动态性观察疼痛的部位、性质和程度。 ● 遵医嘱肌内注射盐酸哌替啶镇痛，使患者能耐受疼痛，安静休息。 ● 告知患者及家属保持情绪稳定和配合治疗的重要性，取得患者的信任和配合。

续表

护理问题	护理计划及措施
3. 组织灌注不足：与血液流入假腔导致真腔血流障碍有关	● 严密监测生命体征及尿量，若尿量少于 0.5 mL/（kg·h），可能存在肾功能损害，需监测肾功能和电解质。 ● 观察四肢末梢血运、动脉搏动、皮肤温度和颜色变化。
4. 手术前准备	● 积极进行手术前准备，包括禁食、禁水及完善相关检查、药物过敏试验、备皮、配血、联系手术室等。

【护理评价】

患者疼痛可以耐受，血压和心率控制理想，生命体征尚平稳，情绪紧张，能配合医师和护士，手术前准备完成。

疾病进展一

患者于 8:30 进入手术室，在全身麻醉下行主动脉弓置换术＋无名动脉、左颈总动脉、左锁骨下动脉人工血管搭桥术＋胸主动脉支架置入术。右侧锁骨中外侧下方切口穿刺腋动脉，右侧腹股沟切口穿刺股动脉，将支架导引鞘置入胸主动脉真腔内；胸部做正中切口开胸，逐层分离暴露心脏和大血管，见沿主动脉走行假性动脉瘤形成；建立体外循环，切开升主动脉，探查见主动脉根部瓣膜及冠状动脉结构完整，主动脉壁可见斑块形成；分别行胸主动脉支架置入术（图 1-20-2）及主动脉弓、无名动脉、左颈总动脉、左锁骨下动脉人工血管置换术（图 1-20-3）；心脏复跳，停止体外循环，留置心包、纵隔、右侧胸腔引流管各 1 根。术后转入 ICU 进行观察和治疗。

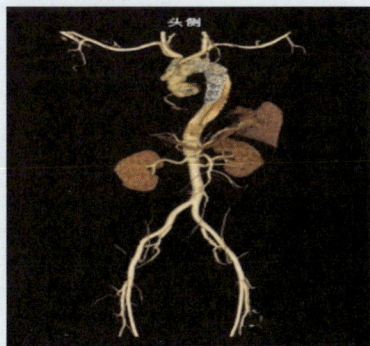

图 1-20-2　胸主动脉支架置入　　图 1-20-3　开胸四分支人工血管置换

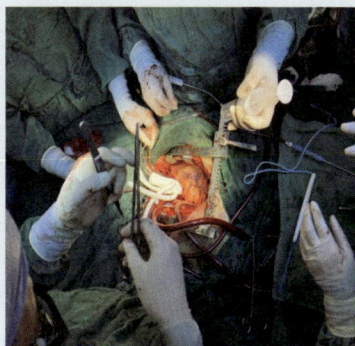

笔记

123

【病情观察及治疗要点】

1. 严密监测意识及生命体征，继续控制性降血压。

2. 观察伤口引流及周围血管灌注情况，预防卧床相关并发症。

3. 观察有无支架置入导致的应激反应和腔内隔绝术后综合征的发生。

4. 遵医嘱应用抗菌药物，预防感染。

【护理评估】

1. 意识及生命体征：意识清楚；体温 36.6 ℃，左上肢血压 119/68 mmHg、右上肢血压 110/70 mmHg，心率 88 次 / 分，呼吸 20 次 / 分，经皮动脉血氧饱和度 96%。

2. 专科查体：患者胸部伤口用无菌敷料覆盖，心包、纵隔、右侧胸腔引流通畅，引流液呈淡血性，引流管固定妥；右侧腹股沟伤口敷料干燥、无渗血。留置导尿管，尿量 2 mL/（kg·h），呈淡黄色。

3. 四肢末梢血运、感觉、肌力均正常，双下肢动脉搏动无差异。

4. 疼痛评估：麦吉尔疼痛评分 2 分。

【护理问题及护理措施】

护理问题	护理计划及措施
1. 有出血风险：与手术创伤有关	● 严密观察生命体征变化，记录尿量及 24 小时出入量变化；若尿量小于 800 mL/24 h，应及时报告医师，考虑是否有容量不足和肾功能受损。 ● 腹股沟盐袋压迫 24 小时后取下，观察胸部及腹股沟伤口周围有无渗血、皮下血肿。 ● 妥善固定引流管，避免移位和脱出；间断由近心端向远心端挤压引流管，避免血凝块堵塞引流管。术后 72 小时内每 0.5 ～ 1 小时观察引流液，若引流量超过 4 mL/（kg·h），考虑活动性出血，立即通知医师处理。
2. 有组织灌注不足风险：与术中出血和手术失液有关	● 观察患者的意识和语言变化，及有无肢体无力、偏瘫等症状。 ● 观察四肢末梢皮肤温度及颜色，双侧桡动脉、足背动脉搏动及肢体的感觉、运动情况。 ● 听诊肠鸣音，观察排便情况。
3. 疼痛：与手术创伤和组织缺血再灌注有关	● 向患者说明疼痛导致血管痉挛的危害，鼓励患者积极表达疼痛。 ● 遵医嘱静脉泵入舒芬太尼镇痛，根据镇痛效果调整泵速，使患者安静休息。
4. 有感染风险：与手术侵入和血管内置入支架有关	● 观察体温变化，监测血常规、C 反应蛋白。 ● 遵医嘱静脉使用抗菌药物。 ● 换药和引流管操作严格遵循无菌技术原则，防止逆行感染。
5. 有深静脉血栓形成和栓塞风险：与血管结构改变和卧床有关	● 指导患者多饮水、在床上活动肢体，协助患者翻身，做双下肢踝泵运动。 ● 每天测量腿围，观察双下肢皮肤颜色、温度、感觉及动脉搏动情况。若有异常，及时通知医师。 ● 患者出现胸憋气紧等情况时，警惕肺栓塞。

笔记

续表

护理问题	护理计划及措施
6. 潜在并发症: 支架内漏、人工血管吻合口瘘	● 继续使用药物控制血压和心率, 待稳定后, 可由静脉泵入血管活性药物逐步过渡至口服氨氯地平和美托洛尔片。 ● 胃肠功能恢复后指导患者开始进流食, 并逐渐过渡到软食和普食。进食富含纤维素食物, 保持大便通畅, 必要时使用开塞露或乳果糖促进排便, 避免用力排便。 ● 倾听患者感受, 若患者主诉胸痛伴血压变化, 应警惕支架内漏引起夹层破裂的先兆。 ● 若患者出现不可缓解的疼痛或已经缓解的疼痛再次加重, 立即通知医师查找原因。
7. 焦虑: 与担心预后及手术花费大有关	● 充分了解患者的情绪状态和心理需求, 告知患者情绪激动易加重病情, 帮助患者保持良好的情绪。 ● 与患者家属进行沟通, 在 ICU 期间通过手机视频通话关心患者, 减少其孤独和恐惧感。
8. 潜在并发症: 肺部感染, 与卧床期间活动减少有关	● 指导患者深呼吸, 适当在床上活动。 ● 病房温湿度适宜, 避免感冒。 ● 若患者有痰, 遵医嘱使用氨溴索或雾化吸入乙酰半胱氨酸化痰治疗, 并指导患者学习排痰技巧, 避免剧烈咳嗽。

【护理评价】

手术后, 患者生命体征逐渐平稳, 疼痛明显缓解; 四肢动脉搏动及末端血运、感觉正常, 未出现特殊并发症。

疾病进展二

患者术后一般情况好, 精神、食欲佳, 生命体征平稳, 伤口引流液第 1 天共计 120 mL, 后引流液逐渐减少, 术后第 2 天拔除导尿管, 转入血管外科病房。于 3 月 20 日拔除伤口引流管, 患者开始逐渐下地活动, 未诉胸前区不适。3 月 26 日患者伤口愈合良好, 尚未拆线, 无特殊并发症发生。遵医嘱出院。

【出院延续性护理】

1. 指导患者遵医嘱于门诊拆线, 按时复诊。指导患者自我观察, 出现心悸、胸背部疼痛等不适时, 及时就医。

2. 指导患者出院后以休息为主, 活动量要循序渐进, 注意劳逸结合。疾病恢复后适当锻炼, 如坚持每天步行, 避免过度扭曲和牵拉身体、剧烈运动和重体力劳动。

笔记

3.指导患者低盐、低脂饮食，禁食辛辣刺激及高胆固醇食物，多食富含纤维素的食物，保持大便通畅。

4.指导患者遵循健康的生活方式，戒烟戒酒，学会进行自我身心调节，保持心情舒畅，避免情绪激动，尽量避免咳嗽、用力等引起胸腔、腹腔内压力增大的行为。

5.指导患者于心内科门诊就医，调整药物，根据医嘱坚持服药，控制血压，改善血脂，预防心血管系统并发症。

临床转归

出院1个月后复查，患者精神、食欲好，情绪稳定，胸部伤口愈合良好，未感不适。复查胸、腹、盆腔CTA，评估支架无内漏，预后良好。

【主动脉夹层临床护理思维导图】

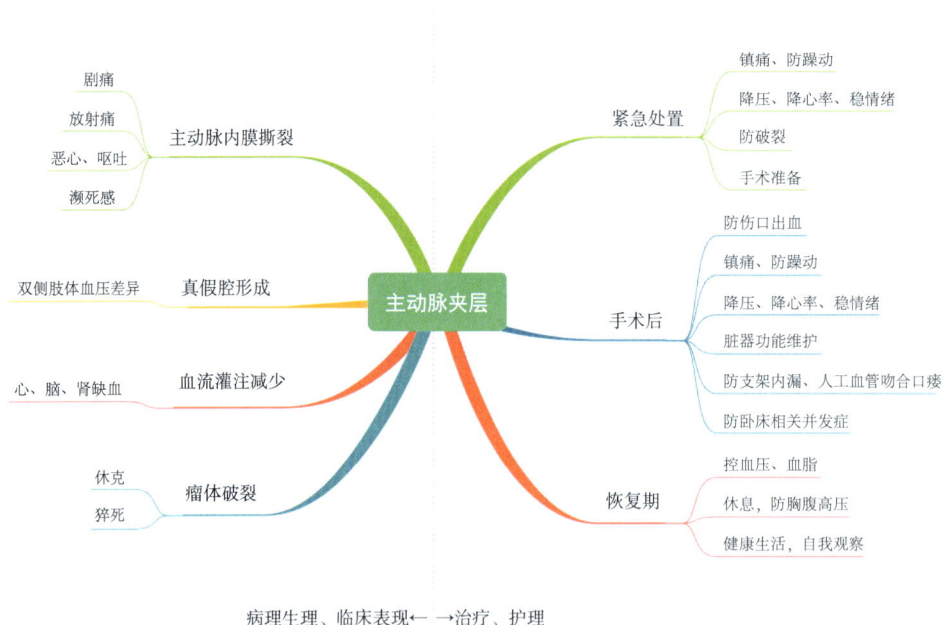

剧痛
放射痛
恶心、呕吐
濒死感
　主动脉内膜撕裂

双侧肢体血压差异　真假腔形成

心、脑、肾缺血　血流灌注减少

休克
猝死　瘤体破裂

主动脉夹层

紧急处置
镇痛、防躁动
降压、降心率、稳情绪
防破裂
手术准备

手术后
防伤口出血
镇痛、防躁动
降压、降心率、稳情绪
脏器功能维护
防支架内漏、人工血管吻合口瘘
防卧床相关并发症

恢复期
控血压、血脂
休息，防胸腹高压
健康生活，自我观察

病理生理、临床表现←　→治疗、护理

笔记

【知识链接】

主动脉腔内隔绝术后综合征：为主动脉支架置入术后出现的特有并发症，主要表现为"三高两低"症状，即体温高（一般＜ 38 ℃）、白细胞计数高、C 反应蛋白高、血小板计数低、血红蛋白浓度低。其发病机制尚未明确，可能与机体置入支架、假腔血栓化、手术创伤引起应激反应有关。

病例点评

主动脉夹层虽然发病率并不高，但夹层动脉瘤一旦破裂，患者往往立即死亡。故急诊科预检分诊时遇到剧烈胸痛的患者时，应注意考虑患者是否为主动脉夹层。一旦确诊，需立即实施有效的措施，避免夹层动脉瘤破裂。本病例中主动脉夹层为 Stanford A 型，其临床表现和影像学表现较为典型，经过积极有效的控制血压及心率、镇痛、镇静和介入＋开胸杂交手术，症状迅速得到缓解，疾病预后良好。通过本案例，期望读者掌握主动脉夹层形成的原因、临床表现及紧急处置和术后护理。

（张佳）

笔记

第五章
腹部疾病患者的护理

病例 21　肝硬化门静脉高压

[病例关键词]　乙型病毒性肝炎后肝硬化；门静脉高压；脾功能亢进；消化道出血；
腹水

　　门静脉高压是指门静脉血流受阻和（或）血流量增加所引起的门静脉系统压力增高，是肝硬化病程发展的晚期过程，临床表现为脾大和脾功能亢进、食管胃底静脉曲张及腹水等。静脉曲张破裂可引起消化道大出血，从而导致失血性休克和死亡。及时恰当的急救处理和手术治疗可以挽救患者生命，降低门静脉压力、缓解症状，为进一步行肝移植手术创造机会。

病历摘要

　　患者，男性，42 岁。因"突发呕血"于 2023 年 1 月 23 日 22:05 就诊于急诊科。

间断多次呕血，量约 900 mL，为鲜红色，其中可见暗红色血凝块（图 1-21-1），伴乏力、头晕、呼吸急促。自诉患乙型病毒性肝炎 15 年，长期口服恩替卡韦进行抗病毒治疗。

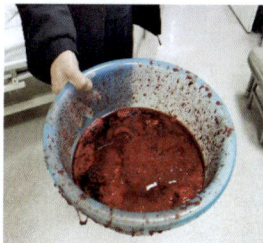

图 1-21-1　呕血

治疗与护理

紧急处置

在急诊室患者继续呕血，给予药物止血、补液、抗休克治疗，紧急留置三腔二囊管压迫止血（图 1-21-2），同时进行内镜下手术止血准备。出血控制后进行腹部超声、CT 检查，诊断为乙型病毒性肝炎后肝硬化、上消化道出血。

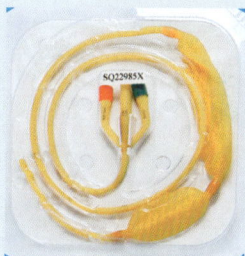

图 1-21-2　三腔二囊管

【病情观察及治疗要点】

1. 出血期间绝对卧床休息，禁食、禁水，监测生命体征。

2. 扩充血容量，使用止血药物，纠正失血性休克。

3. 吸氧，保持呼吸道通畅。

4. 三腔二囊管压迫止血。

5. 积极进行内镜下手术的准备工作。

【护理评估】

1. 意识及生命体征：意识清楚，烦躁；体温 36.6 ℃，血压 88/54 mmHg，心率 166 次 / 分，呼吸 26 次 / 分，血氧饱和度 86% ～ 92%（未吸氧），休克指数 1.8。

2. 专科查体：腹壁静脉曲张，呈"蛇头征"（图 1-21-3）。腹部移动性浊音（＋），右侧肋弓下可触及质地较硬、不规则的肝体，脾区可触及增大的脾脏。

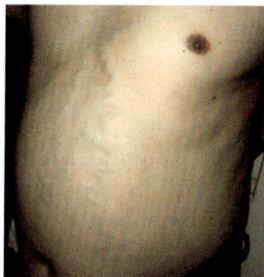

图 1-21-3　"蛇头征"

笔记

3. 实验室检查：血常规示白细胞计数 4.21×10^9/L（↓），血小板计数 27.00×10^9/L（↓），红细胞计数 $2.1.00 \times 10^{12}$/L（↓），血红蛋白浓度 53.00 g/L（↓）。

4. 既往史及个人史：确诊乙型病毒性肝炎 15 年，确诊肝硬化 5 年，无烟酒嗜好。

5. 精神、心理状况及社会支持：患者情绪紧张，烦躁不安。住院由妻子陪侍，亲属关心，家庭经济状况可负担疾病诊治费用。

【护理问题及护理措施】

护理问题	护理计划及措施
1. 失血性休克：与食管胃底曲张静脉破裂出血有关	● 遵医嘱静脉输注晶体液（如乳酸钠林格液、生理盐水）和胶体液（如羟乙基淀粉、浓缩红细胞、血浆）扩充血容量。 ● 遵医嘱静脉使用止血药物，如垂体后叶素、矛头蝮蛇血凝酶、尖吻蝮蛇血凝酶等。 ● 遵医嘱使用三腔二囊管压迫止血，并做好相应护理： ①置管应在出血间歇期进行，操作宜缓慢，切忌粗暴。 ②置管成功后使患者处于平卧位，头偏向一侧。连接好负压吸引装置，随时吸引口鼻腔分泌物和呕吐物，防止反流入气道引起吸入性肺炎和窒息。 ③置管期间定时用压力计测量气囊内压力，避免气囊漏气和移位而影响压迫止血效果。 ④为保证止血效果，对三腔二囊管末端进行牵引（图 1-21-4），牵引重量约 1 kg。 ⑤置管侧鼻孔用棉花等柔软物品加垫以防止鼻黏膜压迫性坏死。 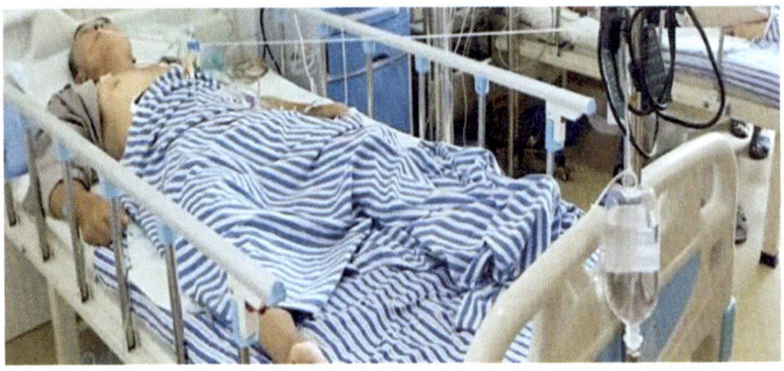 图 1-21-4　三腔二囊管牵引 ⑥置管期间严密观察患者的反应，若患者出现烦躁、呼吸困难、胸骨后不适等症状时，立即检查三腔管的位置、牵引重量和压力。若怀疑气囊滑出压迫气管，应立即解除牵引并放出气囊气体。若怀疑气囊内压力过高压迫迷走神经，可将食管气囊气体释放。如果症状不改善，则先移除牵引物，将胃气囊退入胃腔后放气解除压迫，需要时再重新充气压迫。 ● 遵医嘱采集动、静脉血标本进行化验，纠正低氧血症、贫血和水、电解质、酸碱平衡紊乱。 ● 积极进行急诊手术前准备，包括禁食、禁水，以及做心电图、配血、化验及其他检查、联系内镜手术室。

续表

护理问题	护理计划及措施
2. 有窒息风险：与患者清理呼吸道低效、呕血和血块容易堵塞气道有关	● 绝对卧床休息，取平卧位，头偏向一侧。 ● 协助患者吐出口腔内血液及分泌物，气道内有痰液时协助患者咳出，保持气道通畅；床旁备负压吸引装置，必要时负压吸引口鼻腔和气道内分泌物。
3. 恐惧：与病情突变、大量呕血有关	● 与患者交流，安抚情绪，鼓励患者，消除疑虑。 ● 指导亲属给予生活照顾、心理支持和情感照护。

【护理评价】

患者呕血量逐渐减少，呼吸道通畅，补液后休克得到纠正，生命体征逐渐平稳，情绪仍紧张，但能配合医师和护士完成治疗。完成术前准备。

疾病进展一

患者于 23:50 进入消化内镜室进行食管胃底曲张静脉硬化剂注射＋破裂血管套扎术。静脉泵入丙泊酚全身麻醉后，经口腔置入内镜，探查定位到出血部位，为胃底食管静脉破裂出血；先将破裂的静脉通过负压吸入到结扎器中，再用橡皮圈套扎在静脉基底部完成止血（图 1-21-5）；然后将硬化剂直接注射到曲张静脉腔内及周围的黏膜下组织，使曲张静脉硬化闭塞，预防再出血。术中生命体征平稳，术后转入介入科病房。

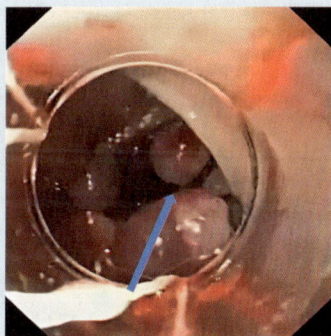

图 1-21-5　内镜下橡皮圈套扎破裂血管（箭头）

【病情观察及治疗要点】

1. 禁食、禁水，监测生命体征，预防和观察消化道再出血。

2. 补充血容量，纠正贫血，调节水、电解质及酸碱平衡。

3. 吸氧，保持呼吸道通畅。

4. 进一步治疗肝硬化，控制腹水，预防肝性脑病。

【护理评估】

1. 意识及生命体征：意识清楚；体温 37.2 ℃，血压 92/60 mmHg，心率 96 次 / 分，呼吸 22 次 / 分，经皮动脉血氧饱和度 96%（吸氧 2 L/min），体重指数 18.5 kg/m²。

笔记

2. 专科查体：面色晦暗，口唇苍白。腹部移动性浊音（＋），腹围 102 cm，腹壁静脉曲张呈"蛇头征"，大便呈柏油样。

3. 实验室检查：血常规示血红蛋白浓度 67.00 g/L（↓）；生化检查示血清白蛋白 21.00 g/L（↓），丙氨酸氨基转移酶 158.00 U/L（↑），γ- 谷氨酰转移酶 194.00 U/L（↑），血氨 59.00 μmmol/L（↑），Na^+ 122.00 mmol/L（↓），K^+ 3.28 mmol/L（↓）。

4. 专科评估：肝功能 Child-Pugh 分级为 B 级（见知识链接），NRS 2002 评分为 4 分。

【护理问题及护理措施】

护理问题	护理计划及措施
1. 消化道再出血风险：与门静脉高压导致食管胃底静脉曲张持续存在有关	● 术后禁食、禁水直至连续 2 天未出现呕血和便血。开始时给予温凉流食，之后逐渐过渡为软食。禁食坚硬、粗纤维、强刺激性食物。 ● 观察患者术后有无呕血、便血等消化道出血症状，避免进食染色严重的食物（如火龙果），以免与消化道出血混淆。 ● 由于门静脉高压患者大出血往往突发于夜间，要加强夜间的观察和巡视。
2. 疼痛：与套扎止血和静脉使用止血药致内脏血管收缩有关	● 向患者说明疼痛的原因，缓解其紧张情绪。 ● 疼痛明显影响休息时，遵医嘱静脉使用间苯三酚解除内脏痉挛，缓解疼痛。
3. 贫血：与大量出血和肝硬化导致促红细胞生成素分泌减少有关	● 观察患者有无呕血、黑便，及时发现消化道出血情况。 ● 遵医嘱静脉输注浓缩红细胞 4 U，观察输血不良反应和贫血纠正情况。
4. 腹水	● 严格记录出入量。每天晨起排便后，取平卧位，以脐为标记，绕脐 1 周测量腹围。每天测量并记录比较，若腹围增加超过 5 cm，应通知医师。 ● 遵医嘱静脉输注白蛋白和利尿剂，必要时进行腹水穿刺。 ● 监测血清电解质及动脉血气分析，遵医嘱补充血容量和电解质，调节酸碱平衡。
5. 营养失调：低于机体需求量	● 术后连续 2 天无出血表现时，指导患者逐步开始进无渣软食，如无渣米糊、菜泥、肉泥等。 ● 监测肝功能和血清白蛋白，遵医嘱静脉输注人血白蛋白。
6. 潜在并发症：肝性脑病	● 监测肝功能和血氨水平，若血氨大于 70 μmol/L，遵医嘱使用白醋灌肠，以调节肠道 pH，形成酸性环境，预防肝性脑病。 ● 观察患者有无意识状态和行为改变，若出现行为异常、扑翼样震颤、定向力障碍、意识淡漠、嗜睡等情况时，应怀疑肝性脑病，立即通知医师。

【护理评价】

内镜下止血后，患者消化道出血停止，休克和水、电解质、酸碱平衡紊乱逐步纠正，生命体征平稳；轻微疼痛，不影响休息，未发生肝性脑病。输血后血红蛋白浓度 92.00 g/L（↓），测量腹围 103 cm，患者无特殊不适。

疾病进展二

　　患者病情平稳后进行门静脉系统血管CT及三维重建检查，可见门静脉、脾静脉增宽及明显曲张（图1-21-6）。术前准备完善后于2月8日在局部麻醉下行经颈静脉肝内门体分流术（transjugular intrahepatic portosystemic shunt，TIPS）+部分脾动脉栓塞联合手术。右侧颈部注射利多卡因局部浸润麻醉后，经右颈内静脉穿刺送入导管，经上腔静脉、右心房、下腔静脉，插入肝静脉，测门静脉初始压力为31 mmHg；利用导管、导丝及穿刺针打通肝静脉通道，在肝静脉与门静脉之间的肝实质内置入支架建立人工分流道，实现门体分流以降低门静脉压力；术中造影显示支架内血流通畅（图1-21-7）；测门静脉压力降低至12 mmHg，随后将明胶海绵粉经导管注入脾动脉使其部分栓塞，以控制脾功能亢进。手术过程顺利，术后患者转回介入科病房。

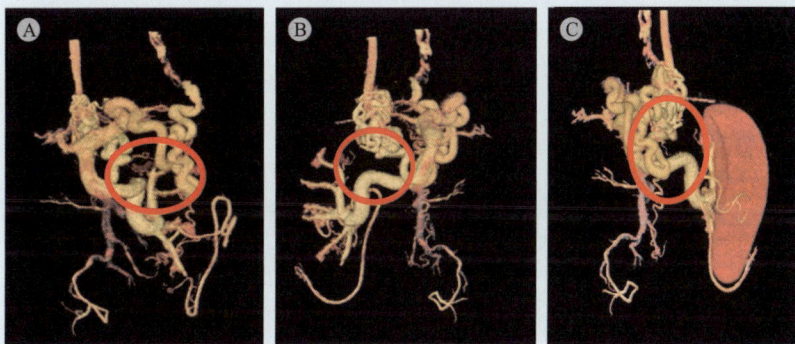

图1-21-6　术前三维重建可见门静脉、脾静脉增宽并明显曲张（红色圆圈）

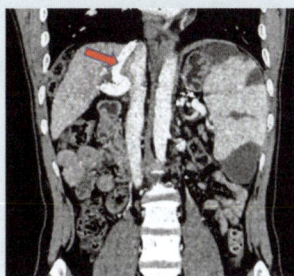

图1-21-7　术中造影显示支架内血流通畅（红色箭头）

【病情观察及治疗要点】

1. 观察意识、生命体征，进行疼痛管理。

2. 观察有无出血、血肿等并发症。

3. 观察出入量，增加饮水量，促进造影剂代谢。

4. 观察肝功能和腹水情况，观察和预防肝性脑病。

【护理评估】

1. 意识及生命体征：意识清楚，无定向力障碍和行为异常；体温 36.5 ℃，血压 112/70 mmHg，心率 80 次 / 分，呼吸 20 次 / 分，血氧饱和度 96%。

2. 专科查体：面色仍晦暗，口唇颜色转红；腹部移动性浊音（＋），腹围 94 cm，腹壁静脉曲张有所缓解，有少量黑便。

3. 实验室检查：血清白蛋白 22.7 g/L，血氨 55.0 μmol/L，血红蛋白浓度 93.0 g/L。

4. 风险评估：视觉模拟评分 5 分，NRS 2002 评分 3 分。

【护理问题及护理措施】

护理问题	护理计划及措施
1. 有出血风险：与手术创伤和静脉曲张有关	● 嘱患者卧床休息，持续心电监护，监测生命体征。 ● 观察穿刺处有无出血，若患者出现颈部肿胀、胸腔压痛、呼吸急促等情况，应考虑颈静脉穿刺部位发生血肿，立即通知医师，解除压迫。 ● 指导患者避免进食生硬刺激性食物，观察和预防消化道出血。
2. 疼痛：与手术穿刺肝脏有关	● 动态评估疼痛程度，遵医嘱静脉使用间苯三酚解痉镇痛。 ● 向患者说明疼痛的原因，安抚情绪，指导家属帮助患者分散注意力减轻疼痛。
3. 腹水	● 严密观察出入量，测量并动态观察腹围变化。 ● 遵医嘱静脉输注人血白蛋白提高胶体渗透压，使用呋塞米利尿，减少腹水。 ● 遵医嘱限制钠盐摄入，每天小于 5 g。
4. 潜在并发症：肝性脑病	● 观察患者有无意识和行为改变。 ● 监测血氨，必要时使用白醋灌肠，静脉补充支链氨基酸，预防肝性脑病。
5. 营养失衡：低于机体需要量，与肝功能障碍、低蛋白血症有关	● 请营养科会诊，为患者制定详细的饮食食谱。饮食的基本原则： ①宜进低蛋白饮食，进食富含必需氨基酸的优质蛋白。动物蛋白选择牛奶、瘦肉等，植物蛋白选择冬菇、木耳等；动植物蛋白比例为 1∶1。 ②每天热量供给以碳水化合物为主。每天可摄入淀粉类（米、面制品）食物、水果、绿叶蔬菜等高糖、高维生素食物共计 600 g。 ③无低钠血症时限制钠盐摄入量，每天不超过 5 g。 ● 禁忌粗纤维、辛辣刺激性食物，如芹菜、韭菜、辣椒等；禁忌吸烟饮酒和暴饮暴食；禁忌坚硬食物，蔬菜应切碎煮烂，硬的水果可榨成果汁喝。 ● 少食多餐，白天间隔 3～5 小时进餐，夜间可加餐 1 次。
6. 焦虑	● 耐心向患者讲解疾病相关知识，介绍成功案例，帮助患者建立信心。 ● 建立良好的护患关系，取得患者信任，倾听患者主诉，并指导家属参与，以减轻患者的焦虑情绪。

【护理评价】

手术后患者生命体征平稳，疼痛轻微，睡眠好，焦虑情绪得到缓解，可遵医嘱进食，出入量平衡，腹水减少。大便通畅，颜色、形状无异常；未出现出血及肝性脑病征象。

笔记

疾病进展三

患者一般情况好，精神、食欲佳，生命体征平稳，大小便正常，无特殊不适主诉。腹围降至 92 cm，各项化验结果均好转。2 月 14 日患者遵医嘱出院。

【出院延续性护理】

1. 教会患者及家属测量腹围，识别肝性脑病的早期症状，若睡眠习惯改变、性格和行为改变，尤其当出现扑翼样震颤时需及时就诊。

2. 指导患者预防便秘，以免便秘时用力导致腹内压升高，进一步使门静脉内压力反弹；此外，便秘时肠道内氨及其他毒素滞留，增加发生肝性脑病的风险。保持每天排 1 ～ 2 次软便。大便干硬时可日常服用蜂蜜水，必要时遵医嘱口服乳果糖辅助通便。

3. 指导患者继续口服抗病毒、保肝药物，观察药物不良反应，定期复查肝功能、凝血功能、甲胎蛋白、血常规、血氨。

4. 指导患者禁止食用干硬、尖锐的食物，防止划伤食管黏膜。教会患者自我观察，出现呕血、黑便、头晕、软弱无力等症状时及时就医。

5. 指导患者继续根据食谱科学饮食，养成良好的作息习惯，注意休息，避免重体力劳动。

临床转归

出院 1 个月随访，患者精神、食欲好，情绪稳定，无出血及其他不适症状，腹围 92 cm，腹壁静脉曲张明显好转（图 1-21-8）。出院 6 个月复查，腹部彩超提示支架内血流通畅（图 1-21-9），CT 检查提示脾脏栓塞面积为 60% ～ 70%（图 1-21-10）。

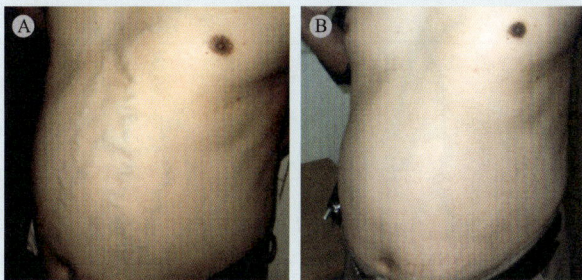

图 1-21-8　手术前（A）和手术后（B）腹壁静脉曲张对比

笔记

临床转归

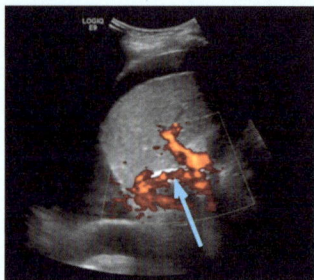

图 1-21-9　超声提示支架内
血流通畅（蓝色箭头）

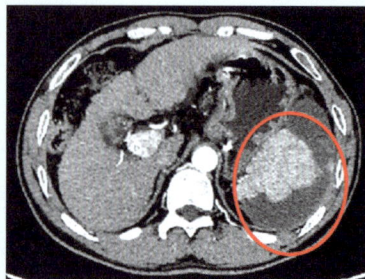

图 1-21-10　CT 检查提示脾栓塞面积
为 60% ～ 70%（红色圆圈）

【肝硬化门静脉高压临床护理思维导图】

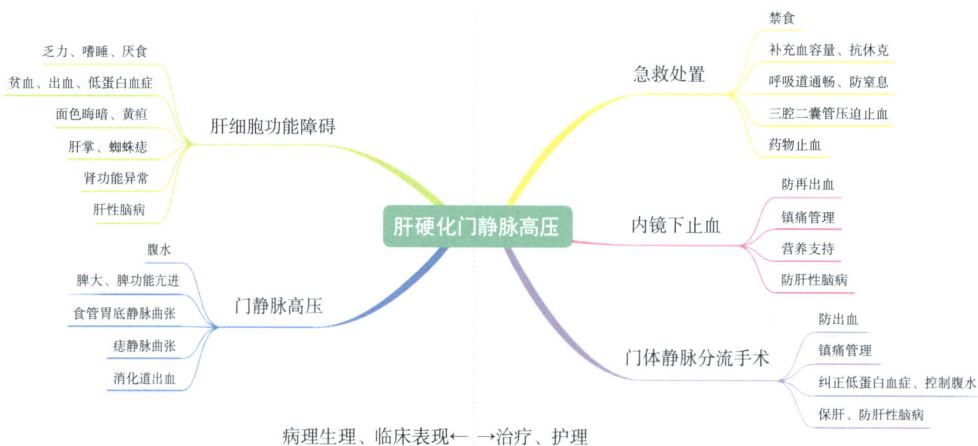

病理生理、临床表现← →治疗、护理

【知识链接】

1. 垂体后叶素

垂体后叶素是一种临床常用的催产素，其不仅可以收缩子宫体血管，还有收缩内脏毛细血管、升高血压的作用，常作为食管胃底静脉曲张出血时的止血药物。垂体后叶素一般由微量泵静脉持续泵入，初始时为 0.1 U/min，可逐渐增加至 0.4 U/min。垂体后叶素主要的不良反应为血压升高、心悸、胸闷、心绞痛、尿量减少、尿急、面色苍白、出汗、恶心、腹痛等，使用过程中应注意观察。

笔记

2. Child-Pugh 分级

Child-Pugh 分级是一种临床常用的对肝硬化患者的肝脏储备功能进行量化评估的分级标准（表 1-21-1）。Child-Pugh 分级将患者 5 个指标（包括肝性脑病分期、腹水、血清胆红素、血清白蛋白浓度及凝血酶原时间）的不同状态分为 3 个层次，分别记为 1 分、2 分和 3 分，并将 5 个指标计分相加，根据总和将肝脏储备功能分为 A、B、C 三级。总分 5～6 分为 A 级，手术危险度小，预后较好，1～2 年存活率为 85%～100%；总分 7～9 分为 B 级，手术危险度中等，1～2 年存活率为 60%～80%；总分 ≥ 10 分为 C 级，手术危险度较大，预后差，1～2 年存活率为 35%～45%。

表 1-21-1　Child-Pugh 分级

临床生化指标	1 分	2 分	3 分
肝性脑病（期）	无	1～2	3～4
腹水	无	轻度	中、重度
总胆红素（μmol/L）	< 34	34～51	> 51
白蛋白（g/L）	> 35	28～35	< 28
凝血酶原时间（秒）	< 4	4～6	> 6

病例点评

本病例为因肝硬化门静脉高压导致食管胃底静脉曲张破裂，上消化道大出血合并失血性休克的经典病例。患者在急诊室应用止血药物和三腔二囊管压迫止血后，在消化内镜下进行曲张静脉套扎止血和硬化治疗；病情稳定后在介入下行肝内门体分流减压手术，缓解了门静脉高压及其引起的一系列症状。然而，肝内门体分流手术会使肝性脑病的风险进一步增加。因此，对于肝硬化终末期的患者，虽然门体分流手术治疗效果显著，但并未从根本上解决肝衰竭的问题，术后仍需要长期的保肝和对症治疗，积极为肝移植争取机会。期望读者通过该案例，学习和掌握肝硬化上消化道大出血患者如何进行急救处理及肝硬化门静脉高压介入手术的护理要点。

（李誉）

笔记

病例 22　机械性肠梗阻

[病例关键词]　机械性肠梗阻；剖腹探查；粘连松解

　　肠梗阻是外科常见的疾病之一。肠梗阻的常见原因包括肠麻痹、肠腔内堵塞（粪块、肿瘤、寄生虫等）、肠管受压及粘连等。各种原因导致的肠腔变窄、肠内容物通过障碍称为机械性肠梗阻。发生机械性肠梗阻时，一般可以先通过禁食、胃肠减压及对因、对症支持治疗等非手术措施进行治疗。对于肠梗阻频发、保守治疗效果欠佳及完全性和绞窄性肠梗阻的患者，需进行手术干预。

病历摘要

　　患者，男性，68 岁。因"腹部疼痛不适、腹胀、恶心 1 天余"于 2023 年 5 月 24 日 23:05 就诊于急诊科。自诉近 3 天停止排气、排便。腹部膨隆明显（图 1-22-1），肠鸣音亢进，压痛及反跳痛（＋）。腹痛呈持续性钝痛、阵发性加剧。3 年前行腹腔镜下阑尾切除术。行腹部 X 线检查，诊断为"急性肠梗阻"，收住普外科病房。

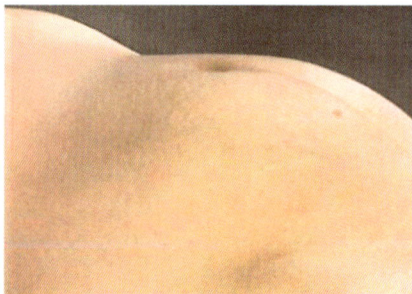

图 1-22-1　腹部膨隆

治疗与护理

紧急处置

　　入院后结合患者以往的手术病史和临床表现，考虑"单纯性机械性肠梗阻"，给予禁食及禁水、留置胃管行胃肠减压、补液、抗感染对症治疗，纠正肠梗阻引起的生理功能紊乱。积极完善相关检查，先行保守治疗，并进行手术前准备。

笔记

【病情观察及治疗要点】

1. 禁食、禁水，持续胃肠减压，灌肠。

2. 静脉补液，纠正水、电解质及酸碱平衡紊乱。

3. 酌情应用解痉剂和镇静剂缓解症状。

4. 积极防治感染和全身中毒。

【护理评估】

1. 意识及生命体征：意识清楚；体温 36.2 ℃，血压 140/78 mmHg，心率 82 次 / 分，呼吸 20 次 / 分，血氧饱和度 97%，体重指数 20.5 kg/m^2。

2. 专科查体：视诊腹部对称，稍膨隆，腹式呼吸减弱，左中上腹可见肠蠕动波，无皮疹，无腹纹，右侧腹部可见陈旧性手术瘢痕，无腹壁静脉曲张，无疝和异常隆起。触诊腹壁稍紧张，压痛及反跳痛（－），肝脾肋下未触及。叩诊呈鼓音。听诊肠鸣音亢进。

3. 辅助检查：腹部立位 X 线检查示腹部可见多个气液平面（图 1-22-2）。腹部 CT 检查可见小肠肠腔积液、气液平面。血常规示白细胞计数 10.69×10^9/L（↑），中性粒细胞绝对值 9.08×10^9/L（↑），中性粒细胞百分比 85.05%（↑），血小板计数 382.00×10^9/L（↑）。

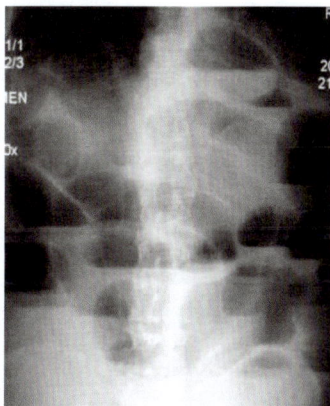

图 1-22-2　腹部 X 线检查示多个气液平面

4. 既往史及个人史：3 年前行腹腔镜下阑尾切除术，否认慢性病病史，无吸烟、饮酒史。

5. 精神及心理状况：情绪紧张，但能配合治疗。

【护理问题及护理措施】

护理问题	护理计划及措施
1. 腹痛：与肠蠕动增强或肠壁缺血有关	● 嘱患者禁食、禁水，减轻胃肠道负担。 ● 自鼻腔留置胃管，将胃肠减压器连接在胃管上并压扁形成负压，进行胃肠减压（图 1-22-3），目的是将胃内积聚的气体和液体排出体外，减轻胃肠道压力。密切观察引流液的颜色、性质和量。引流出的胃液一般为棕黄色或绿色，若出现鲜红色或暗红色，立即通知医师。

续表

护理问题	护理计划及措施
	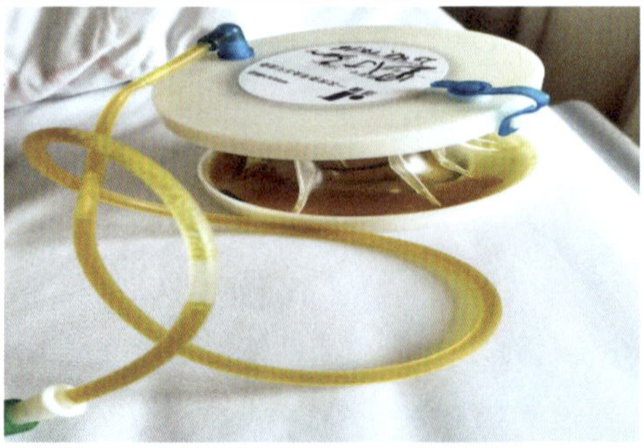 图 1-22-3　经鼻胃管胃肠减压 ● 指导患者取半卧位,以降低膈肌水平利于呼吸,同时减轻腹肌紧张。适当地下地活动。 ● 若患者有肠绞窄表现,如腹痛加剧、出现血性胃液或血性黏液便、腹部压痛及反跳痛、腹肌紧张、体温升高、脉率增快、白细胞计数升高等,应怀疑肠管缺血性坏死,立即通知医师,积极给予手术前准备。 ● 确定患者无肠绞窄症状时,可遵医嘱注射抗胆碱类药物,如山莨菪碱,以解除肠道平滑肌痉挛,抑制腺体分泌,缓解疼痛。忌用吗啡类镇痛剂,以免影响病情观察。
2. 体液不足和营养失调:与禁食及禁水、腹腔及肠腔积液、胃肠减压有关	● 准确记录出入量,严密监测尿量、皮肤弹性、尿比重,以判断血液浓缩程度;进行血清电解质化验、血气分析,了解电解质和酸碱平衡状态。 ● 建立静脉通路,遵医嘱补充电解质溶液,并输注肠外营养液(图1-22-4),以维持水、电解质及酸碱平衡,补充营养物质。 ● 合理分配输液时间和输液速度。由于静脉营养物质渗透压高,氯化钾等电解质对血管刺激性大,输液过程中应严密监测血管情况,避免发生静脉炎和软组织坏死。预计静脉营养液输注时间大于1周时,可行中长导管或中心静脉穿刺置管以保证输液安全。 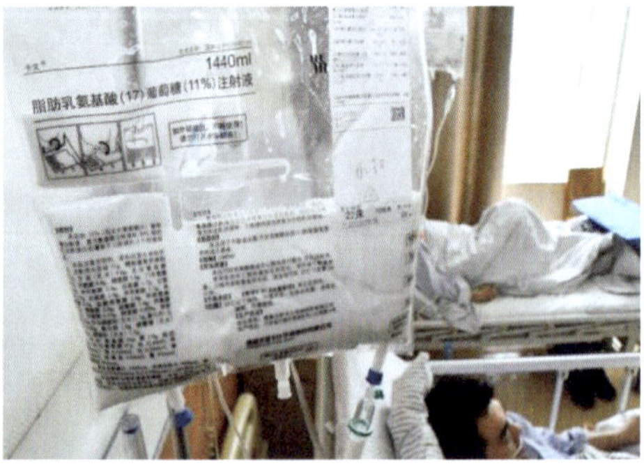 图 1-22-4　输注肠外营养液
3. 焦虑、恐惧:与突发疾病、疼痛、担心预后有关	● 加强基础护理,为患者提供良好的住院环境,提高患者舒适感。 ● 向患者及家属做好疾病宣教,用通俗易懂的语言讲解疾病的发生机制及治疗方法,解答患者疑问,缓解其焦虑、恐惧情绪。

笔记

【护理评价】

患者水、电解质紊乱得到纠正，精神可，生命体征平稳，经保守治疗 1 周后恶心、呕吐症状减轻，仍有腹痛，无自主排气、排便。情绪稳定，配合治疗和护理。

疾病进展一

经保守治疗效果不佳。5 月 31 日 10:30 患者诉腹胀、腹痛加重，于当日 18:00 进入手术室，在全身麻醉下行剖腹探查 + 肠粘连松解术。麻醉后，取正中切口，逐层切开，探查见距离回盲部约 30 cm 回肠与肠系膜明显粘连伴扭曲，近端肠管明显扩张，肠壁菲薄，大量积气、积液，远端肠管形态正常、明显干瘪（图 1-22-5）；将粘连部位仔细松解、分离，可见局部小肠色泽恢复红润，通畅度良好，其余小肠未见明显异常，留置右侧盆腔引流管 1 根，接无菌引流袋，逐层关腹，用无菌敷料覆盖切口，手术结束。静脉留置针连接自控镇痛泵。腹部腹带加压包扎（图 1-22-6），待患者神志清醒、生命体征稳定后返回普外科病房。

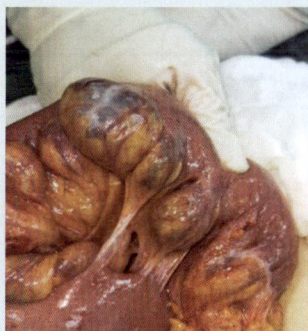

图 1-22-5　术中见肠管粘连　　图 1-22-6　术后腹带包扎

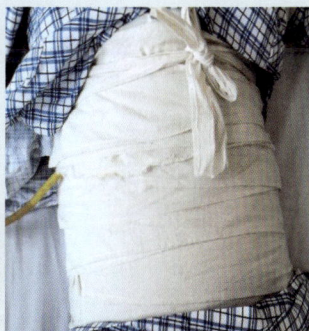

【病情观察及治疗要点】

1. 监测生命体征，记录 24 小时出入量。

2. 抗感染、抑酸、营养对症支持治疗，观察伤口及引流情况。

3. 术后早期活动，观察胃肠功能恢复情况。

【护理评估】

1. 生命体征：体温 37 ℃，血压 128/82 mmHg，心率 84 次 / 分，呼吸 20 次 / 分，血氧饱和度 97%。

笔记

2.专科查体：腹部有纵向切口，缝合整齐无明显张力，敷料无渗出；留置胃管行胃肠减压，引流液为淡黄色透亮液体；留置盆腔引流管引流通畅，可见约20 mL淡血性引流液。腹平坦，未见胃肠型及蠕动波，移动性浊音（－），肠鸣音弱，音调正常。

3.疼痛评估：视觉模拟评分4分。

【护理问题及护理措施】

护理问题	护理计划及措施
1.急性疼痛：与手术创伤有关	● 生命体征稳定后协助患者取半卧位，减轻腹部张力，减轻疼痛，利于伤口引流。 ● 自控镇痛泵持续泵入镇痛药物。镇痛效果不佳，患者感觉明显疼痛影响休息时，可间隔15分钟按压按钮追加药量。 ● 指导患者深呼吸，保持四肢放松，并根据情况采取阅读、听音乐等方式转移注意力，以缓解疼痛。 ● 咳嗽和活动时，指导患者用双手按压伤口边缘处，以降低伤口张力，减轻疼痛，并防止伤口裂开。
2.体液不足和营养失调：与术中失血、失液及长时间禁食、禁水有关	● 观察生命体征和尿量，遵医嘱补液治疗，防止血容量不足。 ● 术后继续嘱患者禁食、禁水，静脉补充水分及电解质，并进行肠外营养支持，维持机体营养代谢和水、电解质、酸碱平衡。 ● 观察患者伤口引流及胃肠功能恢复情况。若无感染征象，肠蠕动、肛门排气及排便恢复后，可遵医嘱开始进水及少量流食，观察患者反应。若无胃肠道不适反应，可逐步过渡到半流食、普食。饮食上宜循序渐进，少食多餐，以进食高蛋白、高维生素、高热量、营养易消化、不产气食物为原则。
3.潜在并发症：肠梗阻，与粘连未彻底松解和手术后产生新的粘连有关	● 术后协助患者取半卧位，指导患者在床上进行翻身、四肢伸展运动等。 ● 病情稳定后，鼓励患者早日下床活动，以促进胃肠功能的恢复，防止肠粘连。 ● 听诊肠鸣音恢复情况，观察患者腹部症状，以及肛门有无排气、排便。
4.潜在并发症：腹腔感染、切口感染	● 遵医嘱进行积极的全身抗感染和营养支持治疗，换药和倒引流液时注意执行无菌技术操作。 ● 妥善固定腹腔引流管，避免受压、扭曲，保持引流通畅。观察腹腔引流液的性状和量，发现异常及时报告。 ● 监测生命体征和体温、炎症指标变化及切口情况，若术后3～5天出现体温升高、切口红肿、疼痛时应怀疑切口感染，立即通知医师。 ● 患者出现局部或弥漫性腹膜炎表现、腹部胀痛、持续发热、白细胞计数增高、腹壁切口处红肿、腹腔引流管及周围流出浑浊液体时，应警惕腹腔内感染、切口感染及肠瘘的可能。

【护理评价】

手术后患者生命体征平稳，伤口敷料无渗血、渗液，术后首日共引流25 mL

血性液，后逐渐减少，颜色转淡。伤口无感染征象，听诊肠鸣音恢复，患者无腹痛、恶心、呕吐。疼痛轻微，不影响休息，未发生并发症。

疾病进展二

6月2日患者逐渐恢复排气，拔除胃管。6月3日患者开始进水，无异常反应后逐渐过渡到全流食、半流食、普食。6月4日拔除腹腔引流管，患者可自行下地活动，无特殊不适主诉。复查血常规、电解质、酸碱度基本正常。6月7日患者一般情况好，精神、食欲佳，进食恢复正常，有排气、排便，生命体征平稳。伤口恢复情况良好，未拆线，遵医嘱出院。

【出院延续性护理】

1. 出院后腹部继续用腹带包扎，于当地医院每3天换药1次，观察伤口情况，若有渗血、渗液、红肿、疼痛加重等情况立即就医。若伤口恢复满意，1周后拆线。术后1个月内在日常活动中避免做造成腹压增高的动作，打喷嚏、咳嗽时需保护好伤口，避免裂开。

2. 指导患者自我监测病情，若出现腹痛、腹胀、呕吐及停止排气、排便等不适，及时就诊。

3. 指导患者调整饮食，进食高维生素、富含纤维素、易消化的食物，少食辛辣刺激性食物，避免暴饮暴食。保持排便通畅，避免便秘。

4. 指导患者正确运动，可循序渐进适量锻炼，避免长时间卧床和剧烈活动。养成良好的生活习惯，保持心情愉快，保证充足的睡眠。

临床转归

出院1个月随访，患者精神、食欲好，情绪稳定。腹部伤口已愈合。正常饮食，无不适，大小便无异常，无腹部不适症状。

笔记

【机械性肠梗阻临床护理思维导图】

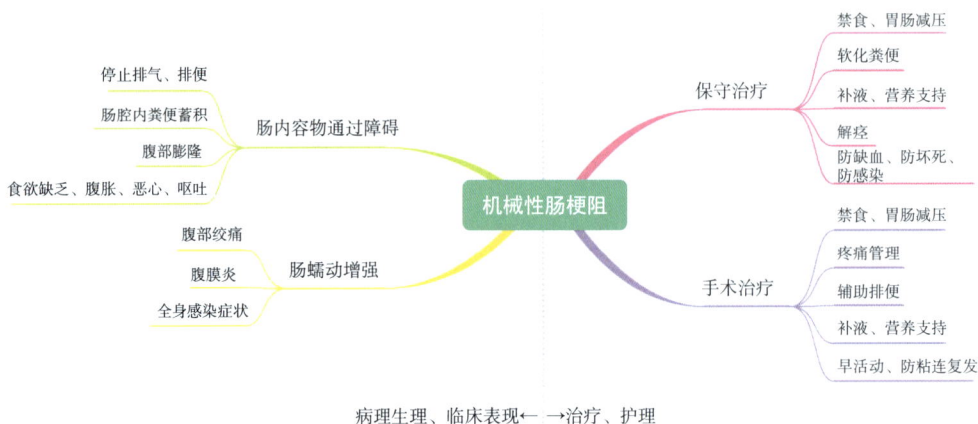

停止排气、排便
肠腔内粪便蓄积
腹部膨隆
食欲缺乏、腹胀、恶心、呕吐
肠内容物通过障碍

腹部绞痛
腹膜炎
全身感染症状
肠蠕动增强

机械性肠梗阻

保守治疗
禁食、胃肠减压
软化粪便
补液、营养支持
解痉
防缺血、防坏死、防感染

手术治疗
禁食、胃肠减压
疼痛管理
辅助排便
补液、营养支持
早活动、防粘连复发

病理生理、临床表现← →治疗、护理

病例点评

　　肠粘连是腹部外科手术后常见的并发症，常常导致完全性或不完全性肠梗阻，甚至肠缺血性坏死。当肠梗阻反复发作或者保守治疗无效时，常需要外科手术松解。本案例患者阑尾炎手术后发生肠粘连及肠梗阻，经过腹部切开手术松解后痊愈。然而，再次行外科手术后，若康复不到位，可能再次引发肠粘连和肠梗阻。因此应注重术后康复，早日下地活动，促进肠蠕动，预防肠粘连。

（王慧琴）

病例 23　急性化脓性阑尾炎

[病例关键词]　急性阑尾炎；化脓性感染；高热

急性阑尾炎是外科最常见的急腹症之一，主要由阑尾管腔阻塞、细菌感染所致，患者可表现为腹痛、发热、胃肠功能障碍等。炎症扩散还可引起阑尾穿孔和弥漫性腹膜炎。急性阑尾炎主要采用手术治疗，传统的手术方式是开腹阑尾切除手术。近年来，腹腔镜下阑尾切除手术应用越来越广泛，可大大减少开腹手术所引起的创伤。

病历摘要

患者，女性，16 岁。2023 年 6 月 9 日早晨自感剑突下疼痛，体温 37.1 ℃，在家自行服用消炎药后症状缓解。6 月 10 日上午自觉右下腹疼痛并逐渐加重，中午疼痛明显加重并出现恶心、呕吐，体温 38.2 ℃，随即于 13:35 至急诊科就诊。行腹部 CT 提示急性化脓性阑尾炎，拟行急诊阑尾切除手术。

治疗与护理

紧急处置

在急诊室给予禁食、禁水、开放液路，以及静脉输注抗菌药物、补液、退热等对症处理，给予物理降温。积极完善相关检查，进一步诊断为"急性化脓性阑尾炎，局限性腹膜炎"。进行手术前准备。

【病情观察及治疗要点】

1. 禁食、禁水，抗感染、补液治疗。

笔记

145

2. 观察生命体征，进行降温治疗。

3. 急诊手术前准备。

【护理评估】

1. 意识及生命体征：意识清楚；体温 39 ℃，血压 122/80 mmHg，心率 102 次 / 分，呼吸 24 次 / 分，血氧饱和度 98%（未吸氧），体重指数 22 kg/m^2。

2. 专科查体：腹部平坦，未见胃肠型及蠕动波，右下腹压痛、反跳痛（+），以麦氏点为著，局部腹肌紧张，未触及明显肿块。叩诊无明显鼓音，听诊肠鸣音 1 ～ 2 次 / 分。

3. 辅助检查：血常规示白细胞计数 16.72×10^9/L（↑），中性粒细胞百分比 87.40%（↑），中性粒细胞计数 14.61×10^9/L（↑）；生化检查示 C 反应蛋白 16.73 mg/L（↑）。腹部超声示右下腹阑尾区可探及一腊肠样低回声，范围约 6.4 cm×1.4 cm，其内部可探及少量血流信号，其周围未探及明显液性区。

4. 既往史及个人史：既往体健，否认慢性病病史，无吸烟、饮酒史。

5. 精神及心理状况：痛苦面容，情绪紧张，配合治疗。

6. 疼痛评估：视觉模拟评分 7 分。

【护理问题及护理措施】

护理问题	护理计划及措施
1. 腹痛：与阑尾急性炎症有关	● 嘱患者禁食、禁水，协助患者采取舒适体位。 ● 诊断明确后遵医嘱注射间苯三酚行解痉镇痛治疗，注意观察腹部体征，以免掩盖病情。 ● 指导家属与患者沟通，缓解焦虑情绪，转移患者的注意力。
2. 体温升高：与化脓性感染有关	● 肌内注射复方氨林巴比妥，同时配合温水擦浴物理降温。 ● 遵医嘱静脉输注抗菌药物治疗，并补充水和电解质。
3. 焦虑、恐惧	● 向患者及家属讲解急性阑尾炎发生的原因和治疗方法，消除其疑虑和恐惧心理。 ● 指导家属与患者沟通，提供陪伴和心理支持，与患者共同面对疾病。
4. 手术前准备	● 清洁腹部皮肤，尤其是脐部，更换手术衣裤。 ● 禁服泻药及灌肠，以免肠蠕动加快导致阑尾穿孔和炎症扩散。

【护理评价】

患者生命体征平稳，体温下降至 36.7 ℃，疼痛减轻，可耐受。手术前准备完成，情绪稍紧张，配合治疗。

疾病进展一

　　患者于 6 月 10 日 17:50 进入手术室，进行全身麻醉后，在腹腔镜下行阑尾切除术。腹部做三孔小切口，置入腹腔镜，注入 CO_2 建立人工气腹，镜下见阑尾整体水肿增粗，向盆腔延伸，表面可见脓性物渗出；分离阑尾周围组织及血管后切除并取出阑尾，盆腔留置 1 条引流管后结束手术。麻醉苏醒后转入普外科病房，切除的阑尾组织标本送病理检查。

【病情观察及治疗要点】

1. 监测生命体征，观察腹部症状、体征变化。

2. 抗菌药物治疗，观察体温和炎症指标变化。

3. 观察伤口敷料及引流情况。

4. 鼓励患者尽早活动，防止并发症。

【护理评估】

1. 意识及生命体征：意识清楚；体温 37.9 ℃，血压 125/80 mmHg，心率 80 次 / 分，呼吸 18 次 / 分，血氧饱和度 98%。

2. 专科查体：腹部平软，无腹肌紧张。腹部切口用无菌敷料包扎，盆腔引流管通畅，引流液颜色呈淡血性，切口处敷料无渗血及渗液，腹部无压痛、反跳痛（图 1-23-1）。

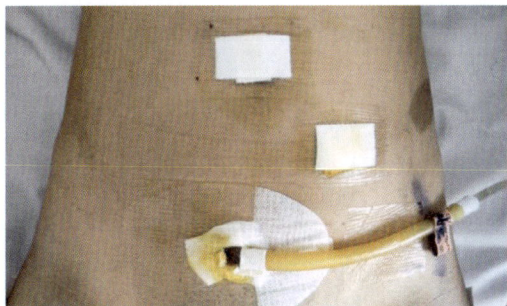

图 1-23-1　阑尾炎术后切口

3. 辅助检查：血常规示白细胞计数 12.26×10^9/L（↑），中性粒细胞百分比 72.37%，中性粒细胞计数 8.87×10^9/L。

【护理问题及护理措施】

护理问题	护理计划及措施
1. 有出血风险	● 监测生命体征，及时发现并纠正血容量不足。 ● 手术回病房后妥善固定引流管，防止引流管受压、扭曲和脱出；密切观察引流液的颜色、量和性质，以及手术切口处是否有渗血。若持续引流出鲜红色液体，引流管触摸有温热感，提示有腹腔活动性出血，应报告医师及时处置。 ● 一旦发生术后大量出血，立即遵医嘱补液、止血，必要时输血和行紧急手术止血。
2. 急性疼痛：与手术创伤有关	● 生命体征平稳后，指导患者采取半卧位，咳嗽、翻身和活动时用双手按压伤口，以减小腹壁张力、减轻疼痛。 ● 指导患者进行深呼吸放松训练法、听音乐、看视频转移注意力，减轻疼痛。 ● 若疼痛严重，遵医嘱静脉使用氟比洛芬酯注射液或间苯三酚镇痛，观察镇痛效果及不良反应。
3. 潜在并发症：伤口感染和腹腔内感染	● 保持伤口敷料干燥、清洁，定期换药，严格遵循无菌技术原则。 ● 遵医嘱准确及时应用抗菌药物。 ● 观察体温变化。术后3天体温升高但不超过38.5 ℃，一般为手术创伤和炎症吸收热，适当采取物理降温的方法。若体温超过38.5 ℃，伤口引流液浑浊或手术切口出现红肿、分泌物，立即通知医师。留取引流液和分泌物进行细菌培养，选择敏感抗菌药物治疗感染。
4. 营养失调：低于机体需要量，与禁食、禁水有关	● 术后当天禁食、禁水，静脉补充水、电解质和营养物质。 ● 观察胃肠道恢复情况，肠蠕动恢复，肛门排气后可遵医嘱开始饮水，无不适后开始进流食，并逐步恢复到普食。 ● 饮食以清淡、易消化的食物为主。不宜食用牛奶、豆浆及甜食，避免肠道产气增多导致腹胀；禁食生冷、刺激性食物。
5. 潜在并发症：肠粘连	● 生命体征稳定后鼓励患者在床上活动四肢，教会其翻身和变换体位的方法，避免引流管受压和脱出。 ● 术后次日，协助患者下床活动，注意避免引流管牵拉或脱出，防止跌倒。

【护理评价】

手术后，患者一般情况好，体温最高37.9 ℃，其余生命体征平稳，腹部切口轻度疼痛可耐受，伤口敷料无渗血，引流管首日引流约30 mL淡血性液，后量减少且颜色变淡。患者可自由活动，无异常情况。

疾病进展二

6月12日患者体温恢复正常。6月13日引流管无引流液，给予拔除；腹软，无压痛及腹肌紧张，无腹胀，无切口及腹腔内感染征象，血常规恢复正常。病理检查回报阑尾各层组织大量炎性细胞浸润，脓液中含大量中性粒细胞及坏死组织，与临床相符。6月15日患者精神、食欲佳，生命体征平稳，大小便正常，无特殊不适主诉，伤口无异常表现，遵医嘱出院。

笔记

【出院延续性护理】

1.居家恢复期间注意保持伤口处清洁、干燥,若伤口出现红肿、渗液等异常情况时随时就诊。

2.注意休息,避免劳累,伤口完全愈合后逐渐恢复正常的学习、生活。

3.日常自我监测病情,若有腹痛、腹胀、恶心、呕吐、停止排气及排便等症状时及时就诊。

临床转归

出院1个月随访,患者精神、食欲好,情绪稳定,伤口已愈合。正常上学。

【急性化脓性阑尾炎临床护理思维导图】

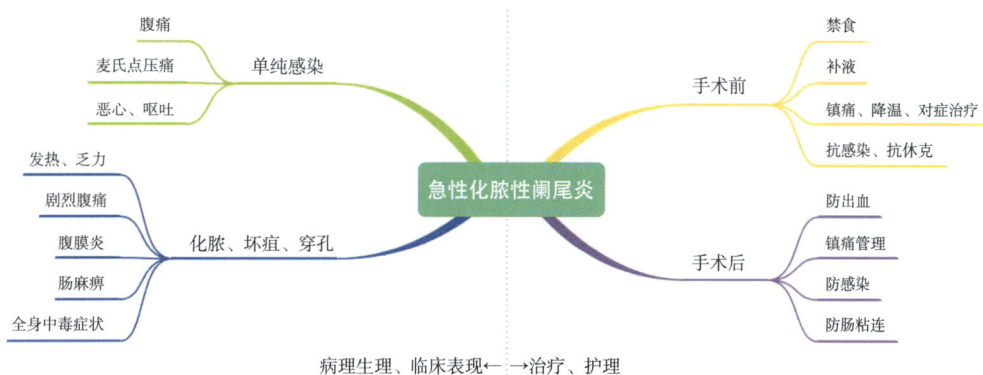

急性化脓性阑尾炎

单纯感染：腹痛、麦氏点压痛、恶心、呕吐

化脓、坏疽、穿孔：发热、乏力、剧烈腹痛、腹膜炎、肠麻痹、全身中毒症状

手术前：禁食、补液、镇痛、降温、对症治疗、抗感染、抗休克

手术后：防出血、镇痛管理、防感染、防肠粘连

病理生理、临床表现 ← → 治疗、护理

【知识链接】

CO_2 气腹是指进行腹腔镜检查和手术时,通过向腹腔内注入 CO_2 气体将腹壁与腹腔脏器隔开,形成手术操作空间。然而, CO_2 气腹也会对患者生理功能造成一定的影响。首先, CO_2 气腹使腹腔压增高,可能对患者的心肺功能产生一定的影响;其次, CO_2 在血浆中有较高的弥散性和溶解度,可导致交感神经兴奋性增加,使患者出现腹胀、肩背部疼痛、皮下气肿、呼吸困难、心律失常、下肢静脉淤血、血压增高、颅内压增高等症状。对于出现不适反应的患者,积极给予对症处理,如保持呼吸道通畅、持续低流量吸氧、按摩胀痛部位等,多数患者可自行缓解。症状严重时需加强监测,配合医师积极处理。

笔记

病例点评

临床上急性阑尾炎较为常见，发病急、疼痛剧烈，脓肿形成并穿孔破入腹腔时还可引起急性腹膜炎和全身中毒症状。本病例为急性化脓性阑尾炎患者，出现高热和急性腹膜炎症状，手术中可见阑尾表面有脓液渗出。经过手术切除阑尾并配合全身应用抗菌药物，感染得到控制。急性阑尾炎早期诊断和手术治疗可以避免进一步化脓和穿孔。护理中除观察患者腹部的症状和体征外，还应关注患者是否有全身感染症状，避免出现脓毒血症。

（王慧琴）

病例 24 同种异体肝移植

[病例关键词] 终末期肝病；腹水；肝移植；排斥反应；肝肾综合征；
人工肝技术

对于各种原因引起的终末期肝病，肝移植（liver transplantation）是唯一有效的治疗方法。高质量的供肝是保证肝移植成功的首要关键。然而，目前待移植群体增多和供肝短缺的矛盾日益突出，成为肝移植手术的主要障碍。根据供体肝脏的不同，目前采用的同种异体肝移植可以分为尸体肝移植和活体肝移植。按照供肝种植部位的不同，可分为原位肝移植和异位肝移植。原位肝移植按照供肝的静脉与受体下腔静脉的吻合方式不同，又可分为经典原位肝移植和背驮式肝移植。目前全球开展最多的手术方式是同种异体原位肝移植术，即切除患者病肝后，按照人体正常的解剖结构将供体肝脏植入受体（患者）原来肝脏所处的部位。

📋 病历摘要

患者，女性，47 岁。2004 年出现食欲减退、乏力、皮肤色素沉着、黄疸等肝病症状，以及运动迟缓、静止性震颤等神经系统症状，诊断为"肝豆状核变性"，口服青霉胺治疗；之后疾病逐渐进展，于 2014 年出现脾大、全血细胞减少等脾功能亢进症状，行脾切除手术治疗后症状缓解。2022 年因腹水行 TIPS 治疗，术后 2 年间曾出现血管堵塞 4 次，第 3 次堵塞后进行 TIPS 支架内血栓清除术和抗凝治疗，之后出现牙龈出血、肝性脑病、步态不稳、右臂活动不利、听力下降等症状；2023 年 12 月第 4 次堵塞后，再次行 TIPS 支架内血栓清除术后出现上消化道出血伴中度贫血，给予输血治疗后腹水减轻，但出院后 1 周腹水再次增多，诊断为"肝豆状核变性、肝硬化失代偿期、腹水、门静脉血栓形成、肝性脑病、脾切除术后、肝肾综合征等"，拟行肝移植手术，提交器官移植申请。经中国人体器官捐献管理中心分配供体，经人体器官移植伦理委员会审核通过后于 2024 年 1 月 11 日入住普外科肝胆病区，择期行同种异体原位肝移植手术，供体由一位重症脑死亡患者捐献。

笔记

治疗与护理

紧急处置

遵医嘱完善相关检查，维持生命体征和内环境稳态，积极进行手术前准备，排除手术禁忌证。

【病情观察及治疗要点】

1. 监测生命体征。

2. 观察凝血功能指标和有无出血倾向。

3. 评估营养状况，术前适当进行营养支持。

4. 观察有无肝性脑病的相关症状，去除诱因、调整蛋白质摄入，必要时进行人工肝治疗。

5. 完善相关检查和术前准备。

6. 缓解焦虑情绪，保持良好的心理状态。

【护理评估】

1. 意识及生命体征：意识清楚；体温 36.3 ℃，血压 121/78 mmHg，心率 74 次/分，呼吸 17 次/分，血氧饱和度 97%；近 1 个月体重下降 2 kg，目前体重指数为 18.07 kg/m²。

2. 专科查体：发育及体形正常；全身皮肤及巩膜未见明显黄染，表情自如，睡眠一般，饮食及大便可，尿量少。口唇正常，全身浅表淋巴结无肿大；双肺呼吸活动度一致，呼吸节律正常，双肺呼吸音清，未闻及干、湿啰音；心音正常，各瓣膜听诊区未闻及杂音，未闻及心包摩擦音；腹部膨隆，未见胃肠型及蠕动波；腹软，肝区压痛（＋），无反跳痛，肝脾肋下未触及，移动性浊音（＋），肠鸣音减弱，约 2 次/分，未触及肿块。

3. 辅助检查：胸腹部超声示双侧胸腔未见明显积液，腹腔可见大量积液。CT 静脉造影成像示 TIPS 后管腔内充盈缺损、肝硬化、腹水、食管胃底静脉曲张、脾切除术后、胆囊结石、胆囊炎、肝多发囊肿。血常规示红细胞计数 3.04×10^{12}/L（↓），血红蛋白浓度 78.00 g/L（↓）；生化检查示白蛋白 32.50 g/L（↓），前白蛋白 50.00 mg/L（↓），丙氨酸氨基转移酶 55.00 U/L（↑），天冬氨酸氨基转移酶 43.00 U/L（↑），尿素 8.01 mmol/L（↑），肌酐 99.00 μmol/L（↑）；凝血功能检查示凝血酶原时间 20.40 秒（↑），凝血酶原活动度 44.00%（↓），国际标准化比值 1.54（↑），D- 二聚体 8.76 mg/L（↑），纤维蛋白原 0.84 g/L（↓）。

4. 既往史及个人史：无高血压、糖尿病、心脑血管疾病病史，无传染病及特殊病原菌、有毒物质接触史。

5. 精神及心理状况：精神状态尚可，情绪轻度焦虑，配合治疗。

【护理问题及护理措施】

护理问题	护理计划及措施
1. 有出血危险：与肝功能异常导致凝血功能障碍及食管胃底静脉曲张有关	● 观察生命体征，如血压、心率等。 ● 监测患者的凝血指标，密切观察有无出血征象，如皮肤、黏膜淤点和淤斑，以及呕血、便血等情况。 ● 穿刺后适当延长按压时间，防止淤斑和皮下血肿。 ● 指导患者进食软质、温凉的食物，避免坚硬食物引起食管胃底静脉损伤出血。 ● 存在严重凝血功能障碍时，遵医嘱输注新鲜冰冻血浆、凝血酶原复合物和纤维蛋白原等；存在纤维蛋白溶解时，应用氨甲环酸或氨甲苯酸等抗纤维蛋白溶解药物。
2. 营养失调：与肝硬化引起消化、吸收和蛋白合成障碍有关	● 患者存在较高的营养不足风险。根据患者的营养指标由营养科制定食谱，原则如下： ① 每天目标能量摄入为 30～35 kcal/kg 或 1.3 倍静息能量消耗量。 ② 每天目标蛋白质摄入为 1.2～1.5 g/kg；脂肪应占总能量的 30%～50%；糖类占总能量的 50%～70%，以低聚糖和多聚糖为主，并注意监测血糖，适当补充各种维生素及微量元素。 ③ 术前已经发生肝性脑病，蛋白质摄入应以植物蛋白（每天 1.0～1.5 g/kg）或支链氨基酸制剂（每天 0.25 g/kg）为主，同时增加膳食纤维摄入量、补充肠道益生菌。 ④ 有大量腹水，应严格限制钠的摄入量为每天 80～120 mmol（相当于氯化钠 4～6 g）。严重稀释性低钠血症（血钠＜125 mmol/L）需限制水的摄入量为每天不超过 1000 mL。 ● 肠道有功能则口服或鼻饲，肠内营养无法满足时可以联合肠外营养，即静脉营养治疗。
3. 潜在并发症：肝性脑病	● 积极去除肝性脑病诱因，如纠正水、电解质及酸碱平衡紊乱，调整蛋白质及营养素的摄入，避免消化道出血、感染等。 ● 密切观察患者的认知、情绪和定向力，及时发现肝性脑病的初期症状并尽早干预。 ● 减少肠内氮源性物质的生成与吸收，如遵医嘱为患者口服乳果糖、益生菌制剂，口服利福昔明、替硝唑等抗菌药物；遵医嘱静脉使用精氨酸、门冬氨酸鸟氨酸及支链氨基酸等降氨药物；可给予弱酸性溶液灌肠，如白醋等。 ● 以上方法无效时，遵医嘱进行人工肝治疗（见知识链接）。

续表

护理问题	护理计划及措施
4. 肾功能损伤：与原发病引起肝衰竭、腹水从而导致肾血流不足、代谢紊乱有关	● 密切观察患者的尿量和肌酐、尿素氮等化验结果，关注患者肝肾综合征的进展状况。
5. 体液过多：与门静脉高压引起大量腹水有关	● 动态观察患者的尿量和腹围变化。 ● 遵医嘱服用利尿剂，如呋塞米，促进体液排出。 ● 遵医嘱补充人血白蛋白，纠正水、电解质及酸碱平衡紊乱。 ● 大量腹水时，由医师进行腹腔穿刺引流腹水，做好腹腔引流的护理。
6. 恐惧、焦虑：与担心手术和预后有关	● 与患者交流，告知患者配合医护人员积极治疗对于手术成功的重要性，取得患者的信任。 ● 详细讲解术中及术后注意事项，讲述成功的手术案例，缓解患者的焦虑情绪，使其对手术有信心。
7. 手术前准备	● 指导患者预防全身各部位感染，密切监测体温变化，及时发现感染征象。 ● 勤洗手，饮食清洁，防寒保暖，避免去人群密集的地方，必要时佩戴口罩。 ● 做好皮肤准备，术前淋浴，手术前晚用消毒液擦身，预防皮肤感染。手术当日备皮，范围为从乳头至耻骨联合平面，两侧分别至腋后线。 ● 指导患者进行床上大小便训练，便于术后床上排便。手术前晚给予肠道准备。

【护理评价】

患者生命体征平稳，肝脏和肾脏功能相对稳定，凝血功能轻微异常，经营养支持、补充白蛋白、利尿、穿刺放腹水等治疗后腹水中量，白蛋白仍偏低，无出血、感染和肝性脑病征象。患者情绪稍紧张，能够配合医护人员，术前准备满意。

疾病进展一

患者及供者于1月18日7:30进入手术室。供者撤除生命支持，呼吸、心跳停止后5分钟，逐层开腹，采用肝肾联合快速切取法，将供肝及供肾取出，并进行肝肾分离。然后对供肝的血管及胆管进行修整（图1-24-1），做好移植前的准备工作。患者全身麻醉，逐层开腹，游离病变肝脏，行肝动脉及胆管离断，阻断门静脉及下腔静脉。将准备好的供体肝脏植入患者腹腔内，进行背驮式肝移植（见知识链接），依次吻合肝上下腔静脉、门静脉、肝动脉、胆管等各个血管和胆道（图1-24-2，图1-24-3），吻合成功后开放新肝血流，见肝脏血供恢复，血流通畅（图1-24-4）。留置T管及左肝下、右肝上、右肝下等部位引流管，逐层缝合关腹（图1-24-5）。手术完成，历时10小时。

疾病进展一

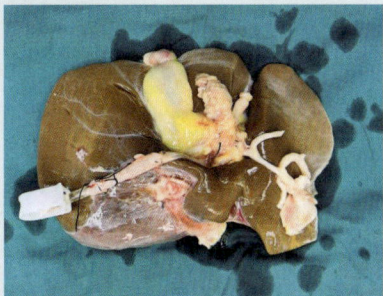

图 1-24-1　供肝修整

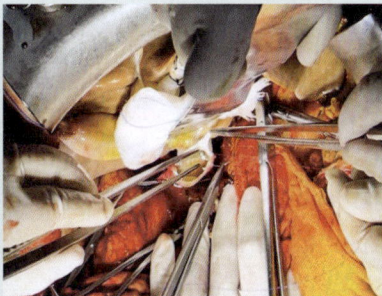

图 1-24-2　吻合肝脏血管

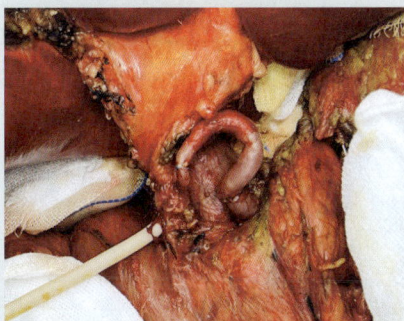

图 1-24-3　吻合胆道

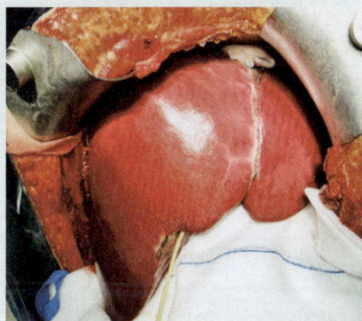

图 1-24-4　移植肝脏恢复血流

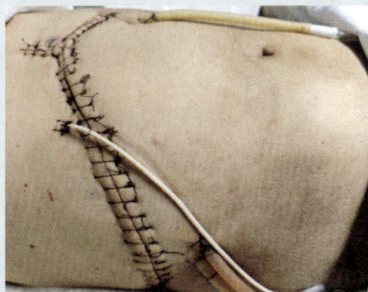

图 1-24-5　移植肝周留置引流管及 T 管

　　术后患者麻醉未醒，气管插管转入 ICU，给予特级护理，持续心电、血氧饱和度监测，呼吸机辅助呼吸，并给予镇痛、镇静、保肝、利尿、抗感染、抗排斥治疗。次日患者神志清楚，拔除气管插管，但转氨酶及血清肌酐水平高。之后随着肝功能恢复及各项治疗跟进，转氨酶及凝血功能指标持续好转，但尿量少，血清肌酐进行性升高，给予床旁血液滤过治疗。术前及术后转氨酶、血清肌酐指标见表 1-24-1。

笔记

疾病进展一

表 1-24-1　术前及术后转氨酶、肌酐指标变化

	天冬氨酸氨基转移酶（U/L）	丙氨酸氨基转移酶（U/L）	肌酐（μmol/L）
手术前	43	55	99
术后第 1 天	6684	1989	178.2
术后第 2 天	245	669	209.6
术后第 4 天	82	418	107.1
术后第 7 天	72	114	93.7
术后第 12 天	7	20	115
术后第 20 天	6	6	99
术后第 28 天	14	5	75
术后半年	14	7	73

【病情观察及治疗要点】

1. 密切监测生命体征、经皮动脉血氧饱和度、中心静脉压、膀胱压及全身重要脏器功能。

2. 观察移植肝切口及引流情况，预防出血。

3. 保护性隔离，预防感染。

4. 动态跟进术后相关实验室检查：血细胞分析、血生化、动脉血气分析、凝血指标、细菌培养等。

5. 给予呼吸支持，纠正水、电解质及酸碱平衡紊乱，补液，保肝，改善凝血，抗感染，营养支持，抑酸，镇静、镇痛及抗排斥等治疗。

6. 预防术后各种并发症：吻合口瘘、腹腔感染、出血、多脏器功能障碍等。

【护理评估】

1. 意识、生命体征及尿量评估：意识呈镇静状态，Ramsay 镇静评分 4 分（入睡状态，可唤醒）；体温 37.8 ℃，血压 134/72 mmHg，心率 97 次 / 分，呼吸 18 次 / 分，血氧饱和度 100%（呼吸机），24 小时尿量 1060 mL。

2. 循环与呼吸评估：血流动力学稳定，经口气管插管，呼吸机辅助呼吸，氧合指数 356 mmHg，试脱呼吸机后拔除气管插管，给予鼻导管吸氧 4 L/min，血氧饱和度 98%。

笔记

3. 实验室检查：术后第 1 天，血红蛋白浓度 91.00 g/L（↓），血小板计数 67.00×10⁹/L（↓）；白细胞计数 12.10×10⁹/L（↑），中性粒细胞百分比 92.90%（↑），白细胞介素 -6 10.78 pg/mL（↑），降钙素原 13.294 ng/mL（↑）；丙氨酸氨基转移酶 1989.00 U/L（↑），天冬氨酸氨基转移酶 6684.00 U/L（↑），总胆红素 37.40 μmol/L（↑），直接胆红素 23.20 μmol/L（↑），肌酐 178.20 μmol/L（↑）；凝血酶原时间 15.40 秒（↑），D- 二聚体 20.30 mg/L（↑）。提示存在贫血、感染、肝功能障碍、肝功能障碍导致的凝血时间延长与术后血液高凝状态、急性肾损伤等。

4. 术区评估：肝移植区域无明显的肿胀和疼痛，数字分级评分 3 分，切口敷料清洁、无渗血，右肝上、左肝下、右肝下引流管通畅，引流液为淡血性。T 管引流液为黄绿色。

5. 腹内压评估：通过导尿管测量膀胱压可以间接反映腹内压。术后第 1 天膀胱压为 13 mmHg（↑），显著高于正常值（0～5 mmHg），第 2、第 3 天膀胱压分别为 11 mmHg、8 mmHg，呈现逐渐下降的趋势。

【护理问题及护理措施】

护理问题	护理计划及措施
1. 潜在并发症：手术部位出血	● 密切观察生命体征，若引流量无明显增多，但出现血压进行性下降、心率加快等失血性休克的表现，同时伴有移植肝区疼痛，提示腹腔内出血，应及时通知医师协助处理。 ● 保持各引流管引流通畅，密切观察伤口引流及渗出情况，若术后引流液较多（每小时＞100 mL），呈鲜红色，患者移植肝区出现剧痛、膨隆，同时出现局部压痛、反跳痛等体征，提示出血征象。 ● 保持液路通畅，做好出血时补液、扩容的准备。 ● 监测血常规、凝血指标，必要时遵医嘱静脉输注浓缩红细胞、新鲜冰冻血浆、凝血因子、冷沉淀、血小板等改善贫血及凝血功能。 ● 翻身、活动时注意保护好引流管，避免脱出。禁止右侧卧位，以免移植肝脏受压迫而出血。有咳痰困难需要拍背时，注意避免叩击振动腹部引起吻合口出血。
2. 有感染风险：与手术创伤和使用免疫抑制剂有关	● 术后单间保护性隔离，做好病房消毒工作，医务人员严格遵循手卫生和无菌操作原则。 ● 加强气道护理，患者病情稳定后尽早拔除气管插管。拔管后鼓励患者咳嗽、咳痰，给予雾化、定时翻身拍背，预防肺部感染。 ● 遵医嘱合理使用抗菌药物，针对供者血培养、供肝保存液培养结果及患者各种标本细菌培养结果，选取敏感抗菌药物。 ● 观察伤口有无红肿及异常分泌物，及时给予换药，必要时留取伤口分泌物进行细菌培养。 ● 监测患者体温，遵医嘱采集血常规、C 反应蛋白、降钙素原等标本，及早发现感染征象。

续表

护理问题	护理计划及措施
3. 水、电解质紊乱：与肝、肾功能障碍有关	● 动态监测尿量、尿常规、血肌酐及电解质等的变化。 ● 保证血容量和肾脏灌注，尽量避免使用肝、肾损害药物。 ● 肾功能指标持续升高时，行床旁血液滤过治疗。
4. 潜在并发症：肝动脉血栓形成和栓塞	● 肝动脉栓塞可表现为胆汁分泌减少、颜色变淡、转氨酶升高、皮肤黄染、肝性脑病症状甚至多器官功能衰竭。因此应密切观察胆汁引流的量和颜色，定期复查转氨酶和超声肝血流，观察患者皮肤颜色的变化。
5. 有排斥反应风险：与异体器官移植有关	● 严格按时、按量使用抗免疫反应的药物（他克莫司、吗替麦考酚酯、泼尼松等），密切观察药物的不良反应，定期监测血药浓度。 ● 严密观察患者的身体反应，如一般情况、主诉、生命体征、尿量及伤口引流等情况。患者出现畏寒、发热、肝区胀痛、皮肤黄染、胆汁引流异常、血清胆红素及转氨酶急剧升高等变化，应警惕排斥反应的发生，立即通知医师处理。
6. 疼痛：与手术创伤有关	● 向患者说明疼痛的原因及缓解的方法，鼓励患者积极表达疼痛。 ● 进行动态疼痛评估，遵医嘱使用芬太尼持续静脉泵入镇痛，使数字分级评分控制在 3 分之内，避免疼痛引起烦躁和睡眠障碍。
7. 营养不足：低于机体需要量	● 肝移植术后 6 小时内，应以维持机体内环境平衡和稳定生命体征、保护移植肝和重要器官功能为重点；随着病情的稳定，逐渐增加能量和蛋白质的供给，每天目标能量摄入量为 30～35 kcal/kg，每天补充蛋白质 1.2～1.5 g/kg，脂肪占总能量的 30%～50%，糖类占总能量的 50%～70%。 ● 肝移植术后 12 小时即可经胃管给予少量肠内营养液，评估胃肠功能和耐受情况；逐渐增加营养液的量并过渡到经口饮食。 ● 饮食中要增加膳食纤维的摄入，以保持大便通畅，避免用力排便引起腹压过高。排便困难时遵医嘱服用乳果糖口服液通便或给予开塞露辅助排便。 ● 围手术期遵医嘱口服活性益生菌制剂，如酪酸梭菌活菌散，以维持肠道微生态平衡。
8. 潜在并发症：肺炎、深静脉血栓、压力性损伤	● 协助翻身，预防压力性损伤。 ● 鼓励患者进行床上活动，尤其要注意加强双下肢的踝泵运动，预防深静脉血栓形成。 ● 指导患者进行深呼吸训练并活动双上肢，帮助患者有效咳痰。痰液黏稠时雾化吸入乙酰半胱氨酸促进排痰，保持呼吸道通畅。

【护理评价】

术后患者生命体征逐渐平稳，切口无感染，各引流管引流量和性状正常，无活动性出血征象。肝功能持续好转，经过利尿、持续床旁血液滤过等治疗后肾功能逐渐好转。手术后体重较术前无明显改变。伤口轻微疼痛，不影响休息，无排斥反应和并发症发生。

笔记

疾病进展二

  术后第 3 天患者胃肠功能恢复，开始进流食。复查胸腹部 CT 无明显异常，超声检查提示肝血流量正常（图 1-24-6）。经治疗肝肾功能逐渐好转，于 1 月 30 日转普外科肝胆病区继续治疗。2 月 1 日复查肝功能正常，肾功能逐渐好转，拔除肝周 3 根引流管，仅保留 T 管，继续给予抗排斥、营养支持等对症治疗，并逐步下地活动。

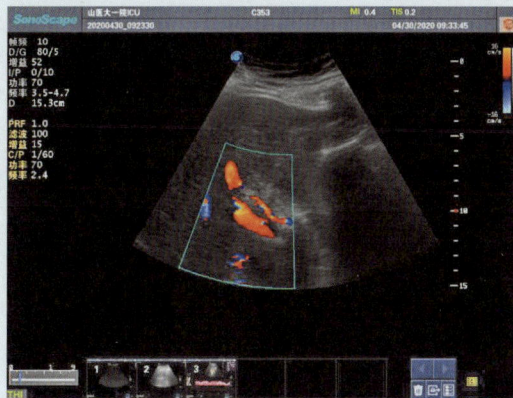

图 1-24-6   肝动脉和门静脉彩色多普勒超声

【病情观察及治疗要点】

1. 密切观察生命体征变化。

2. 观察 T 管引流液的量及性状。

3. 给予饮食指导和营养支持治疗。

4. 动态跟进相关实验室检查：血细胞分析、血生化、肝功能、肾功能、凝血功能及血药浓度等。

5. 预防各种并发症：感染、水电解质紊乱、静脉血栓栓塞（venous thromboembolism，VTE）、多器官功能障碍等。

6. 对症治疗：根据实验室检查结果，给予抗感染、保肝、利尿、连续性肾脏替代治疗、抗排斥等对症治疗。

【护理评估】

1. 意识及生命体征评估：意识清楚，各项生命体征平稳，均波动于正常范围。

2. 营养评估：NRS 2002 评分为 5 分，提示存在营养不良风险。

笔记

3. 实验室检查：术后第 3 天，患者白细胞计数 $11.0 \times 10^9/L$（↑），中性粒细胞百分比 85.9%（↑）；丙氨酸氨基转移酶 532.0 U/L（↑），天冬氨酸氨基转移酶 208.0 U/L（↑），总胆红素 27.3 μmol/L（↑），直接胆红素 16.7 μmol/L，肌酐 210.5 μmol/L（↑）。提示感染指标及肝功能较前好转，肾功能指标没有明显好转。遵医嘱给予抗感染、保肝、利尿、连续性肾脏替代治疗、抗排斥等对症治疗后，患者各项指标均逐渐好转。

4. 引流管评估：各引流管引流通畅，右肝上、左肝下、右肝下引流管引流量逐渐减少且无新鲜出血，引流管周围无明显渗血、渗液，T 管每天引流约 200 mL 金黄色胆汁。

5. 早期康复评估：VTE 评分（Caprini 血栓风险评估量表）5 分，属高危；卧床存在坠积性肺炎风险；患者食欲差，体力弱。提示患者需进行早期康复，防止下肢深静脉血栓形成、肺部感染及肠功能减弱等并发症。

6. 心理评估：心理状态相对稳定，但仍需进行动态评估。

【护理问题及护理措施】

护理问题	护理计划及措施
1. 潜在并发症：肝、肾功能再次受损，水、电解质紊乱	● 定时抽血化验肝功能、肾功能、生化系列、凝血系列等，复查肝脏超声，及时了解移植肝和肾功能状况。 ● 观察肝周各引流管和 T 管引流液的量、颜色和性质，有异常时及时告知医师。 ● 定时抽血化验，检测电解质及酸碱度，遵医嘱对症处理。 ● 监测尿量和肾功能，必要时可给予床旁血液滤过，调整水、电解质及酸碱平衡。
2. 营养不足：低于机体需要量，与患者食欲差、进食少有关	● 嘱家属按照医师食谱为患者准备富含优质蛋白的食物，促进患者的食欲，增加营养供给。 ● 经口进食量不能满足机体营养需求时，可给予管饲肠内营养液。 ● 患者血红蛋白较低时，遵医嘱静脉输注去白细胞悬浮红细胞，口服琥珀酸亚铁和叶酸片，饮食中增加菠菜、猪肝等含铁丰富的食物。
3. T 管护理	● 指导患者妥善固定 T 管，防止管路滑脱，观察 T 管引流液的颜色和量。 ● 遵医嘱每天定时夹闭 T 管，并逐渐增加夹闭的时间，尽可能达到在出院时可完全夹闭。
4. 有感染风险：与服用免疫抑制剂有关	● 定时抽血化验各项感染指标，关注患者体温，及时发现感染征象。 ● 手术伤口渗出、污染时及时换药，严格遵循无菌技术原则。 ● 嘱患者防寒保暖，注意口腔及会阴清洁，谢绝外来人员探视，禁止与感染的患者住同一病房，防止交叉感染。
5. 康复运动	● 指导患者每天下床运动，以站立和床边散步为主，避免劳累，防止跌倒。 ● 进行康复运动时，妥善固定引流管，防止管路滑脱。

笔记

【护理评价】

患者生命体征平稳，精神状态较好，食欲好转，可在护士的帮助下下床活动，肝功能和肾功能指标均逐渐好转，未发生电解质紊乱及其他并发症。

疾病进展三

2月15日患者精神、食欲佳，复查肝功能、肾功能恢复正常，伤口愈合良好，无渗出，给予拆线，T管继续保留。嘱患者出院后居家康复，规律复查，办理出院手续。

【出院延续性护理】

1. 术后复查

（1）告知患者坚持按时、规律复查。术后1个月内每周复查1次，术后2～3个月每2周复查1次，术后4～6个月每月复查1次，术后7～12个月每3个月复查1次，1年以后每6个月复查1次。复查项目包括血常规、肝功能、肾功能、凝血功能、药物浓度、移植肝超声、胸腹部及盆腔CT等。

（2）T管妥善固定，定期换药。术后3～6个月入院行T管造影，T管周围无明显渗漏，胆道畅通时拔除T管。

2. 用药指导

（1）告知患者坚持服用免疫抑制剂的重要性，提高患者依从性。

（2）指导患者正确、准时服用各种药物，不可擅自增减或替换药物；不宜服用对免疫抑制剂有拮抗或增强作用的药物和食品。

（3）指导患者学会观察排斥反应的表现和各种药物不良反应，发现排斥反应时及时与主治医师联系。

3. 饮食指导

（1）饮食方面需注意营养均衡，宜给予优质蛋白、低脂、低盐、低胆固醇、低糖并富含维生素及纤维素的食物，保持大便通畅。

（2）避免食用反季果蔬、腌制品、隔夜食物；禁食补品，如人参、蜂蜜等；禁食影响免疫抑制剂作用的食物，如葡萄柚等；禁烟酒。

4. 活动与休息

（1）肝移植术后患者禁止从事重体力劳动，锻炼循序渐进，以不感到疲劳为宜，可选择有氧运动，如散步、慢跑、打太极拳、游泳等。

（2）注意保护移植区免受挤压和冲击。

5. 预防感染

（1）指导患者保持手卫生、做好口腔清洁，养成良好的个人卫生习惯。注意保暖，防止感冒。

（2）不可饲养宠物、不可养植物盆景。术后半年内尽量避免前往人群密集的公共场所，外出需佩戴口罩。

6. 心理指导

（1）告知患者保持心情愉悦、睡眠充足，生活习惯要健康，这些对于康复很重要。

（2）告知家属服用激素者易激怒，日常生活中应理解和关爱患者。

7. 自我监测

（1）指导患者掌握正确监测体温、体重、血压的方法，血糖异常或出现移植后新发糖尿病时需备血糖仪并正确监测。

（2）指导患者关注移植区是否存在不适或疼痛，是否有尿、便、皮肤、巩膜颜色改变；是否有恶心、乏力、食欲缺乏、腹胀、体力下降等不适症状，若有异常及时就诊。

临床转归

患者出院后按时规律复诊。术后半年随访，精神、食欲好，情绪稳定，生命体征平稳，肝肾功能指标恢复正常。腹部超声显示无腹水，移植肝血流良好。

笔记

【肝移植临床护理思维导图】

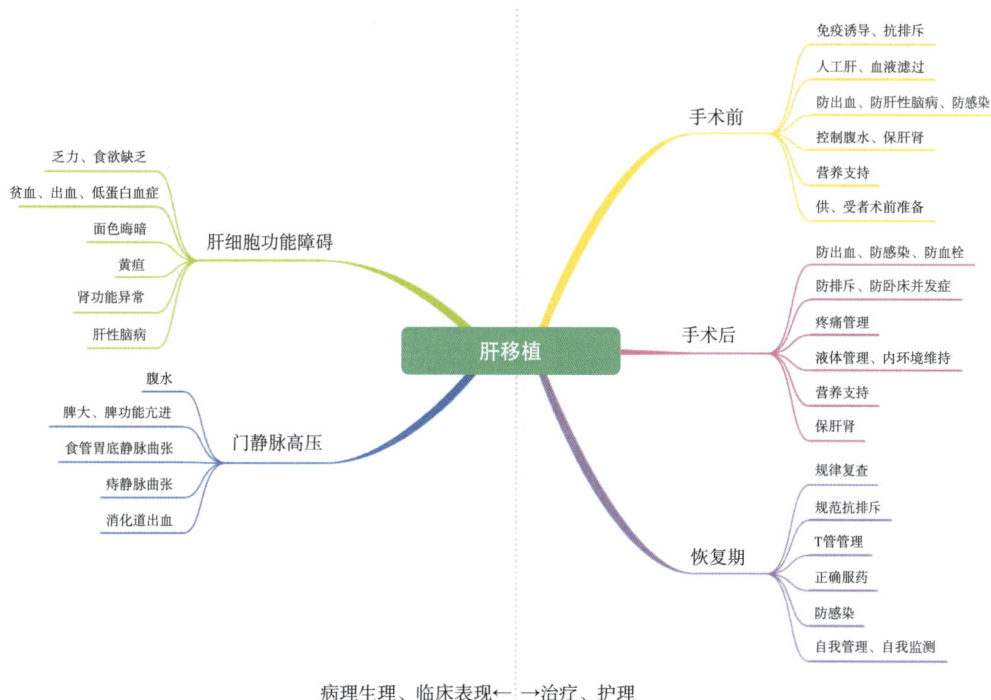

肝细胞功能障碍
- 乏力、食欲缺乏
- 贫血、出血、低蛋白血症
- 面色晦暗
- 黄疸
- 肾功能异常
- 肝性脑病

门静脉高压
- 腹水
- 脾大、脾功能亢进
- 食管胃底静脉曲张
- 痔静脉曲张
- 消化道出血

肝移植

手术前
- 免疫诱导、抗排斥
- 人工肝、血液滤过
- 防出血、防肝性脑病、防感染
- 控制腹水、保肝肾
- 营养支持
- 供、受者术前准备

手术后
- 防出血、防感染、防血栓
- 防排斥、防卧床并发症
- 疼痛管理
- 液体管理、内环境维持
- 营养支持
- 保肝肾

恢复期
- 规律复查
- 规范抗排斥
- T管管理
- 正确服药
- 防感染
- 自我管理、自我监测

病理生理、临床表现← →治疗、护理

【知识链接】

1. 肝豆状核变性

肝豆状核变性又称 Wilson 病，是一种常染色体隐性遗传的铜代谢障碍疾病，其致病基因 *ATP7B* 编码一种铜转运 P 型 ATP 酶，该基因病导致 ATP 酶功能缺陷或丧失，造成胆道排铜障碍，大量铜蓄积于肝、脑、肾、骨关节、角膜等组织和脏器，临床表现为肝脏损害、神经和精神异常、肾脏损害、骨关节病及角膜色素环等。

2. 经典原位肝移植和背驮式肝移植

经典原位肝移植和背驮式肝移植是肝移植两种不同的手术方式。经典原位肝移植指切除受体的病肝及肝后下腔静脉，利用供体的肝上、肝下下腔静脉来重建和恢复肝脏的流出道与腔静脉的连续性。背驮式肝移植是在切除病肝时保留肝后下腔静脉和三支肝静脉，应用肝静脉成形术，将供肝的肝上下腔静脉与成形的肝静脉吻合建立肝静脉回流通道，供肝的肝下下腔静脉缝闭或结扎而不进行吻合，门静脉、肝动脉、胆总管分别与同名管道吻合重建，植肝完成后背驮于受体肝后下腔静脉之

笔记

上。由于经典原位肝移植技术切除了肝后下腔静脉，无肝期一般需行静脉转流术来解决下半躯体静脉回流问题，而背驮式肝移植保留了肝后下腔静脉，无肝期不需阻断或仅部分阻断肝后下腔静脉，因而无须常规行静脉转流术。

3. 人工肝技术

人工肝技术是借助体外机械、化学或生物性装置，暂时部分替代肝脏功能，清除各种有害物质，补充必需物质，改善内环境，为肝细胞再生、肝功能恢复创造条件或等待机会进行肝移植。

📋 病例点评

终末期肝病患者会出现出血倾向、大量腹水、肝性脑病、肝肾综合征、肝肺综合征等并发症，不仅影响生活质量，还严重威胁患者的生命。肝移植手术是终末期肝病最有效的治疗方法。本例患者行同种异体原位肝移植术，术后肝功能逐渐恢复，肾功能在术后急性功能损伤后也逐渐好转，是一例较为经典的肝移植案例。肝移植的成功不仅需要成熟的手术技术，还需要完善的术前准备和术后精心的治疗和护理，恢复期患者仍需要严格遵守医护指导并长期口服抗免疫反应的药物，定期复查，并做好自我监测管理，方能保护移植肝脏的功能，提高远期生活质量。

（王巧红）

病例 25　亲属活体肾移植

[病例关键词]　慢性肾脏病；活体肾移植术；排斥反应；器官捐献

肾移植（kidney transplantation）是治疗终末期肾病最有效的途径，不仅可以延续生命，还能极大地提高患者的生活质量，而供肾短缺一直是肾移植面临的最大难题。目前，移植肾源主要包括亲属供肾和公民逝世后器官捐献两种方式。亲属供肾移植是直系亲属之间的活体捐赠，优点是可在充分准备的情况下择期手术；大部分活体供肾者由于与受体有血缘关系，人类白细胞抗原配型的组织相容性更佳，术后排斥反应更少。器官捐献供肾移植是指将心脏死亡或脑死亡患者捐献的肾脏移植入患者体内，器官捐献供肾移植的优点是不需要家属捐赠，缺点是排斥度高。

病历摘要

患者，女性，35 岁。2018 年 9 月因"双下肢水肿"就诊，检查发现血压 180/110 mmHg，尿蛋白（+++），血肌酐 140 μmol/L，尿素氮 16.5 mmol/L，24 小时尿蛋白定量 3.05 g，行肾穿刺活检提示 IgA 肾病（Lee 氏分级 V 级）。给予醋酸泼尼松、氯沙坦钾及吗替麦考酚酯等药物治疗。2020 年 9 月复查血肌酐 186 μmol/L，此后继续缓慢上升。2022 年 1 月复查血肌酐上升至 312 μmol/L，此后因新型冠状病毒感染疫情未规律复查。2022 年 8 月 25 日因"恶心、乏力、双下肢水肿明显"就诊，24 小时尿量约 500 mL，化验血肌酐 1100 μmol/L，尿素氮 16.5 mmol/L，血红蛋白 50 g/L，白蛋白 43 g/L，诊断为"慢性肾脏病 5 期，肾性贫血，肾性高血压"，给予静脉输注去白细胞悬浮红细胞共 6 U，皮下注射重组人促红素 4000 U 纠正贫血，同时行动静脉内瘘成形术，开始每周 3 次规律血液透析，并口服硝苯地平控释片 30 mg 控制血压，每天 2 次。患者直系亲属欲行活体器官捐献，给予组织配型，供受者血型均为 B 型，点位配对 3 个：A 24（9）、B 13、DR 12（5），经人体器官移植伦理委员会审核通过后于 2023 年 7 月 10 日完善术前准备，为行亲属活体肾移植手术办理普外科住院手续。

治疗与护理

紧急处置

遵医嘱静脉输注巴利昔单抗、甲泼尼龙琥珀酸钠诱导免疫，口服甲泼尼龙、他克莫司、吗替麦考酚酯抗排斥治疗，同时完善相关检查，积极控制血压，进行手术前准备。手术前一天行血液透析治疗，脱水 2.5 kg，生命体征平稳。

【病情观察及治疗要点】

1. 监测生命体征，控制血压。

2. 按时正确用药，监测巴利昔单抗的用药反应。

3. 调整身心状态，做好术前准备。

【护理评估】

1. 意识及生命体征：意识清楚；体温 36.3 ℃，血压 122/70 mmHg，心率 82 次 / 分，呼吸 20 次 / 分，体重指数 20.51 kg/m^2。

2. 专科查体：精神、食欲、睡眠一般，口唇颜色正常，浅表淋巴结未触及；双肺呼吸音清，双肺未闻及干、湿啰音；心脏各瓣膜听诊区心音正常，未闻及杂音，未闻及心包摩擦音；腹软，全腹无压痛、反跳痛及肌紧张，肝脾肋下未触及。双下肢无水肿。24 小时无尿。

3. 辅助检查：心脏及腹部超声示二尖瓣轻度反流；胆囊息肉；双肾萎缩。血常规示血红蛋白浓度 108.00 g/L（↓）；凝血功能检查示凝血酶原时间 16.60 秒（↑），D- 二聚体 0.23 μg/mL；生化检查示血清肌酐 671.00 μmo1/L（↑），尿素 27.32 mmol/L（↑），血清肌酐清除率 4.79 mL/min（↓），血清白蛋白 48.70 g/L，K$^+$ 5.90 mmol/L（↑），Na$^+$ 145.00 mmol/L。

4. 既往史及个人史：发现血压升高 4 年余，血压最高 180/110 mmHg，平素服用降压药治疗，血压控制满意。规律血液透析 11 月余。

5. 精神及心理状况：情绪紧张，但能配合治疗。

笔记

【护理问题及护理措施】

护理问题	护理计划及措施
1. 有心力衰竭风险：与肾功能异常代谢障碍有关	● 遵医嘱严格控制输液量和输注速度，按时准确服用降压药及各种免疫抑制剂。 ● 密切观察心功能状况，使用多功能监护仪动态监测患者的心排血量、血管阻力、胸腔液体含量等。 ● 遵医嘱进行血液透析治疗，将体重和肾功能指标维持在安全水平，以利于手术安全。
2. 恐惧、焦虑：与担心手术和预后有关	● 与患者交流，告知患者配合医师、护士积极治疗的重要性，提高患者依从性。 ● 向患者讲解术前及术后各注意事项，讲述治愈案例，增强患者信心，缓解其焦虑情绪。
3. 手术前准备	● 对患者及供者进行手术前准备，包括备皮、灌肠、配血、实验室检查、禁食及禁水。 ● 指导患者进行口腔、皮肤、会阴清洁。 ● 指导患者进食低钠、优质蛋白、高碳水化合物、高维生素饮食，改善营养状况，提高手术耐受性。 ● 指导患者进行床上大小便训练，以利于术后床上排便。 ● 手术日前晚淋浴后用消毒液擦身。手术日皮肤准备范围为上起自肋弓，下至大腿上 1/3，两侧至腋后线。

【护理评价】

患者生命体征平稳，血压控制理想，透析治疗后全身无水肿，血肌酐降至 684 μmol/L。情绪稍紧张，配合治疗和护理，手术前准备满意。

疾病进展一

患者及供者于 7 月 17 日 11:25 进入手术室。供者全身麻醉，在腹腔镜下进行左侧肾脏摘取术，将取出的供肾置于 0 ～ 4 ℃冰水中进行修剪（图 1-25-1）。取 0 ～ 4 ℃保存液再次灌注供肾，彻底清除移植肾内残存物质。做好移植准备的供肾颜色苍白，张力好，肾静脉流出液清亮，肾内血流通畅（图 1-25-2）。患者全身麻醉后取仰卧位，通过导尿管向膀胱内注入生理盐水 120 mL 后夹闭导尿管。于右下腹做弧形切口，逐层切开进入右髂窝，游离并断扎腹壁下动静脉及子宫圆韧带，然后分别断扎髂外动脉及髂外静脉周围的结缔组织和淋巴管备用。用心耳钳阻断髂外静脉的血流，对供肾静脉与髂外静脉行端侧吻合；再用心耳钳阻断髂外动脉的血流，将延长的供肾动脉与髂外动脉行端侧吻合。打开心耳钳开放肾血流，见供肾立即转红润（图 1-25-3），即刻有淡黄色尿液自供肾输尿管流出。修剪供肾输尿管，于右侧膀胱外顶部做小切口，将供肾输尿管黏膜与膀胱黏膜缝合，膀胱壁外隧道式包埋，留置双 J 管，开放夹闭的导尿管，见有淡黄色尿液流出。移植肾周留置上下极 2 根引流管，逐层缝合关腹（图 1-25-4）。手术历时 3 小时。术后转入 ICU。给予特级护理，持续行吸氧、心电、血压、血氧饱和度监测。

笔记

疾病进展一

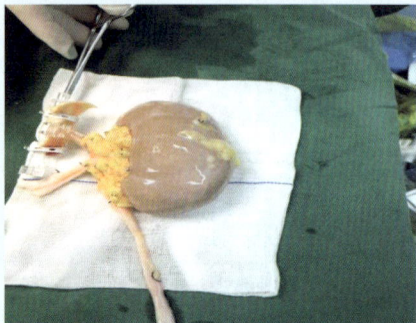
图 1-25-1　修剪供肾

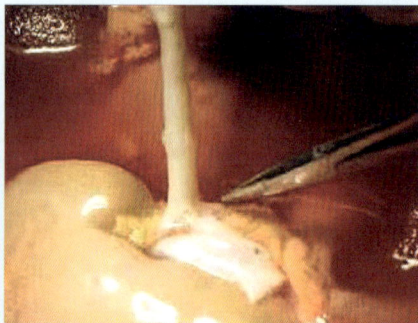
图 1-25-2　做好移植准备的供肾

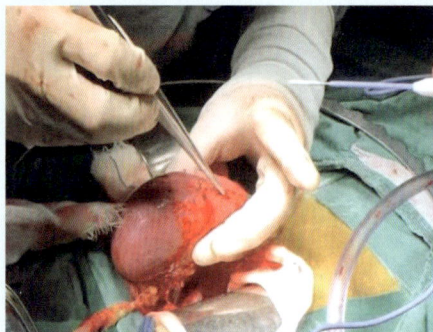
图 1-25-3　开放肾血流后供肾转红润

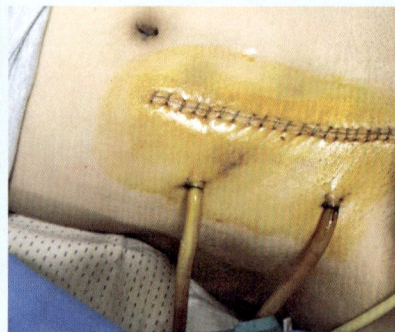
图 1-25-4　移植肾周留置上下极引流管

【病情观察及治疗要点】

1. 监测生命体征、尿量，做好容量管理，纠正手术后水、电解质及酸碱平衡紊乱。进行补液、抗感染、抗排斥等治疗。

2. 观察移植肾切口及引流情况，预防出血。

3. 实施保护性隔离，预防全身各部位感染。

4. 应用免疫抑制剂，预防排斥反应。

5. 观察全身各脏器功能，预防术后并发症。

【护理评估】

1. 意识及生命体征：意识清楚；体温 35.6 ℃，血压 138/95 mmHg，心率 82 次 / 分，呼吸 19 次 / 分，血氧饱和度 100%（鼻导管吸氧 3 L/min）。

2. 专科查体：移植肾区无肿胀及压痛，切口敷料清洁、无渗血，引流管通畅。术后首日入量 9466 mL，尿量 9320 mL，切口上极引流 165 mL，切口下极引流 255 mL，均为血性液。

3. 实验室检查：术后 1 天血红蛋白浓度 103.00 g/L（↓），凝血酶原时间 16.80 秒（↑），D- 二聚体 1.02 μg/mL（↑），血清肌酐 473.00 μmol/L（↑），血清肌酐清除率 21.48 mL/min（↓），尿素 12.00 mmol/L，血清白蛋白 42.90 g/L。

4. 疼痛评估：数字分级评分 2 分。

【护理问题及护理措施】

护理问题	护理计划及措施
1. 有手术部位出血风险（出血更多发生在移植肾）	● 密切观察患者血压变化，以及移植肾区有无肿胀、压痛和各引流液的颜色、性状、量，尽早发现出血倾向和血容量不足的情况。 ● 术后平卧 24 小时，移植肾同侧的下肢髋膝关节水平屈曲 15° ～ 25°；24 小时内禁止翻身，以保护血管和输尿管膀胱吻合口。 ● 若病情稳定，术后第 2 天可在医师、护士指导下开始在床上活动，术后第 3 天开始逐步下床活动。切忌突然改变体位。 ● 避免大幅度翻身，翻身时注意先向移植肾侧翻身，防止移植肾移位。 ● 保持大便通畅，避免腹压增高导致吻合口裂开。
2. 疼痛	● 向患者说明疼痛的原因及处理方法，鼓励患者积极表达疼痛，避免疼痛引起躁动。 ● 动态进行数字分级评分，遵医嘱静脉泵入舒芬太尼，疼痛剧烈时可肌内注射盐酸布桂嗪，使数字分级评分控制在 3 分。
3. 水、电解质紊乱风险：与肾移植术后尿量变化有关	● 监测生命体征、肾功能、电解质、尿量及尿常规结果，观察患者全身有无水肿。 ● 术后早期应建立 2 条静脉通路，遵医嘱合理补液。记录 24 小时出入量，遵循"量出为入"的原则，尿量偏少时通知医师，避免水钠潴留。 ● 原则上不在手术侧下肢和动静脉造瘘侧的肢体上建立静脉通路输液治疗。避免使用对肾功能有损害的药物。
4. 有排斥反应风险：与异体器官移植有关	● 遵医嘱口服抗排斥药物（他克莫司、吗替麦考酚酯、甲泼尼龙），严格按时、按量用药，密切观察药物不良反应。 ● 严密观察患者的反应、生命体征、尿量及移植肾情况，若出现局部肿胀、压痛、伤口引流液增多等情况，及时通知医师。
5. 有感染风险：与手术、使用免疫抑制剂有关	● 保持病房环境整洁、空气流通，做好病房消毒隔离工作，医务人员严格执行手卫生和无菌操作。 ● 遵医嘱合理使用抗菌药物预防感染。伤口及时换药，观察有无红肿及异常分泌物。 ● 做好各项基础护理，包括口腔、皮肤、会阴、切口和引流管的护理。病情允许时鼓励患者在床上活动、有效咳嗽，预防肺部感染。 ● 外出检查和治疗时，注意保暖并戴好口罩、帽子。 ● 进行血液、痰液、引流液的化验和细菌培养，及早发现感染征象并处理。 ● 控制室温在 24 ～ 26 ℃，湿度在 60% ～ 70%。 ● 尿道口每天消毒 2 次，保持清洁。导尿管接无菌抗反流引流袋，及时倾倒尿液，尿袋位置低于耻骨联合水平，防止反流引起感染。 ● 每天在床上进行深呼吸训练，术后 24 小时后协助患者翻身拍背辅助排痰，预防肺部感染。
6. 潜在并发症：下肢静脉血栓、便秘、压力性损伤等，与卧床时间延长有关	● 鼓励患者在床上进行肢体的活动，尤其应加强双下肢的踝泵运动，预防深静脉血栓形成。 ● 指导患者进食富含纤维素及有润肠作用的食物，如新鲜蔬菜、水果及粗粮，保持大便通畅。告知患者排便困难时及时告知医务人员，给予灌肠辅助通便，避免用力排便诱发血管痉挛和伤口吻合口出血。

笔记

【护理评价】

手术后患者生命体征平稳，尿量恢复正常，恢复水、电解质及酸碱平衡，无水肿。切口引流液为少量淡血性液，未出现排斥反应。患者切口轻度疼痛可耐受，敷料清洁，移植肾无肿胀及压痛，肾功能恢复满意，无并发症发生。

疾病进展二

术后第3天肾功能恢复正常，尿量3100 mL，肌酐84 μmol/L、尿素13 mmol/L、血红蛋白107 g/L、白蛋白40 g/L，分次输注白蛋白共30 g纠正低蛋白血症。复查腹部超声显示移植肾血流丰富，肾周无积液（图1-25-5）。术后第3天拔除移植肾上极引流管，术后第5天拔除导尿管，术后第10天拔除移植肾下极引流管，术后第10天给予切口间断拆线（图1-25-6），术后第14天全部拆线，切口恢复满意。术后第21天患者精神、食欲好，情绪稳定，生命体征平稳，血红蛋白浓度118 g/L，凝血酶原时间15.8秒，D-二聚体0.51 μg/mL，血清肌酐83 μmol/L，血清肌酐清除率73 mL/min，血清白蛋白45 g/L，24小时尿量2500 mL，拔除移植肾输尿管内双J管，患者出院。动静脉内瘘无不适，终身保留，继续口服免疫抑制剂抗排斥反应。

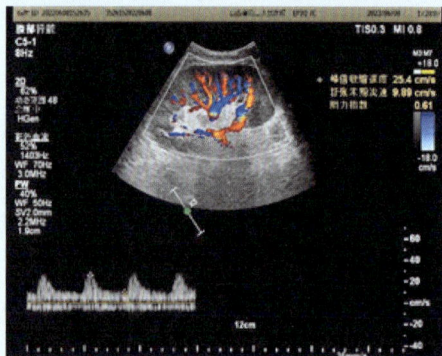

图1-25-5　超声提示移植肾血流丰富　　　　图1-25-6　手术切口间断拆线

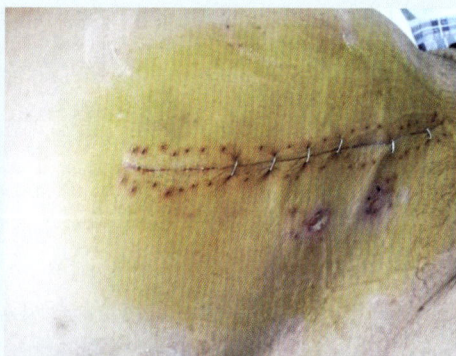

【出院延续性护理】

1. 术后复查

指导患者术后3个月内每周复查1次，术后3～6个月每月复查1次，术后半年以上每半年复查1次。复查项目包括血常规、肾功能、尿常规、他克莫司血药浓度、腹部超声等。

2. 用药指导

指导患者各种药物的服用方法和注意事项，向患者强调长期、按时服用免疫抑制剂的重要性，切不可自行增减或替换药物。不宜服用对免疫抑制剂有拮抗或增强作用的药物和食品。指导患者学会观察排斥反应的表现和各种药物的不良反应。

3. 心理指导

指导患者合理安排作息时间，保持心情愉悦，告知家属服用激素者容易生气，平时应体贴、理解、关爱患者。

4. 饮食指导

指导患者少食多餐，选择富含优质蛋白、维生素、低脂、易消化、低盐饮食。术后禁食葡萄、柚子、橙子、石榴、杨桃等，以免影响免疫抑制剂的血药浓度；避免生冷及刺激性食物；禁烟酒；进食前食物需经煮沸消毒或微波消毒；禁止服用滋补品，如人参或人参制品。

5. 活动指导

指导患者适当进行户外活动，但不可过度劳累，要注意保护移植肾，禁止参与有直接对抗性的体育运动，防止移植肾外伤破裂出血；防止外伤。一般半年后可全部或部分恢复工作，但要避免强体力劳动；避免长时间在阳光下暴晒。

6. 预防感染

告知患者预防感染的重要性，提高患者的依从性。指导患者勤洗手，保持口腔清洁和个人卫生；注意保暖、预防感冒；移植术后 3 ~ 6 个月外出需戴口罩，尽量少到人群密集地区；避免食用未经高温灭菌的牛奶、未经煮熟的鸡蛋、肉类；户外运动时穿鞋子、袜子、长袖衬衫和长裤，避免蚊虫叮咬。

7. 自我监测

指导患者学会自我监测，每天定时测量体重、体温、血压、尿量，特别注意监测尿量变化，控制体重，若有异常及时就诊。

临床转归

患者出院后按时返院复查，规律服药。出院半年复诊，精神、食欲好，情绪稳定，恢复正常生活，生命体征平稳，尿量正常，肾功能指标正常，超声提示移植肾血流好。

笔记

【肾移植临床护理思维导图】

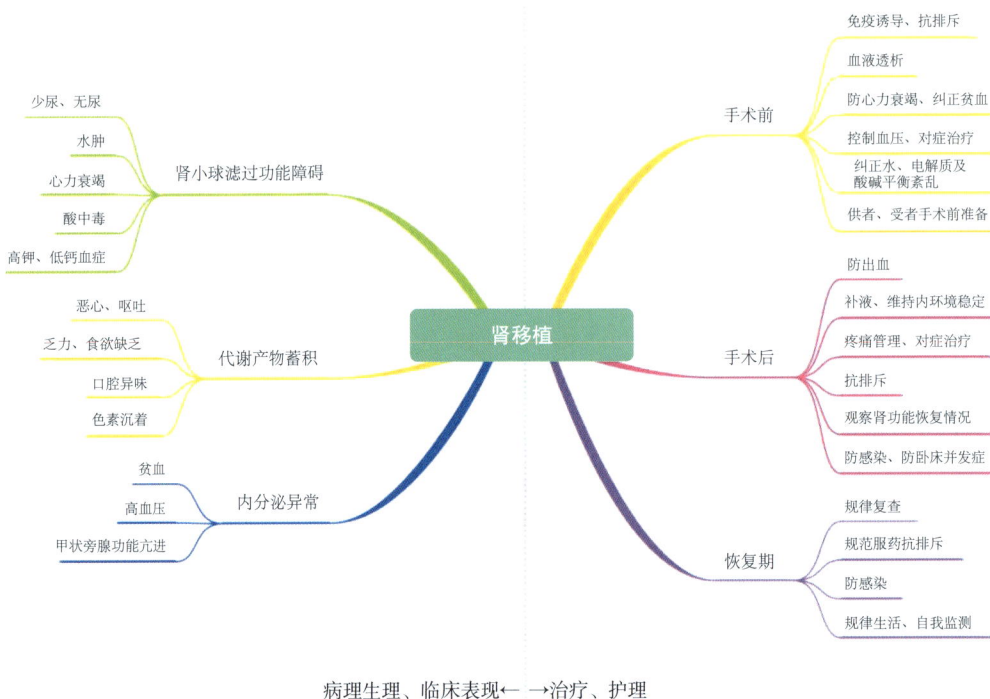

病理生理、临床表现← →治疗、护理

病例点评

慢性肾脏病晚期需要长期规律透析，患者的经济压力大、生活质量低。肾移植手术可以极大地提高患者的生活质量。本例患者由亲属提供肾源，经过肾移植手术后肾功能迅速恢复，是一例典型的肾移植成功案例，患者获益明显，术后能回归家庭和社会。然而，手术成功后，为保证移植肾长期存活，患者仍需长期口服抗排斥药物，并要具备自我观察和护理能力。

（温晓明，田红芳）

病例 26 肝外胆管结石致胆道梗阻

[病例关键词] 胆石症，肝外胆管结石；阻塞性黄疸；T 管引流

胆石症（cholelithiasis）又称胆结石，是指发生在胆道系统包括胆囊和胆管内的结石，是一种常见的消化系统疾病。近年来，随着人们生活水平的提高和饮食习惯的改变，胆石症的发病率呈逐年上升趋势。胆管结石分为肝外胆管结石和肝内胆管结石。左右肝管汇合部以下的肝总管和胆总管的结石称为肝外胆管结石，汇合部以上的结石称为肝内胆管结石。

病历摘要

患者，男性，59 岁。2 周前感觉右上腹疼痛不适，并逐渐出现皮肤和巩膜黄染。1 天前腹痛加重，于 2024 年 3 月 10 日 16:20 就诊于普外科门诊，进行腹部超声检查后诊断为"胆囊结石，胆总管结石，梗阻性黄疸"，收住普外科病房。

治疗与护理

紧急处置

在普外科给予禁食、禁水、保肝、补液、营养支持等对症治疗，完善检查，择期行腹腔镜下手术。

【病情观察及治疗要点】

1. 观察腹痛及黄疸的程度，行解痉镇痛治疗。

2. 监测并保护肝功能，静脉补液，给予营养支持。

3. 纠正凝血功能，预防出血。

4. 完善相关检查，择期手术。

笔记

【护理评估】

1.意识及生命体征：意识清楚；体温36.6 ℃，血压120/60 mmHg，心率100次/分，呼吸22次/分，血氧饱和度96%，体重指数21.5 kg/m²。

2.专科查体：全身皮肤及巩膜明显黄染（图1-26-1）。腹部平坦，未见胃肠型及蠕动波，腹壁静脉无曲张。腹软，右上腹压痛（+），反跳痛及墨菲征（−），麦氏点压痛（−），肝脾肋下未触及，叩诊鼓音，移动性浊音（−），肠鸣音4次/分。

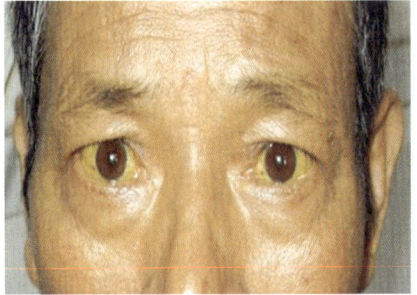

图1-26-1　皮肤及巩膜黄染

3.辅助检查：腹部CT示胆囊内可见多发高密度结节影，胆总管可见致密结节影，肝内外胆管扩张、胰管扩张（图1-26-2）。磁共振胰胆管成像（magnetic resonance cholangiopancreatography，MRCP）示胆总管可见多发类圆形低信号影（充盈缺损）（图1-26-3），其上方肝内、外胆管扩张，胰管扩张，胆总管最宽处1.9 cm。血常规示白细胞计数13.07×10⁹/L（↑）；生化检查示血清总胆红素150.40 μmol/L（↑），直接胆红素96.70 μmol/L（↑），间接胆红素53.70 μmol/L（↑），白蛋白30.10 g/L（↓），丙氨酸氨基转移酶877.20 U/L（↑），天冬氨酸氨基转移酶764.00 U/L（↑），血清碱性磷酸酶688.00 U/L，血清γ-谷氨酰转移酶974.00 U/L。

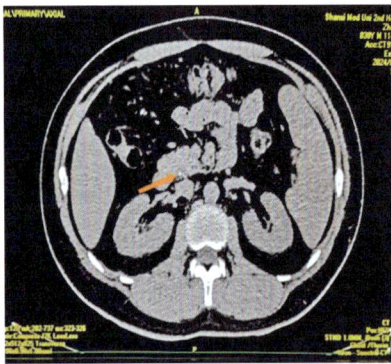

图1-26-2　腹部CT（箭头示胆总管结石部位）

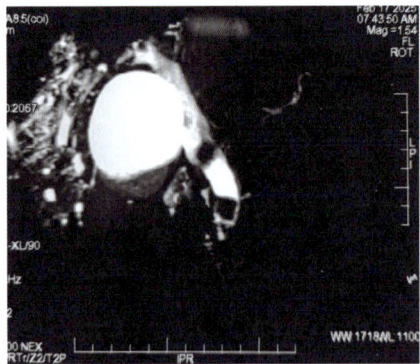

图1-26-3　MRCP检查

4.既往史及个人史：既往体健，否认慢性病病史，无烟酒嗜好。

5.精神及心理状况：情绪稍紧张，配合治疗。

6.疼痛评估：麦吉尔疼痛评分2分。

笔记

【护理问题及护理措施】

护理问题	护理计划及措施
1. 腹痛：与结石嵌顿致胆道梗阻有关	● 指导患者禁食，必要时行胃肠减压，取半卧位休息。 ● 遵医嘱使用间苯三酚解痉镇痛，观察药物的效果。 ● 指导家属与患者沟通，分散注意力，减轻腹痛。
2. 潜在并发症：出血，与肝功能受损致凝血酶合成障碍有关	● 遵医嘱静脉输注异甘草酸镁等药物保护肝功能，肌内注射维生素 K_1 纠正凝血功能，预防出血。 ● 观察凝血指标变化，教会患者自我观察，若有皮肤出血点及牙龈、鼻腔出血表现时，及时通知护士和医师。 ● 指导患者刷牙时使用软毛刷，穿柔软舒适的衣物，避免碰撞及跌倒。
3. 手术前准备	● 遵医嘱完善手术前CT、MRCP等检查，明确结石的部位、大小及胆管、胰管的解剖情况。 ● 手术前清洁全身皮肤，备皮范围上至双乳、下至大腿上1/3，两侧分别至腋中线，包括会阴部。

【护理评价】

患者生命体征平稳，有腹痛感，不影响休息，肝功能及凝血功能指标较前有所好转，白蛋白水平升高，血压、血糖均在正常范围，皮肤黄染程度较前无明显变化，无出血表现。患者情绪稍紧张，能积极配合医师和护士，手术前检查和准备已完成。

疾病进展一

患者于3月15日进入手术室，全身麻醉后行腹腔镜下胆囊切除＋胆总管探查＋T管引流术。脐上、剑突下、右上腹开小切口置入腹腔镜及操作器械，建立 CO_2 气腹，腹腔探查，切开胆总管可见多枚黑褐色结石，取石、冲洗后保证胆总管通畅，在胆总管留置T管（见知识链接）；切除胆囊，切开胆囊见胆囊壁厚，充血水肿，胆囊内可见多枚黑褐色结石（图1-26-4），吸尽胆汁；网膜孔置入腹腔引流管1根，观察胆管无渗漏，关腹，用无菌敷料包扎，结束手术（图1-26-5）。术后给予心电监护、吸氧、禁食、禁水、胃肠减压，继续行抗感染、保肝、营养支持等对症治疗。

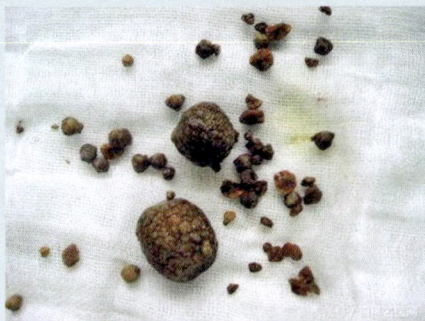

图1-26-4 胆囊及胆总管结石　　图1-26-5 腹腔引流管及T管

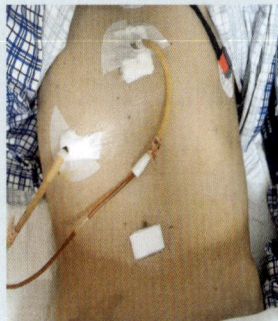

笔记

【病情观察及治疗要点】

1. 监测生命体征，观察腹部症状、体征。

2. 观察伤口引流情况，使用止血药物，预防术后出血。

3. 禁食，观察胆汁引流情况，观察黄疸及血清胆红素变化。

4. 应用抗菌药物预防感染，对症支持治疗。

【护理评估】

1. 意识及生命体征：意识清楚；体温 36.9 ℃，血压 112/60 mmHg，心率 88 次 / 分，呼吸 20 次 / 分，血氧饱和度 98%。

2. 专科查体：全身皮肤及巩膜黄染明显减退，腹部平坦，手术切口敷料固定妥当，无渗出，腹腔引流管及 T 管均引流通畅，腹腔引流液为淡血性，T 管引流液为墨绿色（图 1-26-6）。腹软，全腹压痛、反跳痛及肌紧张（－），腹部无肿块，叩诊呈鼓音，肝区叩击痛（－），移动性浊音（－），肠鸣音 5 次 / 分。

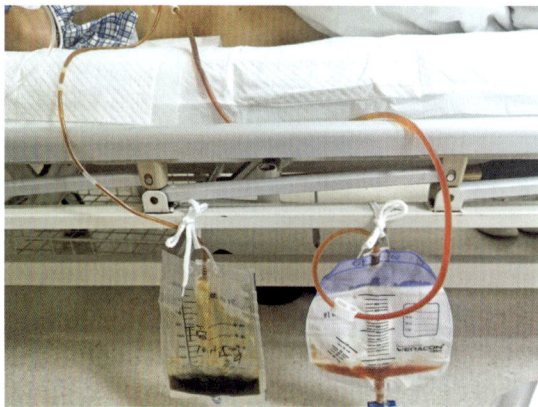

图 1-26-6　腹腔引流及 T 管引流

3. 实验室检查：血常规示白细胞计数 9.07×10^9/L；生化检查示血清总胆红素 19.20 μmol/L，血清直接胆红素 3.10 μmol/L，血清间接胆红素 16.10 μmol/L，血清白蛋白 36.00 g/L，血清丙氨酸氨基转移酶 87.00 U/L（↑），血清天冬氨酸氨基转移酶 76.00 U/L（↑），血清碱性磷酸酶 125.00 U/L，血清 γ - 谷氨酰转移酶 15.00 U/L。

4. 疼痛评估：麦吉尔疼痛评分 3 分。

【护理问题及护理措施】

护理问题	护理计划及措施
1.有血容量不足风险：与长时间禁食、手术失血有关	● 严密监测患者的生命体征及尿量，合理控制静脉补液速度，尽早发现并纠正血容量不足。 ● 遵医嘱继续给予保肝治疗，使用维生素 K_1 和尖吻蝮蛇血凝酶预防出血。 ● 保持网膜孔引流管引流通畅，观察引流液的量、颜色和性质。若引流液为新鲜血性，每小时大于 50 mL，警惕活动性出血，立即通知医师。
2.疼痛：与手术创伤有关	● 生命体征稳定后协助患者取半卧位，以降低腹壁张力，减轻疼痛。 ● 遵医嘱静脉泵入地佐辛注射液镇痛治疗，根据疼痛情况调节泵速。 ● 帮助患者采用听音乐、看视频、与家属谈话等方式分散注意力，减轻疼痛。
3.潜在并发症：胆漏	● 保持 T 管及腹腔引流管引流通畅，避免导管打折、扭曲和脱出。观察 T 管的引流量。正常情况下，术后 24 小时内引流量为 300 ～ 500 mL，恢复饮食后可增加至每天 600 ～ 700 mL，以后逐渐减少至每天 200 mL 左右，为黄绿色黏液。若引流量小于 200 mL，应注意排除是否为引流不畅。 ● 加强观察，出现发热、腹痛、腹胀、腹肌紧张等腹膜炎表现，或腹腔引流液中出现胆汁样液体则提示发生胆漏，应及时通知医师处理。
4.有感染风险	● 遵医嘱使用抗菌药物预防感染。 ● 观察体温和血白细胞、中性粒细胞、C 反应蛋白、降钙素原等指标。 ● 观察伤口及引流情况，若伤口红肿、渗出液或引流液浑浊、有脓性液流出，应警惕伤口感染，必要时进行细菌培养，选择敏感抗菌药物控制感染。
5.营养失调：低于机体需要量	● 禁食期间遵医嘱静脉输注肠外营养制剂，如脂肪乳氨基酸（17）葡萄糖（19%）注射液（图 1-26-7），以补充水、葡萄糖、脂肪乳、氨基酸、电解质、微量元素等营养物质。 ● 胃肠功能恢复、肛门排气后指导患者开始进流食，无不适后逐步过渡到半流食、普食。 图 1-26-7　肠外营养制剂
6.有卧床并发症风险：深静脉血栓、肺部感染、便秘等	● 鼓励患者术后即开始在床上进行双下肢的主动活动，生命体征稳定后取床头抬高位，在床上进行翻身活动。若病情允许，术后第 2 天开始下地活动，为患者准备无障碍的活动环境，并固定好 2 根伤口引流管，避免牵拉、脱出。 ● 指导患者每天在床上练习呼吸操，进行有效的咳嗽、咳痰，预防肺部感染。 ● 恢复饮食后指导患者多饮水，多食富含纤维素及有润肠作用的食物，如新鲜蔬菜、水果、粗粮等。大便干结时应用润肠剂辅助排便。

笔记

【护理评价】

手术后患者体温正常，生命体征平稳，伤口轻度疼痛，不影响休息。腹腔引流管引流液为淡血性液，T管引流通畅，引流液颜色、性质和量正常。黄疸逐渐消退，肝功能指标明显好转，伤口无渗血、无感染征象。

疾病进展二

患者于3月18日排气，肠鸣音恢复正常，进流食后无腹痛及其他不适。腹腔引流管引流液较少，于3月20日拔除。3月21日行T管造影，提示胆道通畅。3月22日生命体征平稳，黄疸消退，大小便正常，复查肝功能指标基本正常。患者已下地活动，试行夹管24小时无特殊不适主诉。手术伤口愈合满意，3月23日带T管出院。

【出院延续性护理】

1. 指导患者加强营养，进食高蛋白、高碳水化合物、高维生素饮食，减少脂肪类食物的摄入，注意增加水果、蔬菜的摄入，避免胆汁排出引起水、电解质紊乱。

2. 指导患者保持心情愉快，保证睡眠充足，3个月内避免重体力活动。

3. 告知患者留置T管的目的，指导患者居家康复期间做好T管护理。

（1）穿宽松舒适的衣物，下床活动时将T管妥善固定在衣物上。

（2）睡觉和活动时避免T管受压、牵拉，防止脱出。

（3）按照医嘱每3天换药1次，1个月后进行T管造影，若提示胆道通畅，持续开放T管24小时排出造影剂，之后再次夹管2～3天，仍无不适时由医师拔除T管。

4. 指导患者遵医嘱服用中成药消炎利胆片，注意自我观察，当出现腹痛、腹胀、发热、黄疸等症状时随时就诊。

临床转归

出院1个月门诊复查，患者精神、食欲好，情绪稳定，拔除T管。出院6个月随访，患者已完全康复，无不适症状。

笔记

【肝外胆管结石临床护理思维导图】

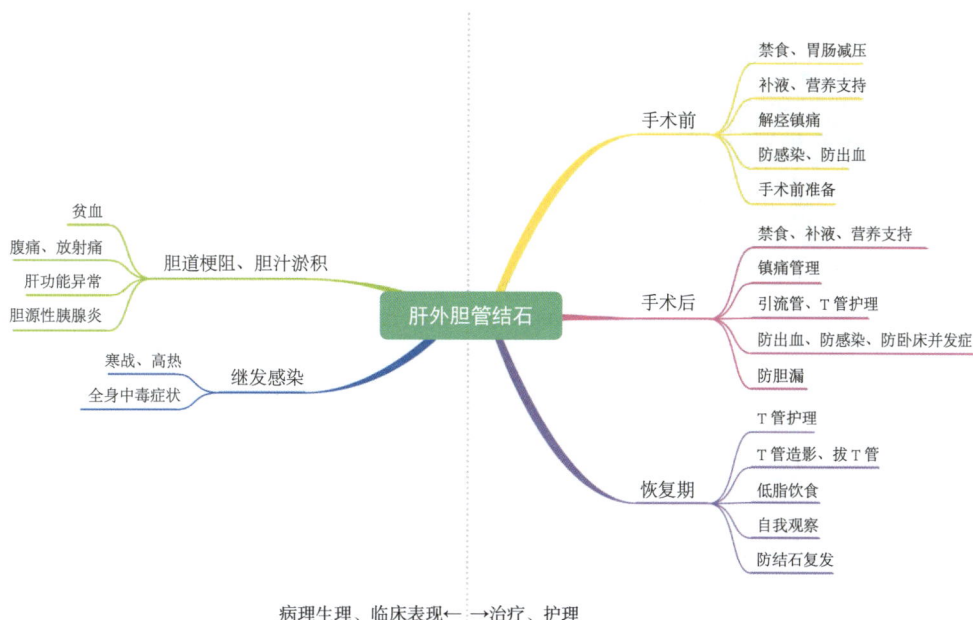

手术前
- 禁食、胃肠减压
- 补液、营养支持
- 解痉镇痛
- 防感染、防出血
- 手术前准备

手术后
- 禁食、补液、营养支持
- 镇痛管理
- 引流管、T管护理
- 防出血、防感染、防卧床并发症
- 防胆漏

恢复期
- T管护理
- T管造影、拔T管
- 低脂饮食
- 自我观察
- 防结石复发

胆道梗阻、胆汁淤积
- 贫血
- 腹痛、放射痛
- 肝功能异常
- 胆源性胰腺炎

继发感染
- 寒战、高热
- 全身中毒症状

肝外胆管结石

病理生理、临床表现←　　→治疗、护理

【知识链接】

T管引流：T管是一种形如"T"字的特制引流管，多为硅胶材质（图1-26-8）。进行胆总管手术时，将T管的两个短臂修剪成半环形置于胆总管中，长臂引出体外接引流袋进行胆汁引流（图1-26-9）。留置T管的目的是支撑胆总管和引流胆汁，以减轻胆道压力，防止胆管狭窄和胆漏，并为术后经T管进行胆管镜检查、清除残余结石及造影检查提供通路。手术置入T管后需要留置3～8周，以确保胆道充分引流，部分患者需带管出院。置管期间需做好引流管的护理，注意观察和预防T管移位、脱出、胆漏、胆汁性腹膜炎等。T管拔除指征：术后T管引流至少4周；夹管24小时后胆汁排泄通畅，无腹痛、黄疸及发热等症状；T管造影显示胆管内无残余结石。T管拔除后仍有胆漏和胆汁性腹膜炎的风险。

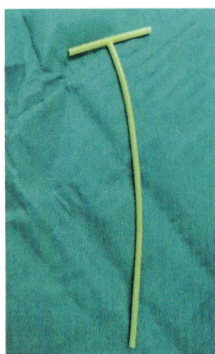

图 1-26-8　T 管

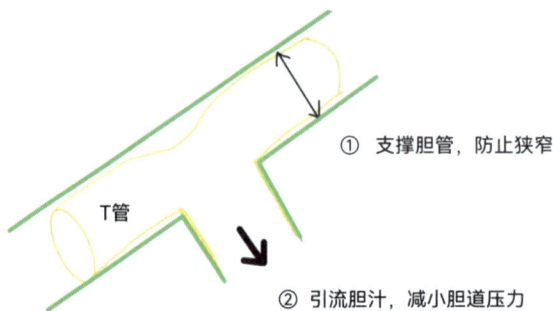

① 支撑胆管，防止狭窄

T管

② 引流胆汁，减小胆道压力

图 1-26-9　T 管作用

病例点评

　　受人体解剖结构的影响，胆囊内生成的结石可掉落至胆总管中引发胆总管结石，因此临床上胆囊结石往往同时合并胆总管结石，出现胆道梗阻时胆汁排出受阻，患者表现出典型的黄疸症状。腹腔镜下胆囊切除术联合胆总管探查取石术是治疗该病的主要手术方式，术后需留置 T 管引流。但留置 T 管引流可引发感染、胆漏、电解质紊乱等相关并发症，且长期带管影响患者的生活质量。因此，留置 T 管的患者应在住院期间和出院后给予充分的指导和健康宣教，教会患者日常护理和自我观察的方法。

（宋利娟）

病例 27　直肠癌

[病例关键词]　直肠癌；直肠癌根治术；肠道准备

　　直肠癌是指发生于乙状结肠和直肠交界处至齿状线之间的恶性肿瘤。临床上将直肠癌分为低位直肠癌（距齿状线 5 cm 以内）、中位直肠癌（距齿状线 5 ～ 10 cm）及高位直肠癌（距齿状线 10 cm 以上）。其中，中低位直肠癌所占的比例较高，占直肠癌的 60% ～ 75%，绝大多数可在直肠指诊时触及肿块。直肠癌强调早期诊断和适当的手术治疗。直肠癌根治术是将病变部位的肠段进行切除，并清扫直肠周围淋巴结以降低肿瘤复发的风险，同时进行消化道重建，尽可能达到根治目的的一种手术。

病历摘要

　　患者，女性，62 岁。2023 年 5 月 10 日发现大便中带血，血量少，大便偏稀，偶感下腹坠胀、里急后重，5 月 22 日于普外科门诊就诊。直肠指诊触及直肠近肛门处有一肿块，形状不规则，表面不光滑，指套抽出未带血。怀疑直肠癌，收住普外科病房进行进一步检查。

治疗与护理

紧急处置

　　在普外科完善相关检查，发现患者有高血压和糖尿病病史。监测并控制血糖、血压。进行肠镜检查，钳夹直肠肿块标本进行病理检查，结果回报为直肠中分化腺癌。拟行手术治疗。

笔记

【病情观察及治疗要点】

1. 观察腹部症状及排便情况，防止肿瘤破溃出血。

2. 监测并控制血压、血糖在安全范围内。

3. 做好肠道清洁，完善手术前准备。

【护理评估】

1. 意识及生命体征：意识清楚；体温 36.6 ℃，血压 165/99 mmHg，心率 86 次 / 分，呼吸 20 次 / 分，血氧饱和度 98%，体重指数 21.3 kg/m^2。

2. 专科查体：腹软，无压痛、反跳痛及肌紧张。墨菲征（−），肝脾肋下未触及，腹部叩诊呈鼓音，移动性浊音（−），听诊肠鸣音 3 次 / 分。肛门外观无异常。直肠指检探及 12 点方向距肛门约 6 cm 处有一形状不规则的肿块，质硬，活动度差，指套抽出无染血。患者自发病以来，精神及睡眠可，食欲下降，小便正常，体重未见明显减轻。

3. 辅助检查：肠镜检查示距离肛门 5 ～ 10 cm 有一不规则隆起性肿块，近端表面糜烂，充血并形成溃疡（图 1-27-1）。腹部增强 CT 示直肠壁增厚，周围见小淋巴结。直肠组织活检可见异型细胞呈腺样、筛状及巢状增生浸润，考虑为中分化腺癌。实验室检查示癌胚抗原 6.83 ng/mL（↑），其余未见明显异常。

4. 既往史及个人史：高血压 6 年，糖尿病 8 年，平素口服苯磺酸左氨氯地平片 2.5 mg/ 次、1 次 / 天，二甲双胍缓释片 0.5 g/ 次、3 次 / 天，血压波动于（129 ～ 145）/（73 ～ 82）mmHg，血糖波动于 5.6 ～ 9.0 mmol/L。无烟酒嗜好。

5. 精神及心理状况：精神焦虑，情绪稳定，配合治疗。

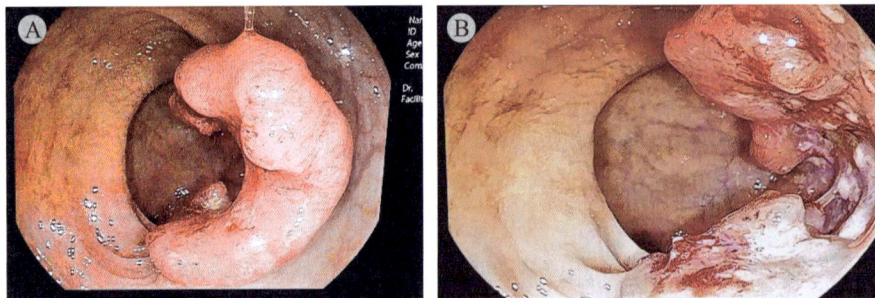

图 1-27-1　直肠可见肿块表面充血、糜烂，合并溃疡形成

笔记

【护理问题及护理措施】

护理问题	护理计划及措施
1. 有出血风险	● 指导患者排便后注意观察出血情况,若腹痛加剧、便血量增加,及时通知医师、护士。 ● 指导患者进食清淡、易消化、富含蛋白质及维生素的饮食,避免进食大量粗纤维食物。
2. 焦虑:与担心手术和疾病预后有关	● 向患者讲解疾病的治疗方法,消除患者的疑虑,获取信任。 ● 向患者列举治愈案例,增强患者的信心。
3. 手术前准备	● 遵医嘱监测血压、血糖,指导患者正确服药,控制血压、血糖在安全范围。 ● 指导患者练习深呼吸、床上大小便及双下肢踝泵运动,以适应术后需求。 ● 手术前 1 天进行肠道清洁:分别于 16:00 和 19:00 口服磷酸钠盐稀释溶液,期间多运动、多饮水,促进排便,直至排出无粪渣的稀水样便。

【护理评价】

　　患者生命体征平稳,精神、食欲可,血压及血糖控制满意,体重无明显下降。患者自诉间断感腹痛伴下坠感,无便血,已了解手术前注意事项,焦虑情绪得到缓解,手术前准备完成。

疾病进展一

　　患者于 5 月 27 日 11:30 进入手术室,全身麻醉后,在腹腔镜下行直肠癌根治术。自脐周、左右下腹打孔置入腹腔镜,进入腹膜后间隙清扫肠系膜下动脉周围淋巴结;游离直肠及系膜后切除病变直肠,使用吻合器将直肠残端与近端结肠断端相吻合(图 1-27-2);盆腔放置 2 条引流管(图 1-27-3)后撤除腹腔镜,结束手术。术后携带麻醉镇痛泵于 15:30 返回普外科病房。术后吸氧、禁食、禁水,持续胃肠减压,并给予静脉补液、抗感染、抑酸、营养支持等对症治疗。

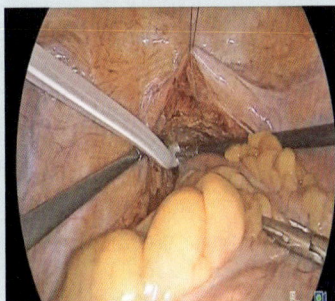

图 1-27-2　吻合器吻合直肠与结肠断端

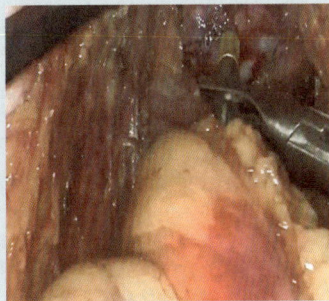

图 1-27-3　盆腔放置引流管

笔记

【病情观察及治疗要点】

1.监测生命体征，控制血压及血糖。

2.禁食、禁水，胃肠减压，观察伤口、引流液及腹部症状和体征。

3.镇痛管理。

4.预防术后并发症。

【护理评估】

1.意识及生命体征：意识清楚；体温36.8 ℃，血压121/73 mmHg，心率88次/分，呼吸20次/分，血氧饱和度98%（鼻导管吸氧2 L/min）。

2.专科查体：腹软，切口旁轻压痛，无反跳痛及肌紧张，肠鸣音弱。切口敷料无渗出。引流管通畅，引流液为淡血性。

3.疼痛评估：麦吉尔疼痛评分3分。

【护理问题及护理措施】

护理问题	护理计划及措施
1. 疼痛：与手术创伤有关	● 向患者及家属讲解疼痛的原因，消除紧张情绪。 ● 生命体征稳定后协助患者取半卧位休息，减轻腹部切口张力，有利于引流。同时给予腹带包扎固定。 ● 指导患者翻身、咳嗽和活动时用手掌轻按切口处，以减少振动，减轻疼痛。 ● 指导患者疼痛剧烈时按压镇痛泵追加药量，必要时遵医嘱静脉使用镇痛药物，根据镇痛效果进行调整。
2. 有出血风险	● 给予心电监护，严密监测生命体征及尿量变化，评估血容量。 ● 指导患者卧床休息，术后24小时内避免大幅度活动，翻身应在护士和家属帮助下进行，避免拍背及剧烈咳嗽。 ● 保持引流管通畅，观察引流液的颜色、性质和量。若伤口持续引流出血性液，或每小时引流量超过100 mL，及时通知医师。 ● 观察患者肛门有无血性液排出，若有便血情况，及时通知医师。
3. 卧床并发症预防：下肢深静脉血栓、肺部感染、皮肤完整性受损	● 指导患者术后即开始进行踝泵运动，每2小时1次，每次15分钟。病情稳定后遵医嘱使用空气压力泵预防下肢深静脉血栓。 ● 术后当天协助患者在床上翻身、变换体位、活动肢体。病情允许时可在术后第2天开始逐步坐起、床边活动，以促进肠功能恢复，防止肠粘连。下床活动时动作宜缓慢，避免发生直立性晕厥。 ● 指导患者每天进行深呼吸训练和扩胸运动，帮助患者有效咳出痰液，预防肺部感染。 ● 保持床单位清洁、干燥，受压部位和骨隆突处贴泡沫敷料保护皮肤。
4. 有营养不足风险	● 术后禁食、禁水期间遵医嘱给予静脉营养支持治疗，补充所需的液体、电解质和营养物质。 ● 患者自主排气、排便后遵医嘱开始进少量流食，观察患者无腹痛、腹胀等不适后逐渐从流食过渡到半流食和普食。 ● 恢复正常饮食后注意避免大量粗纤维食物的摄入，避免引起吻合口出血和加重胃肠道负担。

笔记

续表

护理问题	护理计划及措施
5. 有感染风险：与合并糖尿病、手术创伤、术后机体抵抗力降低有关	● 遵医嘱合理使用抗菌药物，控制血糖，避免血糖过高影响伤口愈合。 ● 保持病房床单位整洁，医务人员进行各项操作时严格遵循手卫生和无菌技术原则。 ● 观察体温变化和血常规指标，尽早发现感染征象并处理。 ● 观察手术伤口和引流管周围皮肤有无异常，观察伤口引流液性状，若有红肿、渗出、引流液浑浊等情况，立即通知医师，留取分泌物标本进行细菌培养，指导抗菌药物使用。
6. 潜在并发症：吻合口瘘	● 观察患者腹部症状，有无腹痛、腹膜炎表现。 ● 观察引流液颜色，有无粪臭味，或进食后有无食物残渣或肠液排出。 ● 严重者会有全身感染症状，如发热、生命体征改变，发现异常及时通知医师。

【护理评价】

手术后患者生命体征平稳，血糖、血压控制满意，伤口无出血倾向。手术次日拔除导尿管后患者恢复自主排尿；术后当日 2 条盆腔引流管的引流液分别为 35 mL 和 12 mL，为血性液。伤口轻度疼痛，不影响休息。未发生并发症。

疾病进展二

患者 6 月 2 日开始饮水，肠蠕动恢复后拔除胃管，于 6 月 6 日开始进流食，无腹胀、腹痛，排便未见异常，肠功能逐渐恢复。术后盆腔引流液逐渐减少并转为淡粉色，于 6 月 6 日拔除引流管。6 月 8 日患者一般情况好，精神、食欲及睡眠好。腹软，全腹无压痛、反跳痛及肌紧张，腹部切口处敷料包扎并用腹带固定，伤口无红肿及渗血、渗液，切口愈合良好。肛门指诊吻合口平整，无狭窄，指套无染血。遵医嘱办理出院手续。

【出院延续性护理】

1. 指导患者遵医嘱于门诊复诊、换药和拆线，若伤口出现红肿、异常分泌物等症状，随时就诊。

2. 指导患者规律监测、服药，内科门诊调整用药，控制血压及血糖。

3. 指导患者健康饮食，少食多餐，饮食从稀、软逐步过渡到普食，增加瘦肉、鱼、鸡蛋、新鲜蔬菜、水果等高蛋白、低脂肪、高纤维素食物的摄入。忌腌制、油腻、辛辣刺激、生冷硬性食物，注意饮食卫生。

4. 鼓励患者适量运动，如散步，做简单家务，以不感觉劳累为宜。待伤口完全恢复后逐步恢复正常工作和生活。

5. 指导患者保持健康规律的生活习惯，保持心情愉快，保证睡眠充足。养成定

笔记

时排便的习惯，保持大便通畅，避免便秘。

6.教会患者自我观察，若有大便稀、便血、肛门下坠、粪便变形及其他异常情况，及时就诊。

临床转归

出院1个月随访，患者精神、食欲好，情绪稳定。手术切口已拆线并愈合形成瘢痕。排气、排便正常，无特殊不适。出院半年随访，患者无不适，复诊未发现肿瘤复发及转移。

【直肠癌临床护理思维导图】

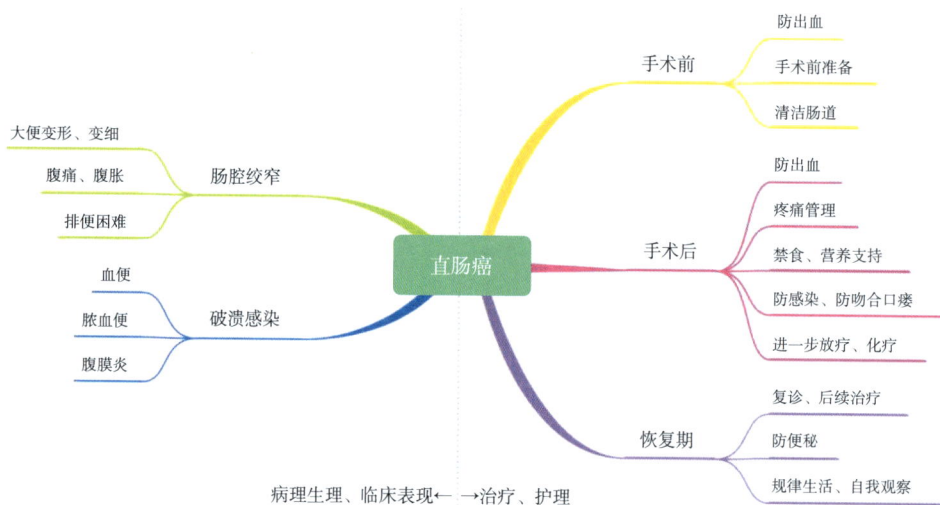

手术前
防出血
手术前准备
清洁肠道

大便变形、变细
腹痛、腹胀
排便困难
肠腔绞窄

直肠癌

手术后
防出血
疼痛管理
禁食、营养支持
防感染、防吻合口瘘
进一步放疗、化疗

血便
脓血便
腹膜炎
破溃感染

恢复期
复诊、后续治疗
防便秘
规律生活、自我观察

病理生理、临床表现←→治疗、护理

病例点评

直肠癌的发病率逐年攀升。对于有家族遗传史、长期不良生活习惯的高危人群应定期进行直肠指检、大便潜血试验及结肠镜检查，以筛查直肠癌，早期发现并进行根治性治疗，改善预后，延长生存期。早期识别症状、积极就医及进行个体化综合治疗是治疗成功的关键；同时患者的良好依从性和积极配合也是治疗成功的重要因素。出院时要加强对患者及家属的健康教育，增强治疗信心，建立规范的随访制度，定期监测病情变化，以预防肿瘤复发和转移。

（温宏梅）

病例 28　腹股沟斜疝

[病例关键词]　腹股沟疝；腹腔镜手术；疝补片修补术；嵌顿

腹股沟疝是指发生在腹股沟区域的腹外疝，男性多见，腹壁强度降低和腹压增高是腹外疝发病的主要病因。腹股沟疝早期手术效果好、复发率低，若不及时处理，疝块逐渐增大，终将加重腹壁环的损坏而影响日常生活，术后复发率也随之增高，当发生嵌顿和绞窄时则会威胁生命。

病历摘要

患者，男性，54 岁。10 年前无明显诱因出现右侧腹股沟区肿块，大小约 0.5 cm×1.0 cm（图 1-28-1），不伴红肿、疼痛、腹胀、腹泻等不适，未予重视。5 年前发现肿块增大至 1.0 cm×2.0 cm，未坠入阴囊（图 1-28-2），无其他症状。8 天前自觉下腹痛，遂于 2023 年 6 月 1 日就诊于普外科门诊，诊断为"右侧腹股沟斜疝"收入院。疼痛为钝性，可耐受，无腹部绞痛及血便等症状。结合病史、查体及辅助检查，左侧腹股沟斜疝诊断明确，有手术适应证，积极完善术前准备，拟行手术治疗。

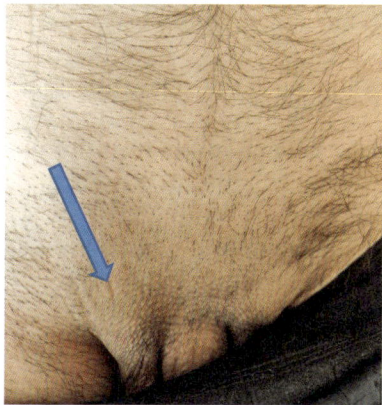

图 1-28-1　10 年前右侧腹股沟肿块　　图 1-28-2　5 年前右侧腹股沟肿块（蓝色箭头）

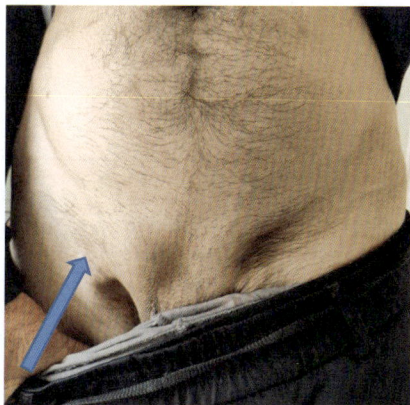

笔记

治疗与护理

【病情观察及治疗要点】

1. 观察腹部症状、体征及疼痛程度。

2. 避免腹压增高，防止疝块嵌顿。

3. 手术前准备。

【护理评估】

1. 意识及生命体征：神志清楚；体温 37 ℃，脉搏 76 次 / 分，呼吸 21 次 / 分，血压 139/76 mmHg。

2. 专科查体：右侧下腹部压痛，无反跳痛；取站立位时右侧腹股沟区可触及一 2.5 cm×3 cm 的肿块，质软，无压痛，皮肤颜色、温度正常，触压无波动感，可还纳腹腔，松开后再次脱出。取平卧位时部分还纳。

3. 辅助检查：腹股沟区彩超示右侧腹股沟斜疝，内容物可能为网膜组织。

4. 既往史及个人史：高血压 1 年，血压最高达 160/110 mmHg，口服厄贝沙坦片，血压控制满意。吸烟史 8 年，每天 10 支。

5. 精神及心理状况：情绪稍紧张，配合治疗。

6. 疼痛评估：麦吉尔疼痛评分 2 分。

【护理问题及护理措施】

护理问题	护理计划及措施
1. 潜在并发症：疝块嵌顿	●指导患者尽量卧床休息，避免咳嗽、打喷嚏、用力排便等，以免腹压骤增引起疝块嵌顿。 ●指导患者下地活动时佩戴医用疝带，避免腹腔内容物脱出造成疝嵌顿。 ●出现明显腹痛，伴疝块突然增大、发硬且触痛明显、不能回纳，应高度警惕嵌顿疝发生的可能，及时通知医师，必要时行急诊手术。
2. 焦虑：与知识缺乏、担心疾病预后有关	●向患者讲解疾病发生的原因、治疗方法及避免并发症的关键，取得患者信任。 ●通过成功的手术病例，鼓励患者建立信心，积极配合。
3. 术前准备	●戒烟，注意保暖，预防感冒。 ●指导患者多饮水，增加水果、蔬菜等粗纤维食物的摄入，保持大便通畅。 ●进行床上排尿训练，避免术后出现尿潴留。入手术室前留置导尿管排空尿液，以免术中误伤膀胱。 ●手术前晚遵医嘱给予灌肠，清洁肠内积粪，防止术后腹胀及排便困难。 ●术日晨进行皮肤准备，备皮范围包括脐周至会阴部。

【护理评价】

患者情绪稳定，了解疾病相关知识，焦虑减轻，睡眠良好。完成各项检查和手术前准备，未发生腹痛加重和嵌顿。

疾病进展一

患者于 6 月 3 日 14:35 进入手术室，在全身麻醉下行腹腔镜下经腹膜前腹股沟疝补片修补术。腹腔镜下可见右侧脐外侧一大小约 0.5 cm×1.0 cm 的疝囊（图 1-28-3），为右侧腹股沟斜疝。疝囊内肠管未见缺血性改变，将还纳回腹腔（图 1-28-4），将疝补片置入腹膜前间隙，补片展平覆盖整个髂骨骨孔，内侧覆盖耻骨结节，上方覆盖联合腱上方，外侧至髂前上棘，下方内侧置入耻骨膀胱间隙，用胶均匀喷洒，将补片黏合固定，用 3-0 倒刺线连续缝合腹膜。查无活动性出血后撤出器械，缝合各戳孔。

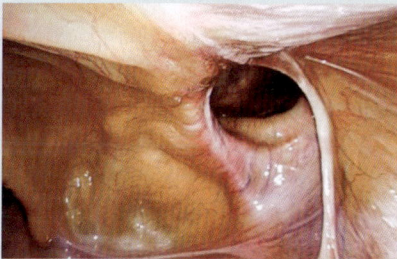

图 1-28-3 疝囊

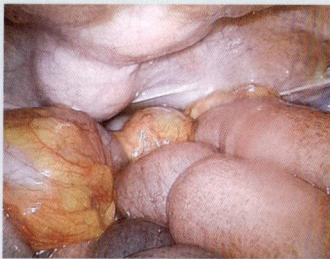

图 1-28-4 疝囊内肠管

【病情观察及治疗要点】

1. 监测生命体征，卧床休息，避免腹压增加。

2. 床上活动，避免卧床相关并发症。

3. 预防伤口感染。

【护理评估】

1. 意识及生命体征：意识清楚；体温 36.2 ℃，心率 80 次 / 分，呼吸 18 次 / 分，血压 145/88 mmHg，血氧饱和度 98%。

2. 专科查体：腹腔镜孔眼处敷料包扎固定，无渗血（图 1-28-5）；右侧腹股沟无异常隆起，阴囊无水肿。术后即拔除导尿管。患者自诉伤口处疼痛，有痰可自行咳出，无发热、寒战、腹胀等不适。

3. 疼痛评估：麦吉尔疼痛评分 4 分。

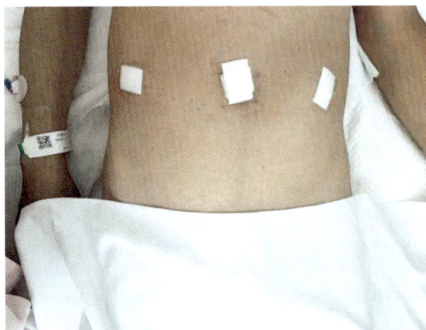

图 1-28-5　伤口敷料包扎固定

【护理问题及护理措施】

护理问题	护理计划及措施
1. 疼痛：与手术创伤有关	● 与患者沟通，缓解焦虑情绪，分散注意力，减轻疼痛。 ● 帮助患者调节至舒适的体位。 ● 指导和帮助患者咳嗽、打喷嚏时按压腹部伤口，防止切口张力增加而加剧疼痛。 ● 若疼痛明显，影响休息，遵医嘱给予布洛芬镇痛。
2. 潜在并发症：疝复发	● 术后 6 小时内取平卧位，伤口用腹带包扎，膝下垫一枕头，使髋关节微屈，以降低腹股沟区切口张力，减少腹腔内压力，利于切口愈合和减轻疼痛。 ● 6 小时后，若生命体征平稳，无不适主诉，取半卧位，术后 3 ～ 5 天，遵医嘱指导患者逐渐下床活动。 ● 指导患者注意避免腹压增高： ①遵医嘱行雾化吸入治疗，以稀释痰液，促进排痰。 ②咳嗽、打喷嚏时，用手按压右下腹疝区伤口，以减轻张力，保护伤口。 ③注意保暖，防止受凉、咳嗽。 ④避免用力排便。
3. 潜在并发症：尿潴留，与术后排便姿势、环境改变及伤口疼痛有关	● 为患者提供隐蔽的排尿环境，消除紧张情绪。 ● 拔除导尿管后，指导患者有尿意时尽早排尿，避免膀胱过度充盈造成排尿困难。指导和帮助患者采取有利于排便的体位和姿势。 ● 若排尿困难，可通过听流水声、温水冲洗会阴、按摩下腹或热水袋热敷等方法解除肌肉紧张。还可通过针灸针刺中极、曲骨、三阴交等穴位刺激排尿。 ● 若发生尿潴留，遵医嘱肌内注射卡巴胆碱促进膀胱平滑肌收缩，或采用导尿术。
4. 潜在并发症：阴囊水肿、切口感染	● 用"T"字托带将阴囊托起（图 1-28-6），或用小软枕抬高阴囊，密切观察阴囊肿胀情况。 ● 注意体温和血常规的变化，观察切口有无红、肿、疼痛，阴囊部有无出血、血肿。 ● 保持切口敷料清洁、干燥，避免被粪尿污染；若敷料脱落或被污染，及时更换。
5. 潜在并发症：便秘、肺部感染、深静脉血栓，与卧床休息、活动减少有关	● 术后肠蠕动恢复后开始进流食，并逐渐过渡到普食。宜食用清淡、易消化、富含纤维素的蔬菜和水果，同时多饮水，避免引起腹胀及便秘。 ● 为患者提供安全隐蔽的环境，鼓励尽早排便，可使用开塞露辅助排便，避免排便时过度用力引起腹压升高。 ● 教会患者卧床期间翻身及床上活动的方法，每天进行深呼吸训练，进行有效咳嗽。 ● 指导患者卧床期间进行双下肢踝泵运动，每天做 3 ～ 8 次，每次 500 下，预防深静脉血栓形成。

笔记

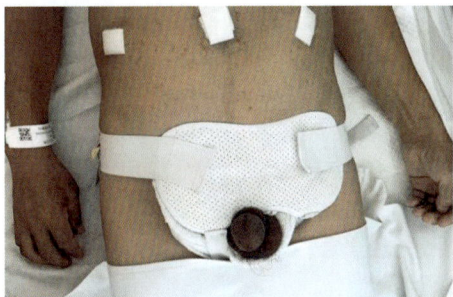

图 1-28-6 "T" 字托带托起阴囊

【护理评价】

术后第 2 天，患者疼痛减轻、可耐受，能顺利排尿、排便，阴囊略水肿并逐渐缓解；伤口愈合情况良好，无特殊并发症发生。

【护理评估】

1. 患者阴囊无水肿，伤口愈合情况良好，无不适主诉。

2. 缺乏出院后预防疝气复发的相关知识。

疾病进展二

6月7日患者精神、睡眠、食欲可，伤口处疼痛明显缓解，阴囊水肿消失，无腹痛、腹胀，右侧腹股沟区无肿块。主任医师查房后指示患者术后恢复满意，办理出院手续。

【出院延续性护理】

1. 告知患者出院后仍需注意休息，逐渐增加活动量。3 个月内应避免重体力劳动和提举重物。

2. 平时生活规律，避免过度紧张和疲劳。注意保暖，避免感冒和咳嗽。

3. 饮食方面多吃营养丰富的食物，多吃富含粗纤维的蔬菜等食物，保证水分的摄入，保持大便通畅，防止便秘发生。

4. 减少和消除引起疝气复发的因素，尽量避免腹压骤增的动作，如剧烈咳嗽、打喷嚏、用力排便等。

5. 定期随访，注意观察伤口愈合情况及腹股沟区有无隆起，若出现异常及时就诊。

笔记

临床转归

出院半年随访，患者精神、食欲好，已恢复正常工作和生活。无异常症状及体征。

【腹股沟疝临床护理思维导图】

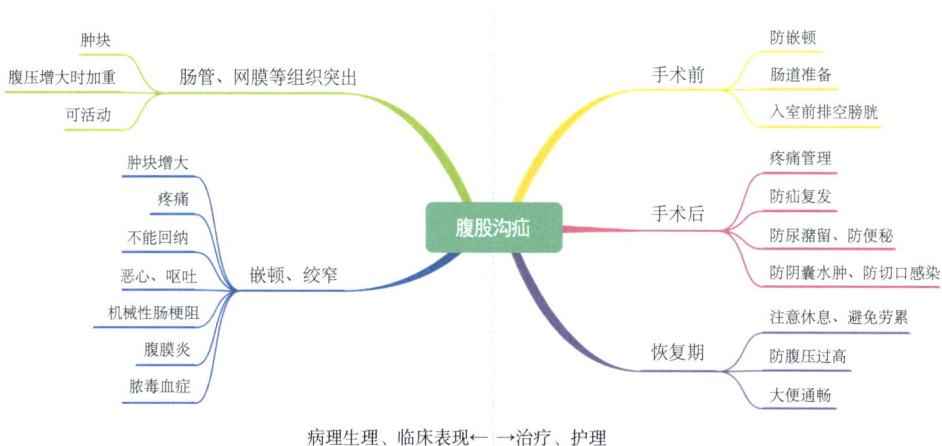

肿块
腹压增大时加重 — 肠管、网膜等组织突出
可活动

肿块增大
疼痛
不能回纳
恶心、呕吐 — 嵌顿、绞窄
机械性肠梗阻
腹膜炎
脓毒血症

腹股沟疝

手术前 — 防嵌顿 / 肠道准备 / 入室前排空膀胱

手术后 — 疼痛管理 / 防疝复发 / 防尿潴留、防便秘 / 防阴囊水肿、防切口感染

恢复期 — 注意休息、避免劳累 / 防腹压过高 / 大便通畅

病理生理、临床表现← →治疗、护理

病例点评

随着医疗技术的发展，腹腔镜微创手术已经成为治疗疝气的重要手术方式，有效改善了传统开腹手术切口恢复期较长、不美观的问题。本病例疝气发病时间长，疝块突出体积较小，腹腔镜下补片修补手术创伤小，效果显著，术后护理过程中需要关注阴囊水肿、切口感染和疝复发的问题。

（魏伟）

笔记

病例 29　良性前列腺增生致下尿路梗阻

[病例关键词]　良性前列腺增生；下尿路梗阻；经尿道前列腺电切术；膀胱冲洗；三腔导尿管

良性前列腺增生（benign prostatic hyperplasia，BPH）是老年男性的常见疾病。男性在 45 岁以后，前列腺开始出现不同程度的增生，增生程度与年龄、激素分泌有关。增生的腺体压迫后尿道，造成膀胱出口狭窄，临床表现为尿频、夜尿次数增多、排尿困难、尿潴留等下尿路梗阻症状。良性前列腺增生的治疗方法分为非手术治疗和手术治疗，目前经尿道前列腺电切术（transurethral resection of prostate，TURP）是主要手术方式。

病历摘要

患者，男性，62 岁。2023 年 5 月 14 日 14:00 主因"排尿不能 4 小时"就诊于急诊科，自诉近半年出现 3 次排尿非常困难的情况，均经过留置导尿管、口服药物的方法缓解。查体：膀胱区明显膨隆，叩诊呈浊音，手按压有明显尿意。

治疗与护理

紧急处置

在急诊室将盐酸丁卡因胶浆注入尿道，待尿道黏膜麻醉后置入 16 Fr 双腔导尿管，置管过程中导尿管插入较困难，置管成功后先放尿 200 mL，每隔 20 ~ 30 分钟再分次排放直至排空膀胱，之后按需排放。尿道口有少量血性液渗出，密切观察尿道口渗血情况及尿液颜色，同时办理泌尿外科入院手续，拟行前列腺增生手术治疗。

笔记

【病情观察及治疗要点】

1. 观察尿液引流情况，做好导尿管护理。

2. 抗感染、对症治疗。

3. 完善实验室检查，筛查前列腺癌，进行术前准备。

【护理评估】

1. 意识及生命体征：意识清楚；体温 36.6 ℃，心率 86 次 / 分，呼吸 20 次 / 分，血压 140/80 mmHg，血氧饱和度 97%，体重指数 23 kg/m^2。

2. 专科查体：双侧腰曲线存在、对称，无叩击痛及压痛，双侧输尿管走行区无深压痛，膀胱区无隆起和压痛，阴囊、阴茎未见异常，留置双腔导尿管引流通畅，尿液呈黄色，尿道口可见少量渗血。医师肛诊提示前列腺后叶中央沟消失。

3. 辅助检查：泌尿系统超声检查示前列腺增生样改变，体积 5.2 cm × 4.1 cm × 3.8 cm。膀胱慢性炎性改变，膀胱内壁毛糙增厚（图 1-29-1）。尿常规示白细胞 220 个 /μL（↑），红细胞 20 个 /μL（↑）；前列腺特异性抗原 1.72 ng/mL，游离前列腺特异性抗原 0.55 ng/mL。尿流动力学检查（见知识链接）示膀胱容量 250 mL（↓），最大尿流率 8 mL/s（↓），平均尿流率 5 mL/s（↓），残余尿量 100 mL（↑），提示下尿路梗阻。

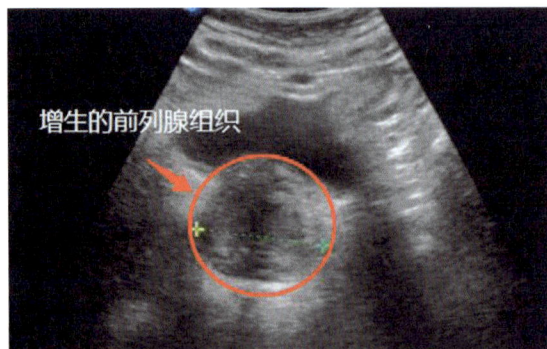

图 1-29-1　泌尿系统超声

4. 既往史及个人史：既往体健，否认慢性病病史，无饮酒嗜好，吸烟 40 余年，每天 10 支左右。

5. 精神及心理状况：情绪紧张，但能配合治疗。

【护理问题及护理措施】

护理问题	护理计划及措施
1. 排尿形态改变：与留置导尿管有关	● 留置导尿管后禁忌短时间内一次性排空膀胱，应分次排放。宜每次放尿 200 mL，间隔 20～30 分钟再排放，直至放完。 ● 观察尿液的颜色、性质和量，导尿管白天间断夹闭，按需开放，以保护膀胱功能。夜间可持续开放，以保证患者睡眠质量。 ● 用生理盐水或温开水棉球进行尿道外口护理，每天 2 次，保持会阴部及内裤清洁，预防导尿管相关性尿路感染。 ● 告知患者术前和术后均需留置导尿管一段时间，置管期间导尿管会刺激尿道造成不适，患者不能忍受时，告知医护人员使用药物对症治疗。
2. 疼痛：与插导尿管困难、损伤尿道黏膜有关	● 评估患者疼痛程度，疼痛影响休息时遵医嘱静脉输注间苯三酚或口服索利那新、米拉贝隆等药物解痉止痛。 ● 保持导尿管引流通畅，导尿管堵塞时及时用生理盐水冲洗通导尿管。 ● 指导患者多饮水，每天 2000～2500 mL，预防堵管。 ● 指导患者活动时妥善固定导尿管，防止牵拉。
3. 手术前准备	● 积极完善相关检查，化验前列腺特异性抗原，筛查前列腺癌。 ● 给予普食，手术前 8 小时禁食，6 小时禁水。手术前晚灌肠 1 次，或遵医嘱口服磷酸钠盐等泻剂。 ● 术日备皮，范围上至双侧肋弓，下至膝关节，两侧至髂嵴，重点清洁会阴部，剔除阴毛。

【护理评价】

5 月 16 日患者生命体征平稳，精神、食欲较好，导尿管引流通畅，尿液呈黄色澄清样，尿道口未见出血。情绪稍紧张，但能配合医护人员完成术前准备。

疾病进展一

患者于 5 月 17 日 8:30 进入手术室，腰麻后拔除导尿管，行 TURP 术。用前列腺电切镜经尿道口进入后尿道，逐片切除堵塞后尿道的前列腺增生组织，直至看到前列腺外科包膜，停止电切，充分电凝止血，清除组织碎片和血块后撤除电切镜，留置三腔大水囊导尿管（见知识链接），水囊内注入灭菌注射用水 50 mL，牵拉导尿管，使尿管水囊压迫前列腺窝起到止血作用，在尿道外口的导尿管上绑扎生理盐水湿纱布固定导尿管（图 1-29-2）。连接冲洗管路，进行持续膀胱冲洗（图 1-29-3）。手术后患者返回泌尿外科病房。

疾病进展一

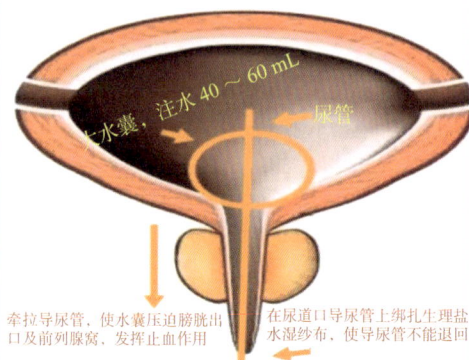

图 1-29-2　大水囊导尿管压迫止血示意　　图 1-29-3　连接膀胱冲洗管路

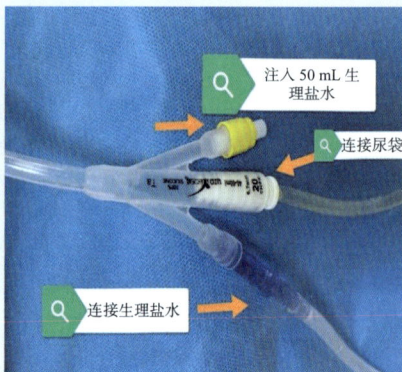

【病情观察及治疗要点】

1. 监测生命体征、血氧饱和度，行心电监护，持续鼻导管吸氧 2 L/min。

2. 牵拉导尿管压迫前列腺窝止血 4 小时，持续膀胱冲洗 1～3 天。

3. 观察和预防经尿道前列腺电切综合征，预防卧床相关并发症。

4. 疼痛管理。

【护理评估】

1. 意识及生命体征：意识清楚；体温 36.6 ℃，血压 130/80 mmHg，心率 88 次 / 分，呼吸 18 次 / 分，经皮动脉血氧饱和度 97%，心电监护示窦性心律、律齐。

2. 专科查体：尿道外口纱布固定妥，导尿管牵引有效，尿道口偶有少量淡红色液体渗出。持续膀胱冲洗，引流通畅，引流液呈淡红色和淡黄色交替。膀胱区无隆起，偶有尿意。

3. 疼痛评估：麦吉尔疼痛评分 3 分。

【护理问题及护理措施】

护理问题	护理计划及措施
1. 出血：与前列腺手术创伤有关	● 术后保持膀胱内大水囊和尿道外口纱布牵引压迫前列腺窝止血有效。术后 4 小时撤除尿道口纱布，若引流液持续呈鲜红色，提示伤口有活动性出血，间隔 15 分钟后再次牵拉导尿管压迫止血。出血难以控制时需进行二次手术止血。 ● 持续膀胱冲洗：将尿袋连接于三腔导尿管中间腔，将冲洗管路连接于侧腔，用生理盐水进行持续膀胱冲洗。根据膀胱引流液的颜色调整冲洗速度，色深则快、色浅则慢。 ● 保持导尿管引流通畅，若引流液颜色加深或有血块，及时挤压三腔导尿管尾端分叉处，促进血块排出。若管路发生堵塞，可使用 20 mL 注射器或冲洗器抽吸生理盐水手动冲洗，直至通畅。冲洗时注意自膀胱抽出的液体禁忌回注。
2. 有尿路感染风险：与手术创伤、留置导尿管、术后抵抗力下降有关	● 保持导尿管引流通畅，防止堵塞。 ● 使用抗反流尿袋，预防尿液反流。尿道外口每天消毒 2 次，保持会阴部清洁。每周更换尿袋 1 次，每 3 天更换冲洗管路 1 次。 ● 术后吞咽功能恢复后指导患者多饮水，每天 1500 ~ 2000 mL。
3. 疼痛：与手术创伤、冲洗液及导尿管刺激致膀胱尿道痉挛有关	● 向患者说明疼痛产生的原因，将自控镇痛泵连接于静脉留置针持续泵入镇痛药物或静脉输注间苯三酚等解痉镇痛。 ● 患者体温偏低或主诉寒冷时，需将冲洗用生理盐水加温至接近体温，以减轻膀胱刺激和预防患者发生低体温。 ● 指导患者感膀胱区不适、有明显尿意时做深呼吸，可有效缓解膀胱痉挛。 ● 保持膀胱冲洗及引流通畅，堵管时及时处理。
4. 潜在并发症：经尿道前列腺电切综合征，与冲洗用生理盐水通过创面和静脉窦进入血液循环，产生稀释性低钠血症有关	● 遵医嘱化验电解质，有稀释性低钠血症时给予静脉补钠及利尿治疗。 ● 观察患者的反应，出现烦躁、血压下降、脉搏缓慢、恶心、呕吐、抽搐、肺水肿、脑水肿等表现时，怀疑发生经尿道前列腺电切综合征，立即报告医师，化验电解质，并遵医嘱使用利尿药、脱水剂治疗。
5. 潜在并发症：压力性损伤、肺部感染、便秘、深静脉血栓等，与卧床活动减少有关	● 鼓励患者在床上活动，尤其需加强双下肢的踝泵运动，每 2 小时协助患者更换卧位。 ● 每天指导患者进行深呼吸训练，协助患者有效咳嗽、咳痰，预防肺部感染。 ● 指导患者排气后进食富含纤维素及有润肠作用的食物，如新鲜蔬菜、水果。进食 2 天后，鼓励患者主动排便，必要时遵医嘱服用麻仁软胶囊或使用少量开塞露辅助排便。术后 1 周内禁忌用大量不保留灌肠法帮助通便和肛管排气，以免引起前列腺窝出血。 ● 术后第 1 天患者生命体征平稳，评估疼痛及出血风险后，根据情况在护士指导和帮助下于床边暂坐或扶床站立。

【护理评价】

术后患者生命体征平稳；留置三腔导尿管行持续膀胱冲洗通畅，导尿管引流液呈淡红色和淡黄色交替冲洗液，术后第 2 天患者精神、食欲均好，正常排大便 1 次，未见并发症发生。

疾病进展二

5月19日患者膀胱冲洗通畅，导尿管引流液多呈淡黄色，偶呈淡红色，减慢冲洗速度。5月21日停止冲洗。5月23日拔除导尿管，患者可自行小便，排尿通畅，尿液呈黄色，无尿线细、排尿困难、漏尿等情况。患者一般情况好，精神、食欲佳，生命体征平稳，大便正常。观察无不适后，当日下午出院。

【出院延续性护理】

1.指导患者术后1个月进行肛提肌训练，以加强排尿功能。收缩肛门10秒、放松10秒、休息10秒为1组训练，每次50组，每天3次。

2.指导患者术后3个月内勿行重体力活动和体育锻炼，勿久坐和长时间行走。

3.指导患者养成健康的生活习惯，多饮水、勤排尿、戒烟酒、少食辛辣刺激性食物。保持会阴部清洁，勤换内裤。

4.指导患者自我观察排尿情况，若有排尿不畅、尿线细、漏尿等情况及时复诊。

5.指导患者1个月后可进行性生活，若有逆行射精，为手术并发症，不会引起不良后果，可不必担心。

临床转归

出院1个月随访，患者精神、食欲好，情绪稳定，排尿通畅，尿液呈黄色，无尿线细、漏尿等异常表现。

【良性前列腺增生临床护理思维导图】

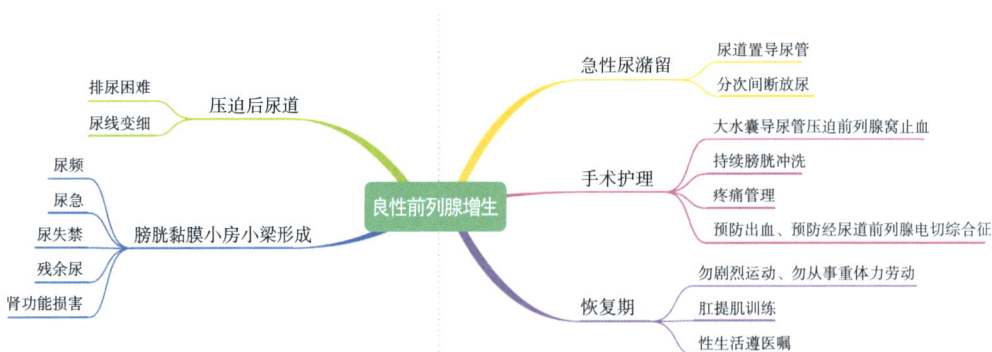

病理生理、临床表现← →治疗、护理

笔记

【知识链接】

1. 尿流动力学检查

尿流动力学检查是依据流体力学和电生理学的基本原理和方法，应用尿流动力学分析仪检测尿路各部压力、流率及生物电活动，从而了解尿路排送尿液的功能和机制，以及排尿功能障碍性疾病的病理生理学变化。该检查适用于尿频、排尿困难、漏尿及脑、脊髓神经损伤导致的排尿功能障碍。

正常人的膀胱容量为 $300 \sim 500\ mL$，排尿流速应在 $25\ mL/s$ 以上，小于 $15\ mL/s$ 为排尿不畅；小于 $10\ mL/s$ 为排尿困难；正常残余尿量应在 $50\ mL$ 以下。

2. 三腔导尿管

普通留置导尿用的导尿管为双腔导尿管，一腔为主腔，用于引流尿液；另一腔连接球囊。向球囊内注水 $10\ mL$ 后水囊隆起卡在膀胱出口可阻止导尿管脱出，起到内固定作用。当尿路损伤或进行泌尿系统手术时，为支撑尿道避免伤口粘连和利于膀胱冲洗，常需要使用三腔导尿管，再增加一腔用于连接冲洗管路，进行膀胱冲洗（图1-29-4）。

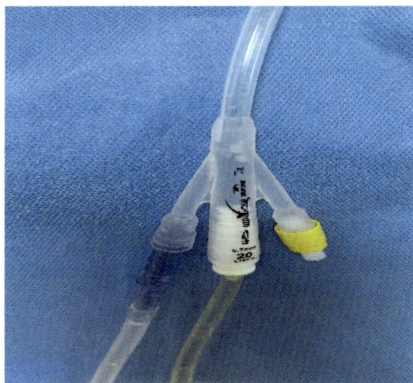

图 1-29-4　三腔导尿管

经尿道前列腺电切术后需使用的大水囊三腔导尿管为硅胶材质勾头三腔导尿管，材质较普通导尿管偏硬，分为 20 号（水囊可注水 $40 \sim 60\ mL$）和 22 号（水囊可注水 $50 \sim 70\ mL$）2 种规格。置管时，勾头向着 12 点方向沿着尿道的生理弯曲插入尿道，向水囊内注入适量的水。该导尿管管壁薄，内径宽，可有效降低堵管发生率。同时，牵拉导尿管，将湿纱布绑扎于尿道外口导尿管上，可起到压迫前列腺窝止血的作用。该尿管中间腔为主腔，连接尿袋，用于排出尿液及冲洗液；

199

一个侧腔连接冲洗管路，用于向膀胱内灌注生理盐水；另一个侧腔用于向水囊内注入注射用水以固定尿管，避免脱出。大水囊三腔导尿管是前列腺手术最适用的尿管之一。

病例点评

前列腺增生为中老年男性常见的慢性疾病，病程较长，多数患者在反复发生急性尿潴留后才下决心寻求手术治疗。本例患者症状典型，有反复多次排尿困难病史，最终增生的前列腺压迫后尿道出现急性尿潴留，通过经尿道前列腺电切术，下尿路梗阻得到解除。此类病例护理中需关注以下几点。

1. 急性尿潴留留置导尿管后，不可一次性快速排空膀胱，以免引起急性膀胱黏膜充血而发生血尿。应间断放尿，每次 200 mL，间隔 20 ～ 30 分钟再放 200 mL，直至放完，夹闭导尿管，按需排放。

2. 根据尿袋引流液颜色判断出血情况，及时调节膀胱冲洗速度，血性液颜色深则加快冲洗速度，颜色淡则减慢冲洗速度，注意保持冲洗和引流通畅，防止堵管。

（陈翠兰）

笔记

病例30　肾癌合并输尿管结石

[病例关键词]　肾癌；输尿管结石；疼痛；肾癌根治性肾切除术

　　肾癌（renal carcinoma）是指起源于肾实质泌尿小管上皮细胞的恶性肿瘤，又称肾细胞癌，占肾脏恶性肿瘤的90%以上。肾癌的主要临床表现为肾癌三联征（疼痛、血尿、肿块）和副瘤综合征（高血压、贫血、体重减轻、恶病质等），治疗方式采用手术治疗和辅助治疗。输尿管结石（ureteral calculus）大多是肾结石下降排入输尿管而导致的，患者会出现腰背部或下腹部剧烈疼痛、尿痛、血尿、恶心等症状，若结石堵塞输尿管可造成尿路梗阻和肾积水，严重时可导致肾功能损害甚至肾衰竭。若输尿管本身存在畸形、梗阻等特殊情况，则可能产生原发性输尿管结石。根据结石大小和梗阻情况，输尿管结石可采用保守治疗、体外冲击波碎石和手术治疗。

📋 病历摘要

　　患者，男性，66岁。2023年10月12日18:15因"左侧腰腹部突发剧烈疼痛1小时"就诊于急诊科。自诉1小时前左侧腰腹部无任何诱因突发剧烈疼痛，向同侧腹股沟、睾丸放射，伴恶心、呕吐。查体：面色苍白，出汗，痛苦面容，左侧肾区叩击痛（−），左侧输尿管走行区压痛（＋）。行泌尿系统超声和腹部CT检查提示"左侧输尿管结石，左肾占位，肾癌？"。

📋 治疗与护理

紧急处置

　　在急诊室建立静脉通路，给予静脉输液配合口服药物抗感染、解痉对症治疗。症状缓解后，于次日转入泌尿外科病房。积极完善相关检查，拟行左肾癌手术治疗及左侧输尿管结石排石治疗。

笔记

【病情观察及治疗要点】

1. 补液、抗感染、解痉、利尿等对症治疗。

2. 增加饮水量，口服排石冲剂，指导患者疼痛缓解后做蹦跳运动，促进结石排出。

3. 将尿液排入白色便盆，观察尿液颜色及是否有结石排出。

4. 完善实验室检查，进行术前准备。

【护理评估】

1. 意识及生命体征：意识清楚；体温 36.6 ℃，脉搏 96 次 / 分，呼吸 26 次 / 分，血压 145/88 mmHg，血氧饱和度 96%，体重指数 26 kg/m²。

2. 专科查体：双侧腰部曲线对称，未见局限性隆起，双肾区未触及肿块，双肾区叩击痛（−），左侧输尿管走行区深压痛（＋），右侧输尿管走行区深压痛（−），膀胱区未见隆起，压痛（−）。

3. 辅助检查：①泌尿系统超声示左肾中极可探及一个低回声、大小约 3.2 cm × 3.8 cm、边界不清、形态不规则的囊实性占位，其内可见血流信号。左侧输尿管中上段扩张，下段距膀胱入口约 1.3 cm 处可见一处强回声，大小约 0.4 cm × 0.3 cm。右肾及输尿管未见异常。②腹部增强 CT 示左肾中极存在占位性病变，大小约 3.25 cm × 3.82 cm，CT 值为 33 Hu，考虑肾癌，肾盂肾盏局部受侵可能。腹膜后未见明显淋巴结肿大，腹腔未见积液。左侧输尿管中上段扩张，下段可见一个致密结节，大小约 0.42 cm × 0.31 cm，考虑左侧输尿管结石。右肾及输尿管未见异常。③实验室检查示尿隐血（＋＋），红细胞 25 个 /μL（↑）；肾功能无异常。

4. 既往史及个人史：既往体健，否认慢性病病史，无饮酒嗜好，吸烟 40 余年，每天 10 支左右，近期体重无明显减轻。

5. 精神及心理状况：情绪紧张，能配合治疗。

6. 疼痛评估：视觉模拟评分 8 分（重度疼痛）。

【护理问题及护理措施】

护理问题	护理计划及措施
1. 疼痛：与结石刺激输尿管黏膜有关	● 遵医嘱静脉输注间苯三酚、消旋山莨菪碱解痉镇痛；输注头孢呋辛预防感染，肌内注射甲氧氯普胺缓解恶心、呕吐症状。 ● 指导患者多饮水，每天 2500 ～ 3000 mL，以加大尿量；遵医嘱口服排石冲剂，促进结石排出。 ● 疼痛缓解后指导患者做蹦跳运动，落地时足跟着地，通过振动促进输尿管结石排出。 ● 指导患者将尿液排入白色便盆中，便于观察尿液颜色及是否有结石排出。

续表

护理问题	护理计划及措施
2. 恐惧：与剧烈疼痛和惧怕手术有关	● 告知患者结石形成的原因和治疗方法，帮助患者积极配合治疗和护理。 ● 由于患者情绪高度紧张，与家属商议暂时隐瞒恶性肿瘤的病情，待疼痛缓解后逐渐告知病情和治疗方法。
3. 手术前准备	● 完善相关检查，进行肾癌根治性肾切除手术的术前准备。 ● 术前检查血型，配血。术前 8 小时禁食，6 小时禁水，手术前晚灌肠 1 次。 ● 术前进行左腰腹部皮肤准备，备皮范围上至乳头水平，下至耻骨联合水平，前后分别超过脐部和脊柱。

【护理评价】

10 月 13 日 5:00 患者排尿时观察到一褐色、形状不规则的结石随尿液排出，自诉疼痛、恶心症状明显缓解，之后间断有细小的结石碎块随尿排出，患者恐惧情绪缓解。10 月 14 日各项术前准备完成，患者了解病情并同意接受肾切除术。

疾病进展一

患者于 10 月 15 日 8:30 进入手术室，全身麻醉后留置导尿管，在腹腔镜下进行左肾癌根治性肾切除术。患者取右侧折刀位，分别自肋缘下背侧、腹侧、髂嵴上小切口置入腹腔镜，建立气腹；腹腔镜探查见肾中极部位有不规则肿块，与周围组织界限不清。游离肾周组织，离断结扎输尿管，切除左侧肾脏。留置腹腔引流管 1 根，逐层关闭切口。切除组织送病理检查。手术过程顺利，患者麻醉清醒后于 10:45 返回泌尿外科病房。

【病情观察及治疗要点】

1. 进行心电监护，监测生命体征，观察尿量。

2. 观察伤口渗出、腹腔引流管引流情况。

3. 给予补液、抗感染、对症支持治疗，给予持续鼻导管吸氧 2 L/min，使用镇痛泵静脉持续镇痛。

4. 预防卧床相关的并发症。

【护理评估】

1. 意识及生命体征：意识清楚；体温 36.6 ℃，血压 130/80 mmHg，心率 88 次/分，呼吸 18 次 / 分，血氧饱和度 97%。

2.专科查体：腹腔镜切口处无菌敷料覆盖，无渗血。腹腔引流管引流通畅，引流液为少量血性液。导尿管引流通畅，尿液呈淡黄色。

3.疼痛评估：视觉模拟评分 2 分（轻度疼痛）。

【护理问题及护理措施】

护理问题	护理计划及措施
1.疼痛：与手术创伤有关	● 应用自控镇痛泵持续经静脉泵入镇痛药物，若疼痛不能忍受需按压镇痛泵开关追加药量，必要时遵医嘱静脉输注间苯三酚、氟比洛芬酯镇痛。 ● 生命体征平稳，术后第 1 天协助患者取半卧位休息，以利于腹腔引流管引流和减轻疼痛。 ● 指导患者采用看视频、听音乐、聊天等方法分散注意力以缓解疼痛。 ● 指导和协助患者咳嗽和更换体位时用手按压手术部位，以减轻振动，减轻疼痛。
2.有出血风险：与手术创伤有关	● 术后 6 小时内为出血高风险期，密切观察腹腔引流管引流量。若每小时引流量超过 100 mL，且为鲜红色引流液，应通知医师，警惕活动性出血风险。 ● 遵医嘱行静脉补液治疗，观察血压、心率，尽早发现低血容量性休克征兆。 ● 密切观察伤口渗血情况，遵医嘱使用止血药物，必要时输血。
3.有肾功能损害风险：与手术切除一侧肾脏有关	● 关注肾功能化验指标，避免使用引起肾损害的药物。 ● 准确记录出入量，保持导尿管引流通畅，观察尿液的颜色、性状及量，若尿量减少时通知医师。
4.有与卧床相关并发症风险：深静脉血栓、肺部感染、便秘、皮肤压力性损伤等	●术后当日卧床休息，鼓励患者在床上活动，尤其需加强双下肢活动及踝泵运动，每 2 小时更换卧位。病情允许时尽早协助患者床边活动。 ● 指导患者每天进行深呼吸训练，有效咳嗽和咳痰，预防肺部感染。 ● 指导患者多饮水，排气后进食富含纤维素及有润肠作用的食物，关注患者术后排便情况。若有便秘、排便困难问题，遵医嘱给患者服用麻仁软胶囊等润肠通便药物。
5.有感染风险：与术后有伤口、管路、抵抗力下降有关	● 遵医嘱静脉输注抗菌药物以预防感染。 ● 密切观察伤口情况，保持敷料清洁、干燥，换药时严格遵循手卫生和无菌技术原则。 ● 保持会阴部清洁，进行尿道口护理，每天 2 次，预防尿路感染。 ● 保持各管路引流通畅，每天评估置管必要性，配合医师尽早拔管。

【护理评价】

患者术后生命体征平稳，伤口无渗出，手术当日 20 小时腹腔引流管引流量为 150 mL，为血性液，尿量 1550 mL，呈黄色。术后第 3 天精神、食欲均好，轻度疼痛，不影响休息，可在床边小范围活动，正常排大便 1 次，无并发症发生。患者情绪稳定，能积极配合治疗及护理。

笔记

疾病进展二

10月16日拔除导尿管，患者可自行小便。10月17日拔除腹腔引流管。10月19日患者生命体征平稳，一般情况好，精神、食欲均可，大小便正常，化验肾功能无异常，伤口轻度疼痛，无渗出及感染征象，病理检查结果待回报，遵医嘱当日下午出院。

【出院延续性护理】

1. 病理检查结果回报后由主管医师电话告知家属。出院后每3天到门诊进行伤口换药，术后2周拆线，定期到门诊复查。

2. 指导患者每天饮水1000～1500 mL，勤排尿，勿憋尿。饮食宜清淡均衡，避免大量食用易致结石的食物和饮料。

3. 指导患者在体力允许范围内活动，术后3个月内勿进行重体力活动及剧烈运动。

4. 保持心情愉快，睡眠充足，保持会阴部清洁，预防感冒、便秘和尿路感染。保护肾功能，避免使用对肾脏有损害的药物。

临床转归

病理检查结果回报：左肾透明细胞癌。出院1个月电话随访，患者主诉精神、食欲好，大小便正常，伤口已拆线，无不适症状。出院半年复查，无结石及肿瘤复发征象。

【肾癌合并输尿管结石临床护理思维导图】

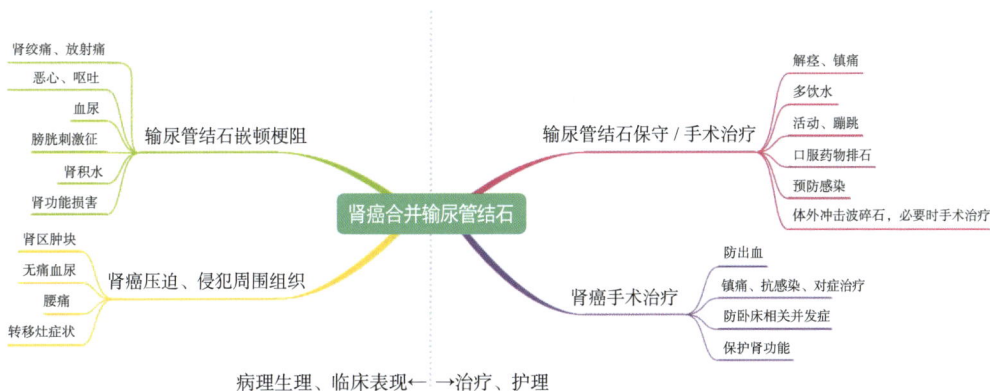

病理生理、临床表现←　→治疗、护理

笔记

病例点评

　　输尿管结石大多是肾结石下降排入输尿管而引起的输尿管痉挛或梗阻，发作时疼痛剧烈，难以忍受。本例患者输尿管结石急性发作，因结石体积较小，经过保守治疗后自行排出。在检查过程中发现早期肾癌并给予左肾癌根治性肾切除术，使患者获得较好预后。在输尿管结石的保守治疗中，应注重疼痛管理和预防尿路继发感染，患者宜多饮水、多活动，促进结石从输尿管下降至膀胱，并自尿道排出。肾癌术后应注意观察伤口出血和肾功能情况。输尿管结石和肾癌均存在复发可能，应积极预防，定期复查。

（陈翠兰）

笔记

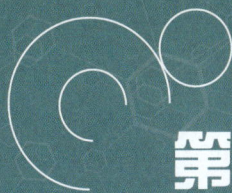

第六章
脊柱及四肢疾病患者的护理

病例 31　腰椎间盘突出症

[病例关键词]　腰椎间盘突出症；围手术期；轴线翻身；腰背肌功能锻炼

　　腰椎间盘突出症（lumbar intervertebral disc herniation）指因腰椎间盘发生退行性改变，纤维环破裂时，髓核突出刺激或压迫神经根、马尾神经所表现出的一系列临床症状，主要包括下腰痛、坐骨神经痛，严重者还可出现大小便失禁及双下肢不完全瘫痪等症状，给患者带来严重的功能障碍和心理痛苦。症状较轻的腰椎间盘突出症患者可以通过牵引、理疗等方法缓解症状，而压迫症状较重或经过规律保守治疗后无改善的患者，需通过外科手术解除脊髓和神经根的压迫，从而达到缓解症状的目的。

病历摘要

　　患者，男性，43 岁。1 年前因久坐、劳累出现腰痛，疼痛向下肢放射，卧床休

息后疼痛缓解。3 个月前出现持续性腰痛伴右下肢麻木及放射痛，给予规范牵引和理疗后症状缓解不明显。1 天前症状明显加重，于 2024 年 8 月 6 日就诊于骨科门诊，行 MRI 检查诊断为"腰 5 ～骶 1 椎间盘突出"，收入骨科脊柱病区住院。

治疗与护理

紧急处置

1. 绝对卧床制动。姿势选择：仰卧位，双膝下方垫高（用枕头等），髋、膝屈曲约 90°，减轻腰椎压力；若侧卧更舒适，可在双腿间夹枕头保持脊柱中立。避免动作：弯腰、久坐、扭转腰部或提重物，减少脊柱负荷。

2. 局部冷敷（急性期 24 ～ 48 小时）。用冰袋或冷毛巾敷于疼痛区域，每次 15 ～ 20 分钟，间隔 1 小时，缓解炎症和肌肉痉挛。注意避免冻伤，可用毛巾包裹冰袋。

3. 药物治疗。遵医嘱用药。

4. 短期佩戴腰围。选择医用硬质腰围，提供腰椎支撑，但每天佩戴不超过 6 小时，避免肌肉萎缩。

【病情观察及治疗要点】

1. 卧硬板床休息，轴线翻身。

2. 进行手术前准备。

3. 练习床上大小便、深呼吸和咳嗽，戒烟。

【护理评估】

1. 意识及生命体征：意识清楚；体温 36.4 ℃，血压 132/68 mmHg，心率 66 次 / 分，呼吸 18 次 / 分。

2. 专科查体：脊柱生理曲度存在，腰部棘突间隙压痛、叩击痛（－），右下肢大腿后侧、小腿后侧皮肤浅感觉功能减退；腰椎活动轻度受限。右侧直腿抬高试验（＋）、加强试验（＋）。右侧腰部疼痛向臀部、大腿后方、小腿外侧至足部放射，伴麻木。双下肢诸肌群肌力 5 级，肌张力正常。双侧足背动脉搏动可触及，末梢循环可。大小便正常，鞍区感觉（－）。

3. 辅助检查：腰椎 X 线示腰椎椎体生理曲度自然，略呈"S"形，未见明显异常。腰椎 MRI 示腰 5～骶 1 椎间盘突出，相应硬膜囊受压，局部椎管狭窄（图 1-31-1）。

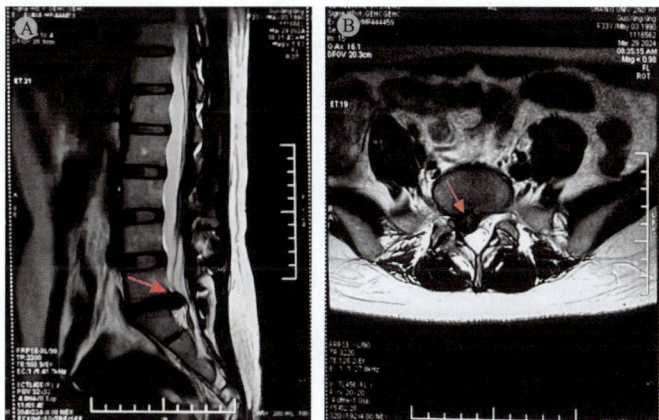

A：矢状位；B：冠状位。

图 1-31-1 术前 MRI 检查示腰 5～骶 1 椎间盘突出（红色箭头）

4. 既往史及个人史：既往体健，否认慢性病病史，无烟酒嗜好。

5. 精神及心理状况：情绪稍紧张，配合治疗。

6. 疼痛评估：视觉模拟评分 4 分。

【护理问题及护理措施】

护理问题	护理计划及措施
1. 疼痛：与突出的椎间盘压迫神经有关	● 平卧硬板床休息，翻身和下地活动时佩戴腰围。 ● 遵医嘱口服塞来昔布缓解疼痛。
2. 躯体活动障碍：与神经受压导致躯体功能障碍有关	● 帮助家属为患者提供卧床期间的生活照护，包括饮食、排泄、睡眠等，满足生理需要。 ● 鼓励和指导患者卧床期间在床上活动四肢，进行呼吸功能训练及双下肢踝泵运动，预防卧床相关并发症。 ● 指导患者进行床上大小便练习，以适应卧床期间排便习惯的改变。
3. 手术前准备	● 完善术前相关检查，包括心电图、心脏彩超、血常规、凝血功能、X 线、CT、MRI 等。 ● 手术日晨排大便，避免术后排便困难。 ● 手术前 8 小时开始禁食，4 小时开始禁饮水。 ● 手术前清洁皮肤，备皮范围为上齐腋窝、下至臀横纹，两侧至腋中线。

【护理评价】

患者安静卧床休息，疼痛和麻木感减轻，在护士和家属的帮助下能在床上进食、活动和锻炼，可以在床上进行大小便。手术前准备完成。

笔记

疾病进展一

患者于 8 月 12 日进入手术室，在全身麻醉下进行内镜下椎间盘髓核摘除术。患者取俯卧位，调整 C 臂位置，在棘突旁 2 cm 处穿刺进针并在 X 线引导下置入内镜导管。内镜下见黄韧带肥厚，腰 5 ~ 骶 1 椎间盘向右后方突出进入椎管内和硬脊膜及神经根粘连。镜下切除肥厚的黄韧带，松解神经根及硬脊膜，摘除突出的髓核组织。退出内镜，留置 1 条引流管。术后返回骨科病房。

【病情观察及治疗要点】

1. 监测生命体征，补液对症治疗。

2. 脱水，减轻水肿引起的神经根压迫。

3. 观察双下肢的感觉及运动功能恢复情况。

4. 预防伤口感染及卧床相关的并发症。

【护理评估】

1. 意识及生命体征：意识清楚；体温 36.6 ℃，血压 121/65 mmHg，心率 76 次 / 分，呼吸 20 次 / 分，经皮动脉血氧饱和度 97%。

2. 专科查体：腰背部切口用无菌敷料覆盖，无渗血，引流管接负压球，引流液为少量血性液。腰部及右下肢放射痛症状完全缓解，小腿后侧麻木症状较术前大部分缓解。双下肢肌力 5 级，肌张力正常。双下肢血运正常。

3. 辅助检查：腰椎 MRI 显示腰 5 ~ 骶 1 椎间盘髓核摘除术后改变，术区软组织肿胀，硬膜囊受压减轻，椎管未见明显狭窄征象（图 1-31-2）。

4. 疼痛评估：视觉模拟评分 2 分。

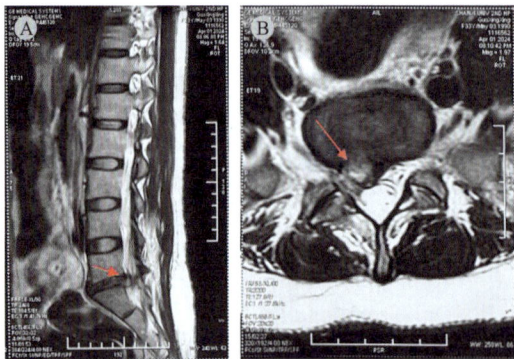

A：矢状位；B：冠状位。

图 1-31-2　术后 MRI 检查示椎间盘髓核摘除术后改变（红色箭头）

【护理问题及护理措施】

护理问题	护理计划及措施
1. 有伤口出血风险	● 监测生命体征和尿量，遵医嘱给予输液补液治疗。 ● 观察伤口渗血和引流情况。若伤口持续有新鲜血液流出，伴随血压下降、心率加快、尿量减少趋势，应警惕失血性休克。 ● 术后平卧 4～6 小时，以利于压迫止血。之后采用轴线翻身法，避免脊柱扭曲。
2. 脊髓和硬膜外血肿风险：与术中止血不彻底、术后引流不畅导致局部血肿形成有关	● 术后佩戴腰围，搬运患者时需至少 3 人一起平行搬动，保持脊柱平直。 ● 翻身时采用轴线翻身法，即指导患者双手抱于胸前，双腿并拢屈髋屈膝，护士使用翻身单或双手同时扶患者的肩部和髋部，帮助患者翻身至对侧，背后垫枕头（图 1-31-3）。翻身过程及翻身后保持腰背部脊柱呈直线，防止脊柱扭曲。 图 1-31-3　轴线翻身 ● 保持引流通畅，术后当日每小时观察引流情况，自近心端向远心端挤压引流管，防止血凝块堵塞导管。 ● 遵医嘱快速静脉滴注甘露醇注射液脱水，减轻神经水肿。 ● 术后 24 小时内严密观察患者腰部以下症状，若出现疼痛、麻木感加重等异常情况，立即通知医师。
3. 疼痛	● 遵医嘱使用自控镇痛泵镇痛，疼痛剧烈时指导患者间隔 15 分钟按压按钮追加药量。 ● 帮助患者采取适当的体位和轴线翻身法，避免加重伤口疼痛。
4. 潜在并发症：深静脉血栓、压力性损伤、肺部感染、便秘等，与被动卧床、活动减少有关	● 指导患者在床上进行双下肢的主动和被动运动。主动运动包括主动活动髋、膝、踝关节，并进行双下肢踝泵运动。患者精神不佳时给予被动按摩腓肠肌、股四头肌等处理，促进血液循环，预防血栓形成。术后第 2 天指导患者进行直腿抬高和股四头肌等长收缩的锻炼，防止神经根粘连。 ● 术后 6 小时后协助患者每 2 小时进行轴线翻身。术后 2 周内卧床休息。 ● 指导患者平卧位进食和饮水时避免呛咳、误吸的方法。每天在床上进行深呼吸训练，有痰液时及时咳出，预防肺部感染。 ● 指导患者多饮水，多食富含纤维素及有润肠作用的食物，如新鲜蔬菜、水果、粗粮等。指导患者每天固定时间排便，无论有无便意都要尝试排便，促进床上排便习惯的形成。排便困难时遵医嘱服用药物，如麻仁软胶囊，大便干结时应用润肠剂或缓泻剂。 ● 指导患者逐渐适应床上大小便，保持会阴部清洁卫生。
5. 有伤口感染风险	● 保持病房环境清洁，限制探访人员。 ● 换药时医务人员严格遵循手卫生和无菌技术原则。 ● 遵医嘱合理使用抗菌药物预防感染。 ● 伤口引流管位置低于床面，并保持通畅。观察伤口情况，若有红肿、渗出等异常情况，立即通知医师，必要时行分泌物细菌培养。

笔记

【护理评价】

手术后患者意识清楚，生命体征平稳；腰背部及下肢疼痛、麻木感较术前明显好转；伤口轻度疼痛、可耐受，生活部分自理，无并发症发生。

疾病进展二

8月15日患者一般情况好，精神、食欲佳，生命体征平稳，大小便正常，无特殊不适主诉。换药时打开敷料见切口皮缘对合好，无红肿及压痛，无波动感及异常渗出物，消毒后更换无菌敷料，未拆线，遵医嘱出院康复。

【出院延续性护理】

1. 指导患者按医嘱定期换药、拆线、门诊复查，若出现发热、伤口红肿、异常分泌等情况应随时就诊。

2. 术后2周内严格卧床休息，在家属帮助下轴线翻身。2周后佩戴腰围逐步下地活动。活动时间和运动强度逐渐增加，腰围佩戴1个月，复查腰椎结构稳定后遵医嘱逐步减少佩戴时间。

3. 指导患者逐步进行腰背肌功能锻炼（图1-31-4），如五点支撑、直腿抬高、飞燕点水等练习，促进肌肉功能恢复，保持腰椎结构稳定。

4. 指导患者保持心情愉快，保证睡眠充足。功能部分恢复后，鼓励患者逐步恢复家庭和社会活动。

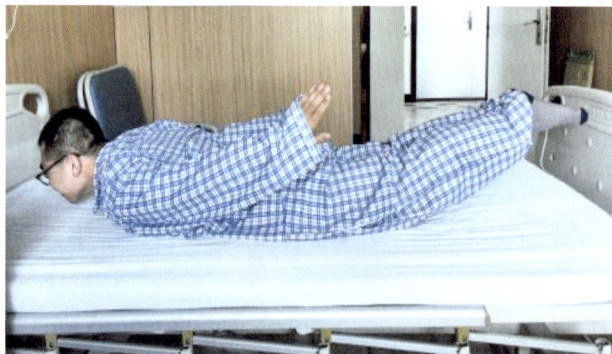

图1-31-4 腰背肌功能锻炼示意

笔记

临床转归

出院6个月随访，患者自觉恢复良好，右下肢疼痛、麻木症状消退，活动自如，无自觉不适。双下肢肌力5级，四肢血运正常。

【腰椎间盘突出症临床护理思维导图】

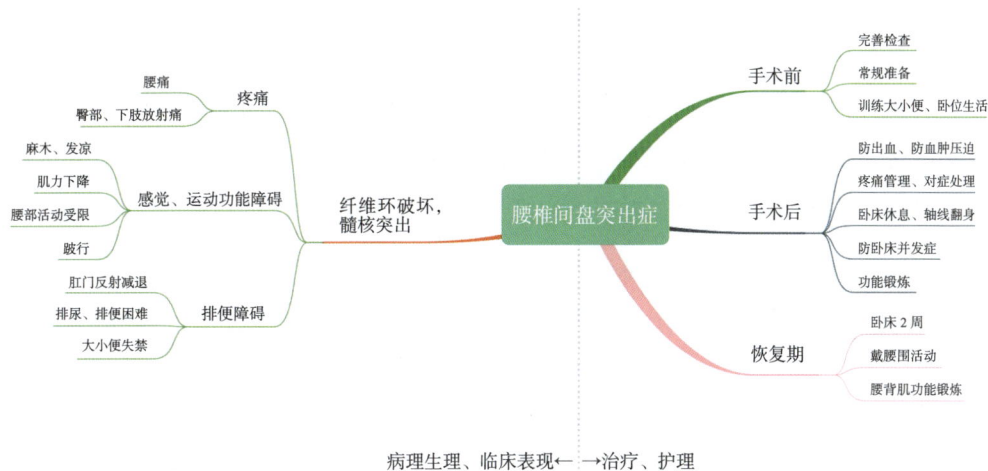

病理生理、临床表现←　→治疗、护理

病例点评

腰椎间盘突出症常发生于久站久坐和重体力劳动的人群，患者对术后功能恢复的期望较高，因此对手术前和手术后的护理要求较高。手术后患者容易出现排尿困难的状况，因此应从手术准备阶段即开始进行床上排尿、排便练习。手术后除了常规观察和预防伤口出血及各种并发症外，急性期应动态观察神经功能的恢复情况，如出现血肿压迫神经的情况需及时手术清除血肿，否则可能造成严重的神经功能损伤。

（闫鲜艳，刘玲玉）

病例 32　断肢再植

[病例关键词]　完全性离断；断肢再植手术；失血性休克

在工业生产及日常生活中，由操作不慎和严重创伤造成的肢体离断较为常见，而且大多发生在年轻人身上。根据原因和性质的不同，肢体离断分为切割性离断、辗轧性离断、挤压性离断、撕裂性离断、爆炸性离断等。根据离断的程度不同可分为完全性离断和不完全性离断。断肢再植（replantation of amputated limb）是指将完全或不完全离断的肢体彻底清创，借助光学显微镜将离断的血管重新吻合，并进行骨、神经、肌腱及皮肤的整复手术，以恢复肢体外观的连续性和一定的生理功能。

病历摘要

患者，男性，29 岁。2022 年 3 月 14 日 14:35 在工作时被高空坠落的铁板砸伤，导致左上臂中下段离断，仅内侧有 4 ～ 5 cm 的皮肤连接，伴血管、神经、骨质外露及活动性出血（图 1-32-1），同事给予简易夹板固定后送至当地医院，初步止血、包扎、石膏固定后，于当日 16:30 转入上级医院急诊科，诊断为"左上臂完全性离断，左肱骨下段骨折"。

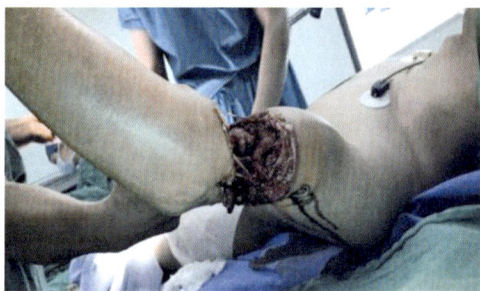

图 1-32-1　左上肢离断

治疗与护理

紧急处置

在急诊室给予开放液路、补液、输血、抗休克治疗，同时积极进行急诊断肢再植手术前准备。

【病情观察及治疗要点】

1. 监测生命体征，预防和治疗失血性休克。

2. 急诊手术前准备。

3. 妥善处理断肢，为再植手术做准备。

【护理评估】

1. 意识及生命体征：意识清楚，表情淡漠；体温 36.6 ℃，血压 90/60 mmHg，心率 106 次 / 分，呼吸 22 次 / 分，血氧饱和度 98%（鼻导管吸氧 3 L/min），体重指数 21.5 kg/m^2。

2. 专科查体：左上臂中下段完全性离断，伤口污染严重，断端创缘不整齐，可见骨折断端及血管、神经外露，创面有血凝块及活动性出血。离断肢体远端皮肤温度低，颜色呈灰白色，尺动脉、桡动脉搏动未触及，末梢循环差、感觉缺失。其余肢体肌力及肌张力正常，肢体感觉、运动功能正常。

3. 辅助检查：左上肢 X 线检查示左肱骨中下段粉碎性骨折（图 1-32-2）。血常规示白细胞计数 13.07×10^9/L（↑），血红蛋白浓度 84.00 g/L（↓）；凝血功能检查示凝血酶原时间 17.20 秒（↑）；生化检查示血清肌酐 59.60 μmol/L，肌酸激酶同工酶 113.62 ng/mL（↑），肌红蛋白＞ 3890.00 ng/mL（↑）。

4. 既往史及个人史：既往体健，否认慢性病病史，吸烟 2 包 / 天，偶尔饮酒。

5. 精神及心理状况：患者由同事陪同，情绪紧张，痛苦面容，悲观哭泣。

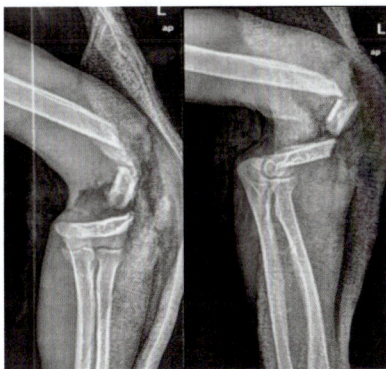

图 1-32-2 左上肢离断 X 线检查

【护理问题及护理措施】

护理问题	护理计划及措施
1. 失血性休克：与断端血管破裂大量出血有关	● 开放 2 条静脉通路，遵医嘱输注晶体液（如乳酸钠林格液、生理盐水），胶体液（如低分子右旋糖酐、浓缩红细胞、冰冻血浆等）补充血容量，纠正休克。 ● 配合医师对患肢进行固定、包扎止血。 ● 鼻导管吸氧，头偏向一侧，停止进食、进水。有呕吐物时及时清理，保持呼吸道通畅。 ● 遵医嘱查动、静脉血标本，纠正水、电解质及酸碱平衡紊乱。
2. 疼痛：与肢体离断创伤有关	● 遵医嘱肌内注射盐酸布桂嗪，缓解疼痛。 ● 分散患者注意力，减轻疼痛。

笔记

续表

护理问题	护理计划及措施
3.恐惧：与突发疾病、疼痛、担心预后有关	● 与陪侍人沟通，积极联系家属，帮助患者获得亲属的关心和家庭的支持。 ● 与患者交流，告知患者积极配合医师及护士可能保全肢体，使患者对治疗有信心。
4.手术前准备	● 离断肢体清创处理后低温保存。 ● 积极联系手术室及相关手术人员。 ● 肌内注射破伤风抗毒素预防破伤风梭菌感染。 ● 争分夺秒进行手术前准备，包括禁食、禁水、备皮、做心电图、实验室检查（血常规、凝血系列、生化系列、免疫系列、血型）、配血等。

【护理评价】

患者休克得到纠正，生命体征平稳，疼痛明显缓解，情绪稍紧张，配合医师和护士，手术前准备完成。

疾病进展一

患者于 17:20 进入急诊手术室，在全身麻醉联合臂丛神经阻滞麻醉下进行左上臂断肢再植。先对左上臂离断肢体的近端和远端进行彻底清创和探查，生理盐水冲洗断端血管保证其通畅度；然后将骨折复位并行钛板内固定；再在光学显微镜的助视下，将离断的血管、神经吻合修复，肌肉、肌腱及皮肤对接缝合（图 1-32-3），伤口留置 2 条引流管接负压球；最后用无菌敷料包扎、石膏固定肢体。手术结束后于 00:30 转入 ICU。

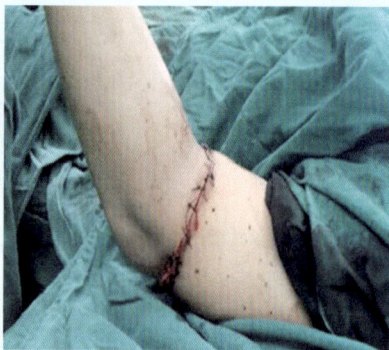

图 1-32-3　断肢再植手术后

【病情观察及治疗要点】

1. 监测生命体征，纠正失血性休克和手术后水、电解质、酸碱平衡紊乱。

2. 镇痛、患肢制动，促进断肢血运重建，避免引起血管痉挛的因素。

3. 观察末梢血运，及时发现并处理肢体缺血情况。

4. 全身多脏器功能的观察。

【护理评估】

1. 意识及生命体征：意识清楚；体温 37.3 ℃，血压 106/59 mmHg，心率 96 次/分，呼吸 19 次/分，血氧饱和度 96%（未吸氧）。

2. 专科查体：左上肢水肿明显，再植肢体末梢稍肿胀，皮肤颜色潮红，皮肤温度较健侧高 0.2 ℃，毛细血管充盈时间 5 秒，感觉麻木，活动障碍。桡动脉搏动可触及，较健侧偏弱。

3. 辅助检查：血常规示白细胞计数 $13.6 \times 10^9/L$（↑），血红蛋白浓度 102.0 g/L（↓）；凝血功能检查示 D- 二聚体 136.0 μg/L；动脉血气分析示 pH 7.325（↓），HCO_3^- 24.3 mmol/L，BE –3.5 mmol/L（↓）。左上肢 X 线检查示左肱骨中下段粉碎性骨折内固定满意（图 1-32-4）。

4. 疼痛评估：数字分级评分 2 分（轻度疼痛）。

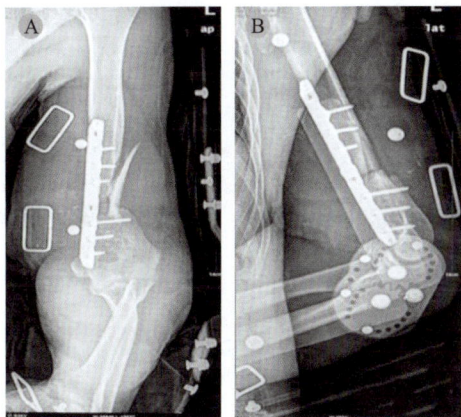

图 1-32-4　骨折复位内固定后 X 线检查

【护理问题及护理措施】

护理问题	护理计划及措施
1. 有再植肢体缺血性坏死风险：与断肢再植后可能出现血管痉挛、血栓形成导致血液循环障碍有关	● 术后绝对卧床休息 1 周，患肢支具固定并置于功能位，位置略高于心脏 5 ～ 10 cm，避免过高或下垂。 ● 指导患者避免大幅翻身、坐起，特别注意避免夜间入睡后不自觉活动压迫患肢，防止再植肢体血管受压、牵拉和扭曲。 ● 室温控制在 24 ～ 26 ℃，湿度为 60% ～ 70%，避免患肢冷风直吹，病房内绝对禁止有人吸烟。 ● 严密观察再植肢体血液循环情况，包括桡动脉搏动，皮肤温度、颜色、弹性，毛细血管充盈时间及肿胀程度，若发现有变化，及时通知医师。 ● 观察伤口渗血情况，渗血多时通知医师及时处理，禁止用手挤压或加压包扎。 ● 患肢以烤灯照射保暖，灯泡与肢体距离为 40 ～ 50 cm，避免烫伤。 ● 遵医嘱肌内注射罂粟碱，皮下注射低分子肝素钙，静脉滴注低分子右旋糖酐等，防止血管痉挛，避免血栓形成。注意严格按时正确用药，观察药物的不良反应。
2. 疼痛	● 向患者说明疼痛可能导致血管痉挛，不利于肢体存活，鼓励患者积极向护士表达疼痛，切勿忍耐。 ● 遵医嘱静脉泵入舒芬太尼镇痛，动态评估镇痛效果，调节舒芬太尼泵速，使数字分级评分为 1 ～ 2 分。
3. 有出血风险	● 保持伤口引流通畅，观察引流液的颜色、性质和量。术后早期出血量多时，可减小负压，若伤口引流量超过 50 mL/h，应警惕血管吻合口出血，立即通知医师。 ● 按时正确使用抗凝药物，密切观察用药反应，若出现头痛、牙龈出血、鼻腔出血、黑便等情况，及时通知医师。 ● 术后 24 小时后，若无出血倾向，适当增加球囊的负压水平，以保持引流通畅，预防引流管堵塞。

笔记

续表

护理问题	护理计划及措施
4. 自理缺陷：与左上肢制动、被动卧床有关	● 指导患者多饮水，每天在床上进行深呼吸训练，鼓励患者在床上进行其余肢体的活动，尤其要加强双下肢的运动，以预防肺部感染和深静脉血栓形成。 ● 住 ICU 无亲属陪侍期间，由护士帮助患者进食、清洁、排便，满足患者的生理需求，鼓励患者遵从医师和护士的指导进行床上活动。 ● 帮助患者多饮水，进食高热量、高蛋白、富含维生素及膳食纤维的食物，指导患者勿用力排便，以免诱发血管痉挛。排便困难时遵医嘱服用药物，如麻仁软胶囊，大便干结时应用润肠剂或缓泻剂。
5. 有伤口感染风险	● 遵医嘱静脉输注抗菌药物头孢哌酮舒巴坦钠，预防和控制感染。 ● 保持病房环境整洁、空气流通，每天紫外线消毒，医务人员严格执行手卫生和无菌换药操作。 ● 观察伤口敷料有无渗血、渗液，引流液中是否有浑浊、脓血性液。换药时观察伤口有无红肿、渗出，若发现异常，立即通知医师，必要时行分泌物细菌培养。
6. 有肾功能受损风险：与血供恢复后离断肢体产生的代谢产物进入血液循环有关	● 观察液体出入量及尿液的颜色和量。若尿液量少、颜色加深，应及时告知医师。 ● 留取血尿标本，观察肾功能、电解质和尿常规变化。 ● 避免使用对肾功能有损害的药物。

【护理评价】

手术后，患者生命体征逐渐平稳，水、电解质及酸碱平衡紊乱基本纠正；患肢轻度疼痛不影响休息，再植肢体血运可，皮肤温度暖，感觉麻木；伤口无渗血，术后首日引流液为 75 mL 淡血性液，未发生并发症。

疾病进展二

3月16日患肢略肿胀，末梢血运可，桡动脉搏动可触及。患者生命体征稳定，精神、食欲可，转骨科显微手外科病房继续治疗。3月20日拔除伤口引流管。再植肢体血运稳定后开始逐步增加床上活动，缩短烤灯照射时间，减少药物使用剂量，停用抗菌药物，并进行患肢的功能锻炼。3月23日开始逐渐下床活动。

【病情观察及治疗要点】

1. 促进血液循环，防止血管痉挛。

2. 疼痛管理。

3. 预防、控制感染。

4. 床上活动，预防卧床相关的并发症。

【护理评估】

1. 意识及生命体征：意识清楚；体温 36.7 ℃，血压 123/70 mmHg，脉搏 78 次 / 分，呼吸 21 次 / 分，血氧饱和度 97%（未吸氧）。

2. 专科查体：左上肢水肿，支具制动，敷料固定妥，无渗出。再植肢体皮肤颜色潮红，皮肤温度较健侧高 0.4 ℃，毛细血管充盈时间 3 秒，左上肢活动受限，肌力为 0 级，有麻木感。左侧桡动脉搏动可触及，较健侧弱。

3. 疼痛评估：视觉模拟评分 2 分（轻度疼痛）。

4. 精神及心理状况：严重焦虑，对机体功能和外观恢复的期待较高。

【护理问题及护理措施】

护理问题	护理计划及措施
1. 疼痛	● 遵医嘱静脉泵入舒芬太尼，将视觉模拟评分控制在 1 ~ 2 分，即患者有轻微疼痛感，但不引起不适、不影响休息。 ● 疼痛缓解后逐渐过渡到口服布洛芬胶囊或塞来昔布胶囊。
2. 有伤口感染风险	● 遵医嘱使用抗菌药物预防感染。遵医嘱留取伤口分泌物进行细菌培养，更换敏感抗菌药物。 ● 随着出血量减少，将伤口引流管负压球下压以增加压力，保持引流通畅。观察伤口引流球内引流液情况，若引流液中出现浑浊或脓性分泌物，及时通知医师。 ● 伤口每 2 天消毒换药 1 次，拆开敷料观察缝合处有无渗血、红肿、脓性分泌物，挤压皮下观察有无积液。敷料浸湿时及时换药。 ● 伤口换药和对引流管进行操作时注意遵循无菌技术原则，避免细菌移位增加感染的机会。
3. 有血管痉挛和血栓风险：与血管吻合手术后血管功能尚未恢复有关	● 患者严格戒烟，并禁止病房内有人吸烟。 ● 患肢继续烤灯照射保暖，禁止冷空气直吹。 ● 控制疼痛，避免用力活动和排便，避免引起血管痉挛。 ● 继续遵医嘱肌内注射罂粟碱注射液，皮下注射低分子肝素钙注射液，预防血管痉挛和血栓形成而导致再植肢体缺血。 ● 患者半卧位时将患肢悬吊于胸前（图 1-32-5），平卧位时置于略高于心脏水平，避免长时间下垂（图 1-32-6）。 ● 保护再植肢体，避免损伤和受压。 图 1-32-5　半卧位时悬吊患肢示意　　图 1-32-6　平卧位时抬高患肢示意

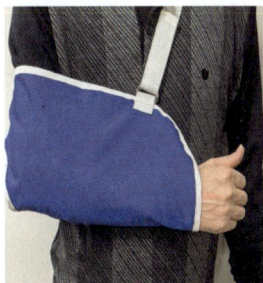

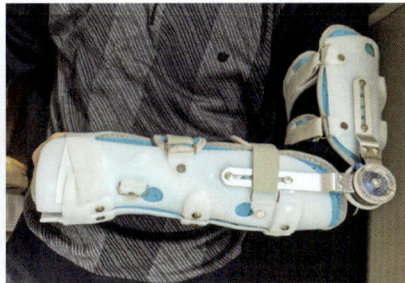

续表

护理问题	护理计划及措施
4.潜在并发症：便秘、关节僵硬、深静脉血栓，与长时间卧床、活动减少有关	●指导患者床上主动活动躯体及健侧肢体、改变体位，以增加患者舒适度，促进肠蠕动。 ●再植肢体血液循环稳定后，由医师和护士扶支具帮助患者适当活动患侧肩关节，并指导患者用健侧手辅助患侧手指关节活动。 ●指导患者增加富含膳食纤维食物（如水果、绿色蔬菜）的摄入。 ●告知患者养成每天定时排便的习惯。排便困难时，禁止用力排便，可遵医嘱使用开塞露辅助排便。大便干结时遵医嘱口服乳果糖或麻仁软胶囊。 ●指导患者改变体位和下地活动时动作宜缓慢，在护士或家属的帮助下进行，以免引起直立性低血压导致黑矇、跌倒。
5.潜在并发症：医疗器械相关性压力性损伤	●患肢支具内垫毛巾衬垫，在肘关节骨隆突部位加垫棉垫并每2小时减压1次，防止支具内皮肤软组织受压破损。 ●换药拆解支具后注意观察患肢皮肤有无发红、水疱、溃疡等，若有异常及时调整衬垫位置，必要时修剪支具给予受压部位减压。
6.焦虑：与担心肢体功能是否恢复和将来能否从事劳动工作有关	●告知患者断肢再植手术后首要重点是保障肢体存活，需严格遵守医师和护士的嘱咐。 ●告知患者肢体功能的恢复是一个循序渐进的过程，切不可心急。保持积极的态度和乐观的心态有助于肢体的存活和功能的恢复。 ●鼓励家属帮助患者调整和规划将来的工作方向，减轻患者的心理负担，增加对未来生活的信心。

【护理评价】

　　患者生命体征稳定，精神、食欲逐渐好转，左上肢肿胀较前明显减轻，伤口轻微疼痛不影响休息，肢端皮肤暖，颜色红润，皮肤温度较健侧高0.1 ℃，毛细血管充盈时间2秒。桡动脉可触及，略弱于健侧。肢体血运满意，未出现血管痉挛和血栓形成。伤口引流液逐渐减少，引流管已拔除，伤口无感染征象。患者焦虑明显缓解，睡眠好，无便秘。拆解支具后，观察支具内皮肤无损伤。

疾病进展三

　　3月29日患者一般情况好，精神、食欲佳，生命体征平稳，大小便正常，无特殊不适主诉。患肢轻微肿胀，继续以支具制动，左上肢再植肢体皮肤稍干，颜色红润，皮肤温度较健侧高0.1 ℃，毛细血管充盈时间2秒，左上肢活动受限，肌力为0级，有麻木感。手术切口愈合满意，给予拆线后，患者遵医嘱出院。

【出院延续性护理】

1.告知患者及家属肢体功能恢复期较长，应调整心态，保持健康的生活习惯。

2. 指导患者加强营养，禁烟酒、禁食辛辣刺激性食物，禁饮含咖啡因的液体，预防便秘。

3. 指导患者患肢继续支具制动，以促进骨折恢复。下地活动时患肢用兜带悬吊于颈部。每月复查，根据骨折恢复情况逐步去除支具并进行患肢的功能锻炼。

4. 指导患者注意保护再植肢体，防止患肢受压、烫伤、冻伤及损伤。

5. 指导患者用健侧肢体对患肢的肩、肘、腕、掌指、指间关节进行被动活动，预防关节僵硬和肌肉萎缩。在关节活动度和肌力有一定恢复时，开始进行一系列实用功能的锻炼，如采用捡豆子、旋螺丝钉、握健身球等方法进行对指功能的练习；通过用筷子夹豆、书写和画图等练习动作的稳定性；通过缝纫、刺绣训练手指的灵活性；积极进行生活活动，如穿脱衣服和鞋袜、梳洗、进餐、打字，以及使用各种工具。

6. 向患者讲解待伤口完全恢复后可进行专业的康复训练及辅助理疗，以加速神经功能的恢复。

临床转归

出院 1 个月随访，患者精神、食欲好，情绪稳定，患肢末梢血运正常，手指有麻木感，可轻微活动（图 1-32-7）。出院 6 个月随访，患者已在专业的康复医院进行康复治疗 2 个月，左上肢屈腕屈指肌肌力 3 ~ 4 级，伸腕伸指肌肌力 3 级，分指并指可，温触觉、痛觉较前恢复明显（图 1-32-8）。

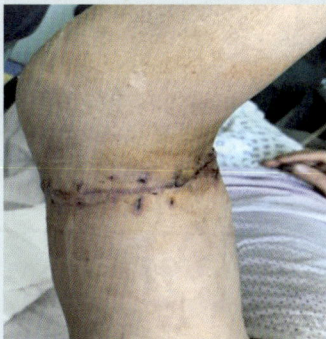

图 1-32-7　出院 1 个月随访　　图 1-32-8　出院半年随访

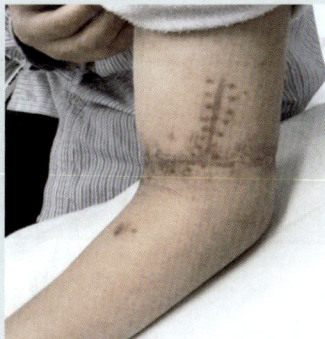

笔记

【肢体离断断肢再植临床护理思维导图】

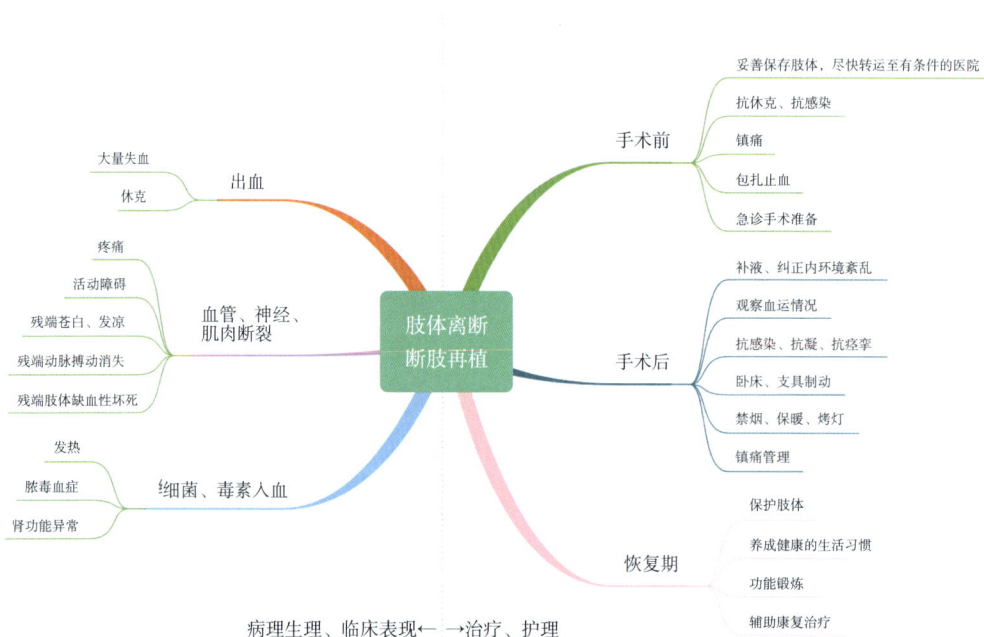

病理生理、临床表现← →治疗、护理

病例点评

外伤导致的肢体残缺会给患者带来长期而严重的功能障碍和心理痛苦。积极的急救处理、正确的残肢保存和争分夺秒的术前准备是再植手术成功的前提；精湛的手术技术和术后精心的观察、治疗和护理是肢体存活的关键；出院后功能锻炼、延续性护理为肢体功能的恢复提供重要保障。再植肢体的功能恢复对于患者来讲是一个漫长的过程，医护人员的心理疏导和家属的情感支持对于患者的康复尤为重要。

（马冠中）

笔记

病例 33　毒蛇咬伤

[病例关键词]　蛇咬伤；出血；凝血功能障碍；剧痛；抗蛇毒血清；中西医结合

　　世界上有 3000 多种蛇，其中约 15% 被认为对人类构成危险。我国已知的毒蛇约有 50 种，其中剧毒蛇 10 余种，主要有眼镜蛇科、蝰蛇科和海蛇科。蝰蛇科分为蝰亚科（蝰蛇）和蝮亚科（尖吻蝮、竹叶青、蝮蛇、原矛头蝮）。蛇毒成分比较复杂，一般分为神经毒、血循毒和肌肉毒等。蝰蛇蛇毒属于血循毒，被咬伤后伤口剧烈烧灼样疼痛，肿胀迅速扩展，伤口周围出现大量的血疱、淤斑、组织坏死或溃疡。毒蛇咬伤发病急、症状严重，皮下、内脏及五官出血严重，病情严重者可出现溶血、贫血、黄疸和急性肾衰竭。

病历摘要

　　患者，男性，19 岁。2023 年 5 月 23 日晚被家中饲养的一条直径约 2 cm、长约 50 cm 的土黄色、三角头的蝰蛇咬伤左前臂（图 1-33-1）。随后伤口周围及左手迅速肿胀，疼痛难忍，肿胀程度进行性加重并向肩部蔓延，左上肢出现大量淤斑（图 1-33-2），伴头晕、恶心、呕吐，自行扎针放血，3 小时后送至急诊科随后转至中毒科救治。

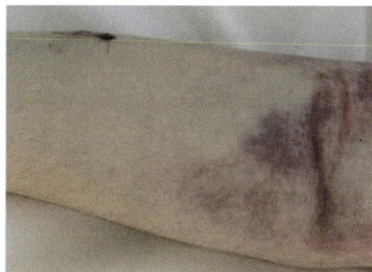

图 1-33-1　毒蛇咬伤左前臂

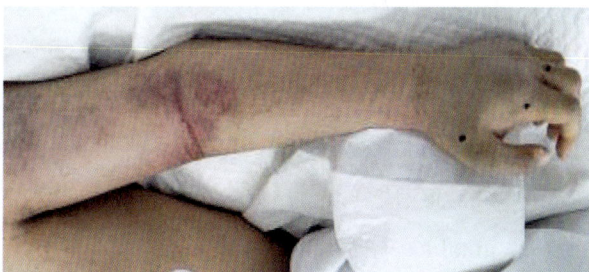

图 1-33-2　左上肢肿胀、有大量淤斑

治疗与护理

紧急处置

在中毒科给予心电监护及特级护理，绝对卧床，采集血常规、凝血、生化系列标本，完善相关检查。对伤口进行消毒处理，对肿胀严重部位扎针并给予真空拔罐疗法排毒，同时给予抗蝮蛇毒血清、抗五步蛇毒血清静脉滴注。伤口周围和肘关节下方做环形封闭治疗，同时口服联合外敷季德胜蛇药片，静脉使用抗过敏、利尿消肿药物。

【病情观察及治疗要点】

1. 开通绿色通道，尽早足量使用抗蛇毒血清。

2. 监测生命体征，卧床休息，暂禁食、禁水。

3. 伤口消毒，切开引流，减少毒素的吸收。

4. 局部封闭，减轻疼痛。

5. 多器官功能障碍综合征的观察和治疗。

【护理评估】

1. 意识及生命体征：意识清楚，问话对答准确；体温 37.2 ℃，血压 92/49 mmHg，心率 106 次 / 分，呼吸 23 次 / 分，血氧饱和度 95%（未吸氧）。

2. 专科查体：精神差，痛苦面容，左手、左前臂至左肩部肿胀明显，局部皮肤潮红或大片淤斑，皮肤温度较健侧高 0.2 ℃，整个左上肢剧烈疼痛。穿刺针眼部位可见少量渗血。

3. 实验室检查：血常规示血小板计数 10.00×10^9/L（↓），白细胞计数 25.88×10^9/L（↑），红细胞计数 4.89×10^{12}/L，血红蛋白浓度 130.10 g/L，中性粒细胞百分比 93.30%（↑），淋巴细胞百分比 4.60%（↓）；凝血功能检查示活化部分凝血活酶时间 74.30 秒（↑），国际标准化比值 1.33（↑），凝血酶原时间 33.70 秒（↑），D- 二聚体 2.72 mg/L，纤维蛋白原 0.04 g/L（↓）；肝肾功能检查示丙氨酸氨基转移酶 62.00 U/L（↑），天冬氨酸氨基转移酶 29.30 U/L，尿素 7.16 mmol/L，肌酐 86.13 μmol/L；尿常规示隐血（＋）。

4. 精神、心理状况及社会支持：患者情绪紧张，恐惧。亲属在监护室外等候，家庭经济状况良好。

5. 疼痛评估：麦吉尔疼痛评分 5 分（重度疼痛）。

【护理问题及护理措施】

护理问题	护理计划及措施
1. 多器官功能障碍综合征：出血、肝功能损害、休克，与蛇毒素吸收有关	● 嘱患者绝对卧床休息，暂禁食、禁水，给予心电监护及生命体征监测，并提供生活照顾，避免受伤，避免用力咳嗽、排便。 ● 早期足量静脉输注抗蛇毒血清，以改善凝血功能及各脏器功能。由于没有单价抗蝰蛇毒血清，采用抗蝮蛇毒血清6000 U及抗五步蛇毒血清2000 U代替（见知识链接）。由于抗蛇毒血清是从动物血液中提取的，使用前需先做皮试。观察患者临床症状和化验结果，必要时追加使用抗蛇毒血清。 ● 遵医嘱静脉大量补液，抗休克、保护肾脏功能；肌内注射破伤风抗毒素，静脉输注地塞米松、七叶皂苷钠等药物抗过敏消肿。 ● 严密观察患者有无出血倾向，如伤口出血、皮下淤点和淤斑、鼻出血、咯血、牙龈出血、尿血、便血等；并观察有无突发寒战、高热、腰背及四肢酸痛、头痛、呕吐、烦躁等溶血症状。 ● 生命体征稳定后指导患者吃质软、易消化、富含膳食纤维的食物，避免便秘。 ● 观察血常规、凝血系列和生化指标的动态变化，必要时静脉输注血小板、新鲜冰冻血浆和纤维蛋白原。 ● 鼓励患者多饮水，静脉滴注5%碳酸氢钠以碱化尿液，避免形成结晶堵塞肾小管引起急性肾损害。
2. 疼痛、肿胀、组织坏死：与蛇毒素渗入组织有关	● 消毒伤口，早期使用真空拔罐技术帮助毒液排出。 ● 遵医嘱使用糜蛋白酶 + 利多卡因 + 地塞米松以牙痕为中心在周围进行浸润注射或在肘关节下方10 cm处做环形封闭。 ● 口服季德胜蛇药片20片，同时将季德胜蛇药片40片捣碎与40 mL水混合调成糊状外敷手背、前臂、上臂直至肩部（图1-33-3），避开伤口，避开手指末端以利于观察肢端血运（图1-33-4）。 图 1-33-3 季德胜蛇药片外敷　　图 1-33-4 避开肢体末端 ● 受伤后早期将患肢临时制动放于低位，以减少毒素的吸收。严密观察患肢肿胀程度及皮肤温度、感知觉、运动情况，每班测量周径并将肿胀肢体和健侧肢体周径进行比较。若肿胀严重，以牙痕为中心将伤口皮肤以"+"形划开引流，不宜挤压伤口，以免促进毒素吸收。 ● 若有组织坏死，可在清创后用生长因子、湿润烧伤膏及创面敷料外敷，促进创面肉芽组织生长。 ● 凝血功能明显异常时，避免进行伤口扩创，以免引起大量出血。若出现桡动脉搏动消失、剧痛或疼痛消失等骨筋膜室综合征征象，可在输注抗蛇毒血清和新鲜血浆的基础上进行扩创和骨筋膜室切开减压治疗。 ● 遵医嘱局部贴敷丁丙诺啡透皮贴剂缓解疼痛。
3. 有感染风险：与皮肤完整性受损有关	● 保持患肢伤口清洁，及时消毒换药、更换无菌敷料，预防感染的发生。 ● 遵医嘱静脉输注头孢唑林钠，配合使用中药制剂预防、控制感染。
4. 恐惧	● 与患者交流，向患者和家属讲解蛇咬伤治疗方案，讲解成功的案例，帮助患者建立信心。 ● 鼓励患者主动讲出自己的不适症状，进行对症治疗。 ● 适当向患者提供书籍、手机或便携式电脑，分散患者注意力，稳定情绪，缓解焦虑。

笔记

【护理评价】

患者生命体征平稳，出入量平衡。左上肢疼痛可耐受，情绪稳定、接受治疗，左上肢肿胀明显，血运、感觉无异常，未见感染和皮肤坏死，未观察到皮肤和内脏出血征象。

疾病进展一

入院第 4 天开始，患者左上肢肿胀逐渐缓解，无新鲜淤点及淤斑，疼痛略缓解。患者生命体征平稳，精神、食欲好转，血常规和凝血功能检查结果显示血小板和凝血指标明显好转，停止心电监护，改为一级护理。

【病情观察及治疗要点】

1. 观察左上肢伤口局部变化情况。

2. 观察血常规、凝血功能恢复情况。

3. 预防并发症。

【护理评估】

1. 意识及生命体征：意识清楚；体温 36.6 ℃，血压 117/69 mmHg，脉搏 86 次 / 分，呼吸 20 次 / 分，经皮动脉血氧饱和度 98%（未吸氧）。

2. 专科查体：左臂肿胀缓解，淤斑面积较前缩小、颜色变淡，皮肤出现褶皱，疼痛减轻，皮肤温度正常；伤口未见明显渗出，已结痂。左上肢末梢血运、感觉无明显异常。

3. 实验室检查：血常规示血小板计数 153.00×10^9/L，白细胞计数 10.27×10^9/L（↑），血红蛋白浓度 134.00 g/L；凝血功能检查示凝血酶原时间 10.00 秒，活化部分凝血活酶时间 34.30 秒，国际标准化比值 0.82，D- 二聚体 2.37 mg/L，纤维蛋白原 3.27 g/L；肝肾功能检查示丙氨酸氨基转移酶 32.00 U/L，天冬氨酸氨基转移酶 19.30 U/L，尿素 4.32 mmol/L，肌酐 68.05 μmol/L；尿常规示潜血（－）。

4. 疼痛评估：麦吉尔疼痛评分 3 分（中度疼痛）。

【护理问题及护理措施】

护理问题	护理计划及措施
1. 有感染风险：与皮肤完整性破坏有关	● 保持伤口清洁，防止感染，应随时注意出血、血疱、组织坏死范围、肢体温度和肿胀程度。 ● 若伤口局部已出现坏死、有脓性分泌物或者脓肿形成，及时留取伤口分泌物进行细菌培养，根据药物敏感试验结果应用抗菌药物。
2. 疼痛、肿胀	● 继续遵医嘱口服联合外敷季德胜蛇药片，静脉输注七叶皂苷钠等药物。 ● 继续遵医嘱使用丁丙诺啡透皮贴剂缓解疼痛。
3. 营养失调：与伤后进食量减少有关	● 指导患者进食高热量、高蛋白、高维生素、富含纤维素、易消化的食物。 ● 鼓励并督促患者多饮水、保证尿量，促进毒物排出。
4. 潜在并发症：压力性损伤、关节僵硬、肺部感染，与卧床、活动减少有关	● 将肿胀的肢体置于软枕上抬高，关节和骨隆突部位垫棉垫，每 2 小时更换位置进行皮肤减压，促进局部血液循环，预防皮肤压力性损伤。 ● 指导患者适当活动患肢手指、腕、肘、肩关节，以促进血液循环，避免关节僵硬。 ● 指导患者在床上活动，出血风险降低后逐渐增加活动量并过渡到床边活动。 ● 指导患者进行深呼吸训练和有效咳嗽、咳痰，保持呼吸道通畅，预防肺部感染。

【护理评价】

患者生命体征平稳，精神、食欲好。伤口皮肤未发生坏死及感染；患肢淤斑减少，无新鲜出血表现；肿胀进一步缓解，皮肤褶皱增多，疼痛症状缓解。患者可在护士指导下进行患肢和全身活动。情绪稳定，出入量平衡，大小便无异常。

疾病进展二

入院第 8 天，患者一般情况好，精神、食欲佳，生命体征平稳，大小便正常。患者左前臂、左肩肿胀明显消退，仅有少量散在淤斑，手指活动正常，末梢血运、感觉正常。活动时有轻微疼痛感。实验室检查：凝血酶原时间 13.10 秒，活化部分凝血活酶时间 23.60 秒，国际标准化比值 0.82，D- 二聚体 2.37 mg/L，纤维蛋白原 1.77 g/L；血小板计数 $293×10^9$/L，遵医嘱出院。

【出院延续性护理】

1. 指导患者每天消毒伤口，待痂皮自然脱落，禁止人工抠除，若伤口出现红肿、疼痛、异常分泌物等症状随时就诊。

2. 指导患者加强患肢肌肉、关节功能锻炼，加强营养，禁烟酒，禁食辛辣刺激性食物，禁饮含咖啡因的液体，预防便秘。

3. 向患者讲解毒蛇咬伤的危害，使其意识到危险性。

4. 向患者进行预防蛇咬伤的健康宣讲：①非专业人士避免饲养毒蛇；②野外工作时注意个人防护，穿戴防护眼镜及手套、靴子、长裤等；③被蛇咬伤后有条件时应尽快用流动的水清洗伤口，用干净的纱布或毛巾轻轻擦干伤口周围的皮肤并前往医院就诊；④切勿吸吮伤口以免导致感染和毒液扩散。

临床转归

出院3天后随访复查凝血功能正常。出院1个月随访，患者精神、食欲良好，情绪稳定，左手臂无功能障碍。

【毒蛇咬伤临床护理思维导图】

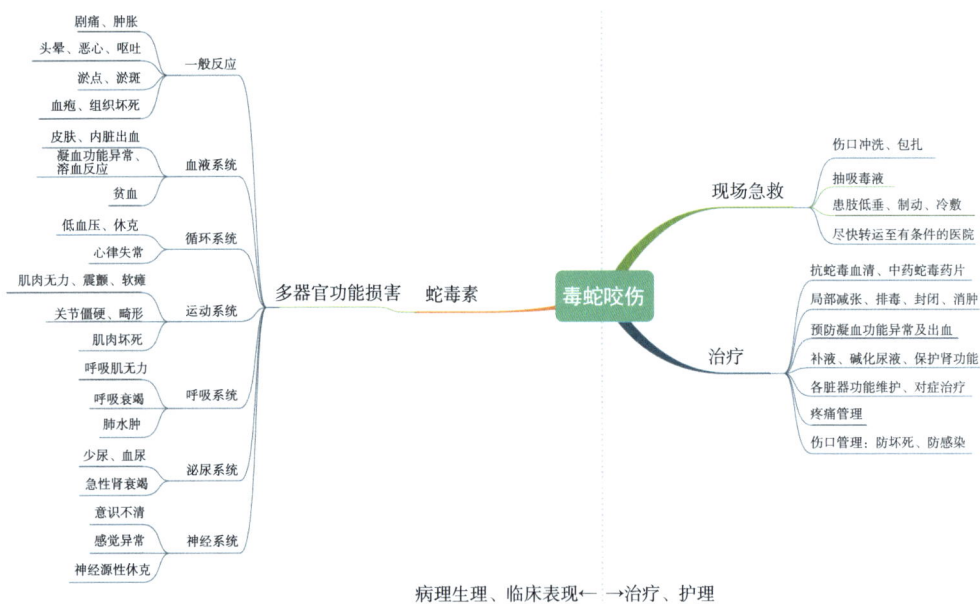

病理生理、临床表现←　→治疗、护理

【知识链接】

抗蛇毒血清是治疗蛇咬伤中毒的唯一特效药，其原理是中和游离蛇毒。尽早使用（最好在2小时内）抗蛇毒血清可以显著降低患者病死率和伤残率。但其特异性只适用于免疫对应蛇种，目前我国抗蛇毒血清主要有4种，包括抗蝮蛇毒血清、抗银环蛇毒血清、抗眼镜蛇毒血清和抗五步蛇毒血清。由于蛇毒成分复杂且有交叉性，若毒蛇种类不明确或无特异性单价抗蛇毒血清，临床采用其他抗蛇毒血清制剂进行替代也能产生明显的治疗效果。

由于临床使用的抗蛇毒血清主要从马源或羊源血浆制备而来，对人体具有一定的抗原性，所以在治疗过程中容易出现一些速发性或迟发性的过敏反应，甚至可能出现较为罕见且严重的不良反应，如过敏性休克。因此，在使用抗蛇毒血清前需进行皮试，使用过程中还需配合马来酸氯苯那敏、地塞米松注射液等药物抗过敏，以降低不良反应的发生率。

病例点评

蝰蛇的毒性猛烈且持久，中毒后发病急、症状重，若不及时处理会威胁生命。本例为蝰蛇咬伤的患者受伤后短时间内即出现受伤肢体疼痛、肿胀和广泛性出血、血小板迅速降低、凝血功能障碍的案例。早期积极采用抗蝮蛇毒血清和抗五步蛇毒血清静脉输液及清创排毒、抗过敏、抗感染、利尿消肿等对症治疗，中西医结合，全身治疗配合局部治疗，症状逐渐缓解，血小板和凝血功能逐渐恢复正常，预后较好。希望读者通过该案例，学习和掌握对毒蛇咬伤患者进行急救处理的方法及毒蛇咬伤患者的治疗和病情观察要点。

（畅秋月　李玲玲）

病例 34　胫骨骨肉瘤

[病例关键词]　骨恶性肿瘤；骨肉瘤；感染；新辅助化疗；输液港

　　骨肉瘤（osteosarcoma）是最常见的骨原发性恶性肿瘤，好发于儿童和青少年，最常累及长骨干骺端，其起病隐匿，具有恶性度高、易早期转移、致死率高、预后差的特点。化疗结合外科手术治疗是目前临床常用的治疗方法。近年来，随着骨肉瘤诊疗技术的不断发展，新辅助化疗、保肢手术辅以靶向治疗、免疫治疗可改善骨肉瘤患者术后肢体功能及生存时间和生活质量。

病历摘要

　　患儿，男性，10 岁。2023 年 2 月 15 日因"右下肢痛痒"就诊于当地医院，右膝关节 CT 及 MRI 提示右胫骨上段干骺端骨质破坏伴周围软组织水肿渗出改变，考虑肿瘤性病变（图 1-34-1）。2 月 20 日于上级医院肿瘤科住院治疗，在 CT 引导下进行经皮右侧胫骨穿刺取活组织病理检查，2 月 25 日病理检查结果提示考虑骨肉瘤。拟先转入肿瘤科进行化疗，再转入骨科进行手术治疗。

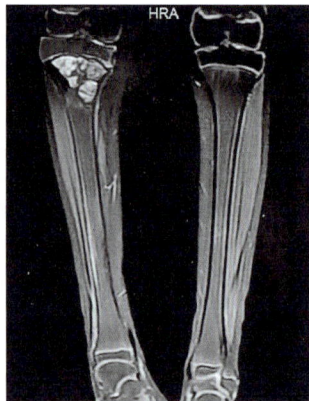

图 1-34-1　右膝关节 CT

治疗与护理

紧急处置

　　患儿入肿瘤科后，局部麻醉下植入输液港，于 2 月 28 日开始实施表柔比星＋奈达铂＋异环磷酰胺化疗方案，同时口服抗肿瘤血管靶向药物安罗替尼胶囊治疗。用药过程中出现恶心、呕吐等明显消化道不良反应，半个月体重减轻 1 kg，并出现脱发及Ⅳ度骨髓抑制。给予对症治疗后，顺利完成首次化疗程序。于 4 月 9 日转入骨科，准备择期手术。

【病情观察及治疗要点】

1. 监测体温及白细胞计数，预防感染。

2. 营养支持、对症治疗，提高机体抵抗力。

3. 卧床休息，防止发生病理性骨折。

4. 完善相关检查，积极进行术前准备。

【护理评估】

1. 意识及生命体征：意识清楚；体温 36.5 ℃，血压 99/48 mmHg，心率 94 次 / 分，呼吸 20 次 / 分，血氧饱和度 96%（未吸氧），体重指数 14.41 kg/m^2。

2. 专科查体：脊柱各生理曲度正常，各椎体及棘突旁压痛（−），叩击痛（−）。双侧无感觉平面异常。双上肢肌力、肌张力及感觉正常，双侧霍夫曼征（−）。双下肢无畸形，双侧膝反射（−）、跟腱反射可引出，双侧巴宾斯基征（−）。双侧直腿抬高试验（−）、加强试验（−），会阴区感觉正常，肛门反射存在。双下肢感觉及末梢血运好，足背动脉搏动正常。

患儿右侧胸部可见一圆形隆起，为植入式输液港，表面皮肤完好（图 1-34-2）。X 线检查显示输液港导管尖端位于右心房与上腔静脉交界处，位置满意。

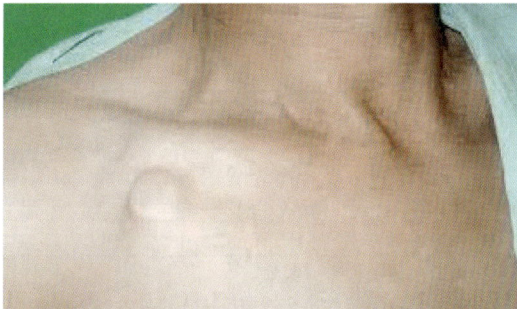

图 1-34-2　植入式输液港

3. 辅助检查：右膝关节 CT 示右胫骨上段干骺端骨质破坏伴周围软组织水肿渗出改变。右膝关节 MRI 示右胫骨上段异常信号影，伴周围软组织水肿渗出。全身骨扫描示右胫骨上段骨病变，恶性可能。其余部位骨组织未见转移灶。血常规示白细胞计数 3.89×10^{12}/L（↓），红细胞沉降率 16.00 mm/h（↑），红细胞计数 3.86×10^{12}/L（↓），血红蛋白浓度 101.00 g/L（↓），血小板计数 109.00×10^9/L（↓），淋巴细胞绝对值 0.98×10^9/L（↓）；凝血功能检查示凝血酶原时间 14.56 秒（↑）；

生化检查示血清白蛋白 36.00 g/L（↓），25- 羟基维生素 D 11.77 ng/mL（↓），胃泌素 1786.10 pmol/L（↑）。

4. 既往史及个人史：既往体健，无慢性病病史，无特殊嗜好。

5. 精神及心理状况：情绪紧张，惧怕穿刺，但能配合治疗。

6. 疼痛评估：视觉模拟评分 4 分，中度疼痛。

【护理问题及护理措施】

护理问题	护理计划及措施
1. 有感染风险：与化疗导致骨髓抑制、白细胞计数减低有关	● 单间隔离，病房温湿度适宜，每天紫外线消毒，减少人员探视。 ● 监测体温、血白细胞计数及红细胞沉降率、C 反应蛋白等感染指标。 ● 指导患儿多饮水，进食富含蛋白质、营养均衡的食物。 ● 指导患儿及家属注意双手卫生。避免着凉引起上呼吸道感染，避免饮食不洁造成肠道感染，避免口腔不洁及龋齿造成口腔内感染。 ● 医师、护士操作时注意遵循无菌技术原则。
2. 疼痛：与肿瘤导致骨质破坏有关	● 患肢制动，遵医嘱口服布洛芬镇痛，如果镇痛效果不佳，可使用镇痛泵连续泵入芬太尼治疗。 ● 通过讲故事、看电视、玩游戏帮助患儿分散注意力，减轻疼痛。
3. 恐惧：与疼痛、不适和惧怕穿刺有关	● 经常与患儿和家属进行交流，了解患儿恐惧的原因，安抚患儿情绪，防止因疼痛、躁动而拔除输液港及其他管路。 ● 护理操作尽量集中，动作娴熟，减少穿刺带来的疼痛刺激。可在进行有创性操作时通过给予患儿喜欢的零食、让患儿看喜欢的视频、跟患儿玩游戏等进行安抚。 ● 进行各项操作和特殊检查前，向患儿和家属解释清楚，由父母陪同并给予安慰。
4. 营养失调：低于机体需要量，与化疗导致食欲缺乏有关	● 指导家属帮助患儿摄入高热量、高蛋白、高维生素、富含纤维素、易消化食物，如牛奶、鸡蛋、蔬菜、蛋白粉、瘦肉类等。 ● 指导家属为患儿准备外观有吸引力、符合患儿口味的食物，以刺激食欲。 ● 鼓励患儿经口进食，如果经口摄入不足，可遵医嘱留置胃管管饲流食和肠内营养乳剂。
5. 手术前准备	● 完善相关检查，配血。 ● 指导家属帮助患儿适应卧床大小便。 ● 向家属解释手术方式及术后监护的意义，以缓解焦虑。
6. 输液港的护理	● 观察输液港植入区皮肤有无红肿、外观异常和疼痛。 ● 使用中的输液港每周维护 1 次，休眠期的输液港每月维护 1 次，做好维护记录。

【护理评价】

患儿生命体征平稳，精神可，食欲佳，自诉轻微疼痛，不影响休息。情绪稍紧张，配合医师和护士做好手术前准备，未发生感染。

疾病进展一

患儿于 2023 年 4 月 14 日 8:38 进入手术室，全身麻醉后进行右胫骨病变切除＋钴 -60 放射治疗＋胫骨内固定术。取仰卧位，自右膝内侧至股骨终端梭形切口切开皮肤，逐层切开暴露股骨髁和胫骨近端，可见膨胀性瘤体，于胫骨中下段截骨，游离截骨段后至放射科进行钴 -60 放射治疗后回手术室，将胫骨近端灭活骨复位，螺钉内固定。伤口处留置负压引流管 1 根。手术结束后于 17:00 返回病房，给予持续心电监测，鼻导管吸氧 2 L/min，妥善固定引流管和导尿管，遵医嘱给予镇痛、抗感染、补液治疗。

【病情观察及治疗要点】

1. 监测生命体征，观察尿量，纠正手术后容量不足和水、电解质、酸碱平衡紊乱。

2. 患肢加压包扎，抬高制动，观察肿胀及末梢血运、感觉、活动情况。

3. 观察引流液的量、颜色及性质，及时发现活动性出血。

【护理评估】

1. 意识及生命体征：意识清楚；体温 36.3 ℃，血压 114/56 mmHg，心率 88 次 / 分，呼吸 20 次 / 分，血氧饱和度 98%（鼻导管吸氧 2 L/min）。

2. 专科查体：换药时见右膝内侧一长约 20 cm 的手术切口，无渗血，引流管通畅，引流液为血性，消毒后用无菌敷料包扎。右下肢支具制动（图 1-34-3），末梢血运、活动、感觉良好，轻度肿胀。

3. 辅助检查：X 线检查示胫骨近端病变切除术后改变，右胫骨近端螺钉固定妥（图 1-34-4）。血常规示白细胞计数 10.15×10^{12}/L（↑），红细胞沉降率 23.00 mm/h（↑），红细胞计数 3.52×10^{12}/L（↓），血红蛋白浓度 96.00 g/L（↓），血小板计数 100.00×10^9/L（↓），血清白蛋白 35.00 g/L（↓）。

4. 疼痛评估：视觉模拟评分 5 分。

笔记

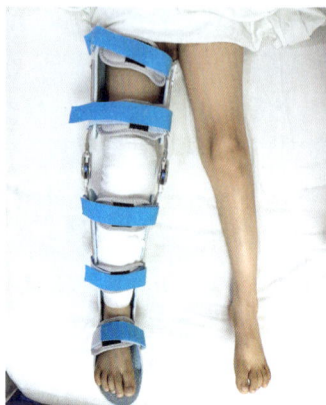

图 1-34-3　右下肢支具制动　　　图 1-34-4　术后右下肢 X 线片

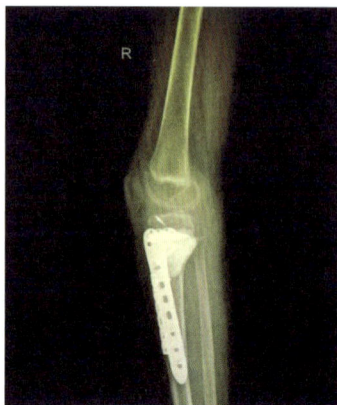

【护理问题及护理措施】

护理问题	护理计划及措施
1. 有伤口出血风险	● 监测生命体征和尿量，有血容量不足表现时给予补液扩充血容量，必要时输注去白细胞悬浮红细胞。 ● 观察伤口敷料有无渗出及伤口引流液的颜色、性质和量，若持续有新鲜血性液引流出，警惕活动性出血，及时通知医师。 ● 患肢支具制动，避免膝关节活动增加出血风险。 ● 做好镇痛管理，安抚患儿，避免躁动。
2. 疼痛：与手术创伤有关	● 指导患儿及家属正确使用电子镇痛泵，疼痛剧烈难以耐受时，每 15 分钟可按压追加药量 1 次。 ● 调整支具位置使患肢处于适当的功能体位并抬高，以减轻肿胀和疼痛。 ● 指导患儿循序渐进地活动，由远心端到近心端，避免过度牵拉伤口加重疼痛。 ● 通过听故事、看视频、玩游戏等途径分散患儿注意力，减轻恐惧和疼痛。
3. 营养失调：低于机体需要量，与术后机体需求量大、营养摄入不足有关	● 术后生命体征平稳，无恶心、呕吐后开始进流食并逐步过渡到半流食，最终恢复到正常饮食。 ● 指导家属为患儿选择清淡、易消化的食物，宜进高热量、高蛋白、高维生素、富含纤维素饮食。 ● 定期监测生化和营养指标，遵医嘱补充电解质、氨基酸、脂肪乳等，改善营养状态。 ● 遵医嘱口服硫酸亚铁，促进红细胞合成血红蛋白，纠正贫血状态。
4. 潜在并发症：伤口感染	● 监测体温变化，观察感染指标情况。 ● 保持切口敷料清洁、干燥，有渗出时及时换药，严格遵循手卫生和无菌技术原则。 ● 观察伤口有无红肿及异常分泌物，留取伤口分泌物进行细菌培养，使用敏感抗菌药物。
5. 潜在并发症：深静脉血栓、压力性损伤、肺部感染，与长期卧床、活动受限有关	● 手术后指导患儿进行患肢的踝泵运动，预防深静脉血栓形成。 ● 观察肢体末梢血运、活动、感觉、足背动脉搏动情况，若有异常及时处理。 ● 鼓励健侧肢体多活动，指导患儿在家属的帮助下逐渐提高生活自理能力，防止关节僵硬、肌肉萎缩等并发症。 ● 指导和帮助患儿床上翻身、移动身体，教会患儿健侧腿支撑臀部减压的方法。 ● 支具固定松紧适宜，突起部位以棉垫保护，避免支具内产生压力性损伤。 ● 鼓励患儿多饮水，预防感冒，指导患儿有效咳嗽。

笔记

【护理评价】

手术后患儿生命体征逐渐平稳，精神、食欲可；患肢轻度疼痛，末梢血运、活动感觉好，皮肤颜色、温度正常，伤口少量渗血，手术当日伤口引流量 120 mL/14 h，后逐渐减少，无并发症发生。

疾病进展二

4 月 17 日患儿伤口引流量低于 15 mL/24 h，拔除伤口引流管。4 月 19 日患儿精神、食欲好，生命体征平稳，实验室检查提示轻度贫血，其余指标基本正常。给予伤口换药，见伤口无红肿及渗出，给予无菌敷料包扎，继续支具制动。遵医嘱办理出院手续，居家康复。待伤口愈合后于肿瘤科病房住院继续进行化疗和靶向治疗。

【出院延续性护理】

1. 指导家属为患儿提供高蛋白、高热量、易消化的食物，多食蔬菜、水果，以加强营养，提高机体抵抗力。禁食辛辣刺激性食物。

2. 指导家属监督患儿继续口服铁剂，复查血常规，改善贫血状态。

3. 嘱咐家属患儿伤口每 2～3 天于门诊换药 1 次，若伤口出现疼痛加重、异常渗出等症状随时就诊。术后 2 周根据伤口愈合情况给予拆线。

4. 指导家属术后 1 个月于骨科、肿瘤科门诊复查。建议患儿休学 1 年，坚持遵医嘱规律复查和进行下一步化疗和靶向治疗。

5. 指导家属让患儿术后早期卧床休息，卧床期间积极进行患肢的非负重功能锻炼，如股四头肌静态收缩、踝泵训练。功能锻炼应循序渐进，避免过度活动。术后 1 个月内避免下床活动，1 个月后根据复诊情况决定是否开始下地活动。

临床转归

出院后 1 个月随访，伤口愈合良好，已拆线，经医师同意开始下床活动。半年后随访，患儿可正常行走，患肢无疼痛感，血常规、生化指标在正常范围。无肿瘤复发和转移征象。

【骨肉瘤临床护理思维导图】

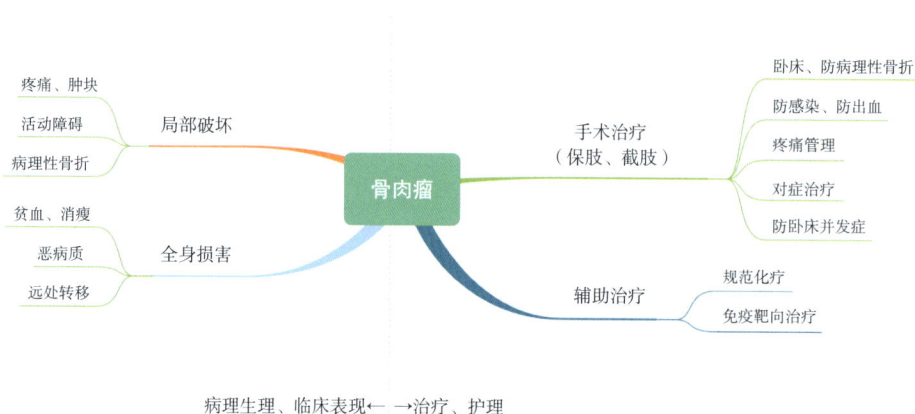

病理生理、临床表现← →治疗、护理

【知识链接】

完全植入式静脉输液港（totally implantable venous access port，TIVAP），简称输液港（port），是一种完全植入皮肤内，可长期留置、反复应用的静脉输液系统。输液港的工作原理是将胸壁皮肤切开，将一根中心静脉导管置入，使其尖端位于上腔静脉和右心房的交界处，将尾端连接注射座并固定在皮下，缝合皮肤达到完全置入的状态（图 1-34-5）。使用导管进行输液治疗时，将专用的输液针经过皮肤穿刺进入注射座内即可进行中心静脉输液（图 1-34-6）。

输液港图示

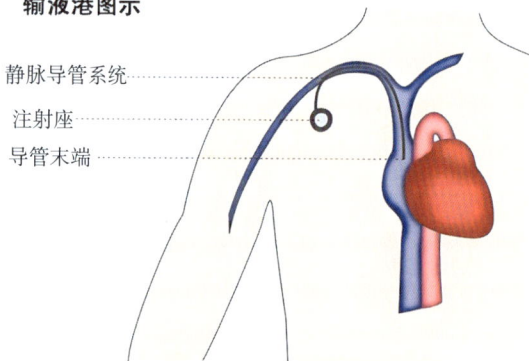

图 1-34-5　输液港工作示意

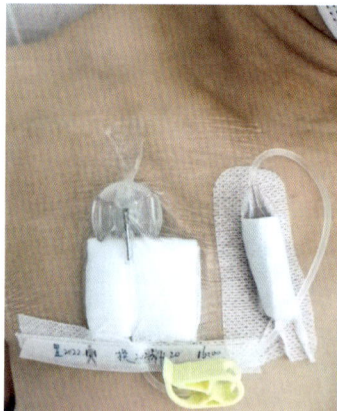

图 1-34-6　使用输液港输液

输液港对于需要多次化疗、长期输注刺激性药物的患者来说是一个理想的输液通道。由于药物本身存在强烈刺激性，外周输液时容易导致静脉炎及血管硬化。如果化疗药物外渗到皮下组织，还会导致局部组织坏死。因此，除了可以有效避免药物引起的血管损伤和组织坏死外，相比较传统的中心静脉导管（PICC 和 CVC），输液港具有明显的优势，如感染概率低、使用周期长、维护间期长、更美观、对患者日常生活影响小等。

病例点评

　　骨肉瘤是一种恶性度较高的骨肿瘤，多见于儿童和青少年，肿瘤可产生溶骨性破坏，并可迅速转移，给患儿及其家庭造成巨大的负担。随着新辅助化疗和生物治疗的应用，骨肉瘤患儿的 5 年生存率显著提高。本案例希望能引起大家对儿童和青少年恶性肿瘤的关注，实现疾病的早发现、早诊断、早治疗，延长患儿生存时间，提高生活质量。

（白帆）

病例 35 骨质疏松性股骨颈骨折

[病例关键词] 股骨颈骨折；人工股骨头置换术；骨质疏松；低钾血症；低钠血症

　　股骨颈是连接股骨头和股骨干的狭窄部位，当遭受外力作用时容易导致股骨颈的完整性和连续性遭到破坏，即为股骨颈骨折（femoral neck fracture）。股骨颈骨折多发生在骨质疏松的老年人群中。当老年人走路滑倒时，身体发生扭转倒地，间接暴力传导至股骨颈即可发生骨折。股骨颈骨折治疗方法包括保守治疗和手术治疗。骨内固定手术和人工股骨头置换术能帮助患者尽早下地活动，减少并发症的发生，因此手术治疗是目前治疗股骨颈骨折的主要方法。

📋 病历摘要

　　患者，女性，80 岁。2022 年 5 月 24 日 22:00 在家中卫生间不慎摔倒后出现右髋部疼痛伴活动受限，无法行走，于当地医院急诊行 X 线检查提示"右股骨颈骨折"，于 5 月 26 日在上级医院骨科办理入院手续。

📋 治疗与护理

紧急处置

　　入骨科病房后，患者卧气垫床休息，完善相关检查，给予右下肢皮肤牵引、营养支持、对症治疗，拟行人工股骨头置换术。

【病情观察及治疗要点】

1. 完善术前检查，静脉输液维持水、电解质平衡。

2. 皮肤牵引，减轻疼痛。

3. 做好基础护理，防止卧床相关并发症。

4. 皮下注射抗凝药物，预防深静脉血栓。

【护理评估】

1. 意识及生命体征：意识清楚；体温 36.5 ℃，血压 135/80 mmHg，脉搏 88 次 / 分，呼吸 20 次 / 分，血氧饱和度 97%（未吸氧），体重指数 18.2 kg/m^2。

2. 专科查体：患者体形消瘦，精神不佳，主诉"腹胀，食欲差"。右下肢呈屈曲外旋位、短缩畸形（图 1-35-1），右髋部肿胀，皮肤可见大片淤斑，无破溃，局部压痛、叩击痛（＋）。右髋关节活动受限，右下肢纵向叩击痛（＋）。右膝关节、踝关节活动正常，足背动脉搏动及皮肤感觉正常。

3. 辅助检查：右髋关节正侧位 X 线示右股骨颈骨折，Pauwels 角＞ 50°，为内收型骨折（图 1-35-2）。双下肢血管彩超示双下肢动、静脉管腔通畅，未见血栓形成。血常规示红细胞计数 3.05×10^{12}/L（↓），血红蛋白浓度 101.00 g/L（↓）；生化检查示血清白蛋白 31.60 g/L（↓），K^+ 3.20 mmol/L（↓），Na^+ 128.00 mmol/L（↓）；凝血功能检查示 D- 二聚体 14.55 μg/mL（↑）。

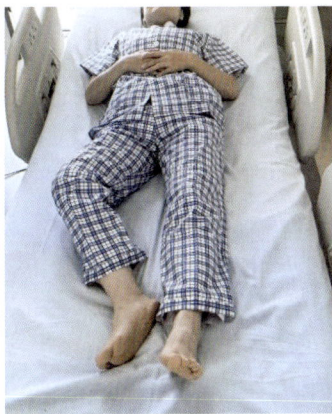

图 1-35-1　右下肢外旋、短缩畸形

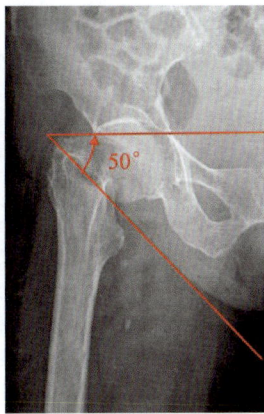

图 1-35-2　右股骨颈骨折 X 线检查（Pauwels 角＞ 50°）

4. 既往史及个人史：既往体健，受伤前活动自如，生活自理；否认慢性病病史，无不良嗜好。

5. 精神、心理状况及家庭支持：听力下降，与医师、护士沟通困难，与家属能沟通。情绪稳定，配合治疗。儿女陪同，家属关心支持。

6. 疼痛评估：数字分级评分 4 分（中度疼痛）。

【护理问题及护理措施】

护理问题	护理计划及措施
1. 疼痛：与骨折和软组织损伤有关	● 保持右下肢外展中立位，适当抬高患肢于心脏水平以利于静脉回流，减轻疼痛和肿胀。 ● 遵医嘱右下肢使用牵引带进行皮肤牵引，牵引重量为 5 kg，以减轻骨折断端错位造成的损伤和疼痛。 ● 指导患者翻身时转向健侧，并注意使用正确的方法，即将右髋关节与患侧肢体整体托起，防止骨折断端移位造成二次损伤。 ● 疼痛影响休息时，遵医嘱口服塞来昔布胶囊缓解疼痛。
2. 营养失调：低于机体需要量	● 指导家属为患者准备易消化、富含蛋白质、维生素及膳食纤维的食物，如瘦肉、牛奶、蔬菜、水果等。 ● 若患者食欲缺乏，进食量不足，普通膳食摄入不能满足营养所需时，遵医嘱留置胃管，给予肠内营养支持治疗。 ● 遵医嘱根据生化检查结果静脉补充液体和电解质，必要时输注静脉营养制剂。
3. 潜在并发症：深静脉血栓、肺部感染、压力性损伤、尿路感染、便秘，与被动卧床、活动减少有关	● 鼓励患者双上肢及健侧下肢进行主动运动，双侧下肢进行踝泵运动，每次锻炼 10～15 分钟，每天 5～8 次，每个动作坚持 3～10 秒。 ● 遵医嘱皮下注射低分子肝素钠注射液，并辅以间歇充气加压装置进行双下肢物理治疗，预防深静脉血栓形成。 ● 指导患者进食时摇高床头 30°～45°，注意防止呛咳、胃内容物反流、误吸引发吸入性肺炎。 ● 鼓励患者多饮水，每天进行有效咳嗽和深呼吸练习，促进肺扩张和痰液排出。 ● 使用毛巾或小软枕保护骨隆突处皮肤，特别是骶尾部和皮肤牵引的受压部位。协助患者每 2 小时进行床上体位变换，教会患者借助健侧腿支撑进行屈膝抬臀运动防止骶尾部压力性损伤。 ● 指导患者勿憋尿，养成每天定时排便的习惯，大便干结时口服麻仁软胶囊、使用开塞露辅助排便。大小便后清洁会阴，预防尿路感染。
4. 有心律失常风险：与电解质紊乱有关	● 遵医嘱进行心电监测和心电图检查，及时发现并处理心律失常，避免恶性心律失常发生。 ● 指导患者饮食上增加新鲜水果、蔬菜的摄入，食物烹饪时适当增加盐量，并静脉补充 Na^+ 和 K^+，以纠正低钠血症和低钾血症。 ● 若患者感觉不适，及时通知医师。
5. 手术前准备	● 指导患者训练床上排大小便，手术日晨排空大小便。 ● 手术前 8 小时开始禁食，手术前 2 小时禁水。 ● 手术前备皮，范围上至剑突，下至膝关节，前后分别超过腹中线和脊柱，并进行会阴部准备。

【护理评价】

患者生命体征平稳，精神、食欲好转，血清 K^+ 3.40 mmol/L（↓），Na^+ 132.00 mmol/L（↓）。疼痛可耐受，情绪稳定，床上大小便正常，生活需求得到满足，未出现并发症，手术前准备完善。

笔记

疾病进展一

患者于 5 月 28 日 9:10 进入手术室，在硬膜外麻醉下行右侧股骨头置换术。患者取左侧卧位，自右髋关节后外侧做切口并逐层切开，见股骨颈骨折错位，股骨头血运不佳，截断股骨颈，取出股骨头，更换金属股骨头假体后复位髋关节，逐层关闭伤口，无菌敷料包扎。手术结束后返回骨科病房继续治疗。

【病情观察及治疗要点】

1. 监测意识及生命体征，预防手术部位出血。

2. 患肢呈外展中立位，避免人工股骨头脱位。

3. 观察伤口及患肢血运、感觉、运动情况，及时发现并处理并发症。

4. 早期下床活动，功能锻炼，预防卧床相关并发症。

【护理评估】

1. 意识及生命体征：意识清楚，精神不佳；体温 36.8 ℃，血压 139/71 mmHg，心率 84 次 / 分，呼吸 18 次 / 分，血氧饱和度 98%（鼻导管吸氧 3 L/min）。

2. 专科查体：右下肢呈外展中立位（图 1-35-3），右髋部伤口敷料固定妥，干燥无渗血，双下肢无肿胀，足背动脉搏动可触及，感觉、活动及皮肤颜色正常。

3. 辅助检查：髋部 X 线示右侧人工髋关节置换术后，假体头部位于髋臼窝内，假体与股骨衔接良好，假体形态密度自然（图 1-35-4）。血常规示白细胞计数 10.17×10^9/L（↑）；凝血功能检查示 D- 二聚体 75.00 μg/mL（↑）；生化检查示血清白蛋白 31.10 g/L（↓），K^+ 3.71 mmol/L，Na^+ 134.50 mmol/L（↓）。

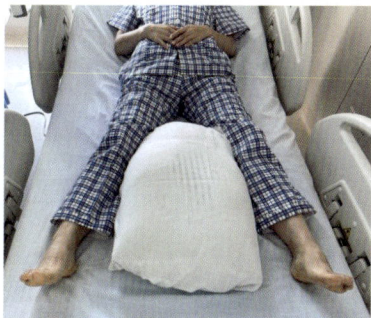

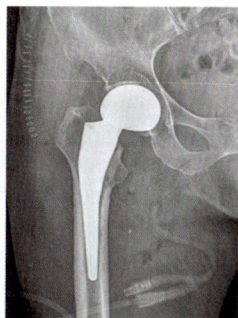

图 1-35-3 外展中立位　　图 1-35-4 右人工股骨头置换术后 X 线片

4. 疼痛评估：数字分级评分 3 分（轻度疼痛）。

【护理问题及护理措施】

护理问题	护理计划及措施
1. 有伤口出血风险	● 监测生命体征和尿量，给予静脉补液扩充血容量。 ● 观察伤口局部有无渗血和血肿发生，若发现局部肿胀、伤口敷料渗血较多，及时通知医师。 ● 手术 8 小时后，观察确认无出血倾向后方可遵医嘱给予抗凝治疗，用药期间注意观察伤口和全身皮肤黏膜有无出血表现。
2. 疼痛：与手术创伤有关	● 术后 6 小时内患侧伤口部位冰敷，以减轻局部肿胀和炎症反应引起的疼痛。 ● 遵医嘱使用自控镇痛装置持续泵入镇痛药物，疼痛剧烈时按压按钮追加药量。 ● 指导和帮助患者正确翻身，避免加重疼痛。
3. 有感染风险：伤口感染、尿路感染、肺部感染	● 保持病房环境清洁、空气流通，医务人员严格遵循手卫生和无菌操作原则。 ● 遵医嘱合理使用抗菌药物。伤口每 2 ～ 3 天换药，观察局部有无红肿、渗出，若有异常，通知医师，必要时进行分泌物细菌培养。 ● 术后 24 小时内拔除导尿管，指导患者床上排尿，保持会阴部清洁，预防尿路感染。 ● 手术 6 小时后抬高床头，鼓励患者继续进行扩胸运动和呼吸训练，帮助患者有效咳痰，进食时防止误吸，预防肺部感染。
4. 潜在并发症：人工股骨头脱位	● 保持患肢呈外展中立位（图 1-35-3），两腿之间放一枕头避免患肢位置移动，也可穿防旋矫正鞋固定，以防患肢内旋内收造成人工股骨头脱位。 ● 指导患者采取仰卧位和健侧卧位交替翻身，不可采取患侧卧位。翻身和移动患肢时，在护士协助下保持患肢始终处于外展中立位。健侧卧位时，两腿中间垫软枕以保持患肢处于安全体位。 ● 若患者出现患侧髋部不能活动、患肢短缩、髋部畸形等情况，应警惕人工股骨头脱位并立即通知医师。疑有脱位者，立即卧床制动，行患肢牵引复位。 ● 仰卧位排便时，可在臀部垫一次性隔尿垫。开始下地活动后，禁止坐式马桶排便，可使用马桶增高垫，使髋屈曲角度大于 90°，防止过度屈曲导致人工股骨头脱位。
5. 潜在并发症：压力性损伤、深静脉血栓形成、肌肉萎缩、便秘等	● 指导和帮助患者翻身，进行受压部位皮肤减压，骨隆突处垫软枕或泡沫敷料保护。 ● 手术结束回房后即鼓励患者开始进行双下肢踝泵运动。观察术后无出血倾向后，遵医嘱于术后 8 小时后开始皮下注射低分子肝素钠注射液抗凝治疗。遵医嘱使用足底静脉泵促进双下肢血液回流，预防深静脉血栓。 ● 指导患者在床上进行上肢及躯干部位的主动活动，健侧下肢进行肌肉的等长收缩、直腿抬高、关节主动活动等功能锻炼。 ● 手术后第 2 天开始遵医嘱协助患者床边静坐，改变体位时保持屈髋大于 90°，并逐步开始在助行器的辅助下下床活动，方法为第 1 步患腿向前迈进，第 2 步健腿向前迈进，第 3 步移动助行器。开始时每次步行 5 ～ 10 米，之后逐渐增加。下床活动必须在严密监护下进行，防止坠床和跌倒。 ● 继续指导患者多饮水，增加富含膳食纤维食物的摄入。教会家属顺时针环形按摩患者腹部以促进肠蠕动。大便困难时遵医嘱口服麻仁软胶囊和使用开塞露，防止发生便秘。
6. 潜在并发症：营养不足和电解质紊乱	● 指导患者规律饮食，摄入富含热量、蛋白质、维生素和电解质的食物，加强营养，促进损伤组织修复。 ● 遵医嘱静脉输注电解质和营养物质，注意控制补液总量和速度，及时查看生化检验结果，收到危急值报告时立即通知医师处理，警惕电解质紊乱引发严重的心律失常。

【护理评价】

患者生命体征平稳，伤口轻度疼痛不影响休息，精神、食欲好转，大小便正常。伤口敷料无渗血，无感染征象。患者及家属掌握手术后的正确体位，开始使用助行器进行床边站立活动，未发生关节脱位及其他并发症。电解质结果趋于正常。

疾病进展二

手术后次日拔除导尿管，患者可自行排尿。5月29日患者生命体征平稳，一般情况好，精神、食欲可，大小便正常，无特殊不适主诉。右髋关节功能良好，伤口无红肿及渗血，右下肢末梢血运、感觉、活动良好，患者可借助助行器行走，遵医嘱出院。

【出院延续性护理】

1. 指导患者多进食富含钙质和维生素 D 的食物，如奶制品、豆制品、肉类、绿色蔬菜、海产品、坚果等，防治骨质疏松。饮食应清淡、易消化，禁食辛辣刺激性食物。

2. 鼓励患者积极主动活动，功能锻炼的活动范围由小到大，次数由少到多，循序渐进。日常生活中注意防止再摔倒。

3. 为防止人工股骨头脱位，坐位时不可双腿交叉，不可跷二郎腿，禁止下蹲及坐矮凳，不能坐低马桶，不能爬陡坡。

4. 伤口每 2～3 天换药 1 次，切口愈合后拆线。若伤口有红肿、异常分泌物等征象应及时就诊。术后 1 个月于门诊复查。

5. 指导患者门诊检查骨密度并规范使用药物，如地舒单抗、双膦酸盐等进行抗骨质疏松治疗。日常生活中注意增加户外活动时间，遵医嘱口服钙剂、维生素 D 制剂等。

临床转归

出院后 1 个月随访，患者一般情况好，伤口已愈合并拆线。复查 X 线显示人工髋关节正常，骨密度检查显示 T 值为 -2.7，提示骨质疏松。患者可下地行走并掌握日常生活注意事项。出院后 6 个月随访，患者行走自如，日常生活活动能力评分 90 分，活动能力能满足日常生活需要。

笔记

【骨质疏松性股骨颈骨折临床护理思维导图】

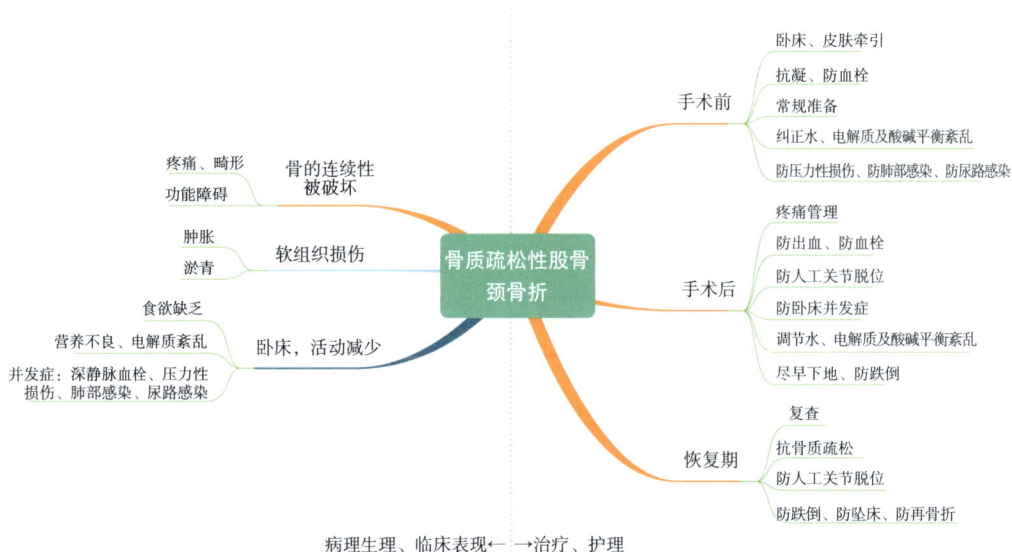

```
疼痛、畸形        骨的连续性                                         手术前 ─ 卧床、皮肤牵引
功能障碍          被破坏                                                    抗凝、防血栓
                                                                          常规准备
肿胀            软组织损伤         骨质疏松性股骨                           纠正水、电解质及酸碱平衡紊乱
淤青                              颈骨折                                  防压力性损伤、防肺部感染、防尿路感染

食欲缺乏                                              手术后 ─ 疼痛管理
营养不良、电解质紊乱   卧床，活动减少                               防出血、防血栓
并发症：深静脉血栓、压力性                                          防人工关节脱位
损伤、肺部感染、尿路感染                                           防卧床并发症
                                                                  调节水、电解质及酸碱平衡紊乱
                                                                  尽早下地、防跌倒

                                                      恢复期 ─ 复查
                                                              抗骨质疏松
                                                              防人工关节脱位
                                                              防跌倒、防坠床、防再骨折

              病理生理、临床表现 ← → 治疗、护理
```

病例点评

　　骨质疏松导致骨的脆性增加，容易发生骨折。老年人股骨颈骨折后需卧床休息，活动减少时极易发生各种并发症，甚至危及生命。因此，股骨颈骨折常被称为"人生最后一次骨折"。本例为摔倒导致股骨颈骨折的典型病例。患者经过人工股骨头置换术和康复训练，恢复到接近受伤前的功能状态，获得了较高的生活质量。股骨颈骨折人工股骨头置换术后护理中，应注意2个重点：一是卧床期间预防各种并发症；二是注意正确的功能锻炼，防止人工股骨头脱位和二次骨折。另外，骨质疏松是老年人髋部骨折不容忽视的重要危险因素，应规范抗骨质疏松治疗，改变不良生活习惯，降低再次骨折的风险。

（卫转，岳一婷）

病例 36　原发性下肢浅静脉曲张

[病例关键词]　静脉曲张；静脉功能不全；射频消融；弹力袜

　　静脉曲张（varicose veins）是指由静脉壁或静脉瓣膜功能不全引起的下肢浅静脉伸长、扩张和蜿蜒曲折状态，分为原发性和继发性两大类。原发性下肢静脉曲张即单纯性下肢静脉曲张，主要指先天性浅静脉壁薄弱或瓣膜关闭不全，以及静脉内压力持久升高，导致下肢静脉瓣膜功能被破坏而逐渐形成的静脉迂曲扩张，常见于长期从事站立性工作、重体力劳动或体育运动者。继发性下肢静脉曲张是指继发于深静脉瓣膜功能不全或深静脉血栓的后遗症。静脉曲张的治疗方法有物理治疗、药物治疗和外科手术治疗。近年来一些微创手术（如射频消融、硬化剂注射）应用越来越广泛。

病历摘要

　　患者，女性，63 岁。15 年前开始发现双下肢静脉凸起，未予重视，之后该症状缓慢加重。3 年前发现双下肢静脉明显迂曲成团并凸起于皮肤，久站后感觉双下肢沉重、憋胀。为求手术治疗于 2024 年 8 月 5 日在血管外科办理住院手续。入院诊断为"双下肢慢性静脉功能不全，双下肢静脉曲张"。

治疗与护理

紧急处置

　　入血管科后完善相关检查，给予改善血液循环、对症治疗，进行手术前准备。

笔记

245

【病情观察及治疗要点】

1. 双下肢抬高，穿弹力袜。

2. 进行手术前准备。

【护理评估】

1. 意识及生命体征：意识清楚；体温36.4 ℃，血压114/71 mmHg，心率76次/分，呼吸20次/分，体重指数21.8 kg/m^2。

2. 专科查体：双下肢可见静脉迂曲呈蚯蚓状团块，左下肢尤为明显（图1-36-1），局部皮肤无红肿、破溃和色素沉着。行走步态稳，双下肢末梢血运、感觉和活动均正常，足背动脉搏动可触及。

3. 辅助检查：双下肢血管彩超示双侧股静脉、隐股静脉交界处反流，双侧小腿肌间静脉内径增宽。双侧大隐静脉及属支全程走行迂曲，内径扩张，左侧较宽处约0.78 cm，右侧较宽处约0.72 cm，腔内透声好，加压可压闭。

4. 既往史及个人史：既往体健，否认慢性病病史，无烟酒嗜好。

5. 精神及心理状况：情绪稍紧张，能积极配合治疗。平时因静脉曲张而有自卑感，刻意遮挡患处。

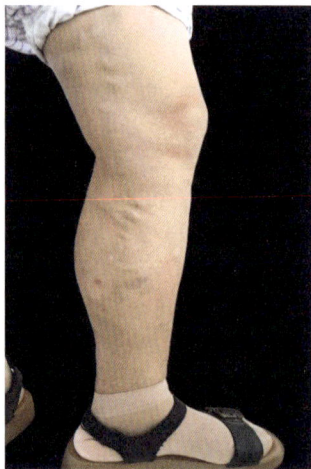

图1-36-1　左下肢

【护理问题及护理措施】

护理问题	护理计划及措施
1. 舒适度改变：与下肢静脉淤滞、回流障碍有关	● 指导患者卧床休息时抬高患肢，以高于心脏水平20～30 cm为宜，并进行踝泵运动，以促进下肢静脉回流。 ● 指导患者下地活动时穿梯度压力袜（又称弹力袜），教会患者穿弹力袜的方法： ①将弹力袜内面翻出至袜跟处，先把脚伸进袜内（图1-36-2）； ②双手拇指向外撑紧袜身，从足到小腿向心方向逐步向上盘转提拉袜身直至大腿根部（图1-36-3）； ③用手贴身抚平、调整袜面直至舒适。 ● 遵医嘱口服迈之灵，促进血液循环。 ● 指导患者进食富含纤维素、易消化饮食，鼓励多饮水，保持大便通畅。
2. 手术前准备	● 完善相关检查。 ● 手术前8小时禁食，4小时禁水。 ● 手术前指导患者训练床上排尿，防止术后排尿困难，进入手术室前排空大便。 ● 协助医师用记号笔标记曲张静脉的走行，以便于手术中操作（图1-36-4）。

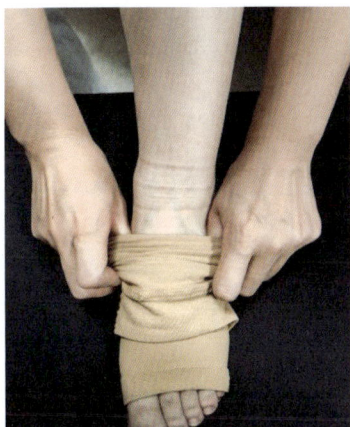

图 1-36-2　先将弹力袜内面翻出并穿至足部

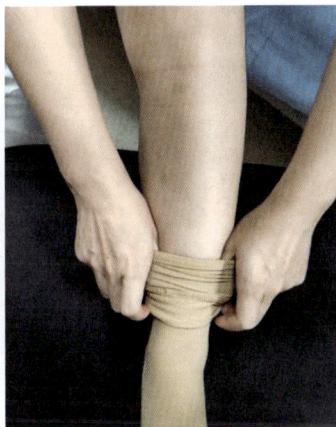

图 1-36-3　向心方向盘转提拉袜身

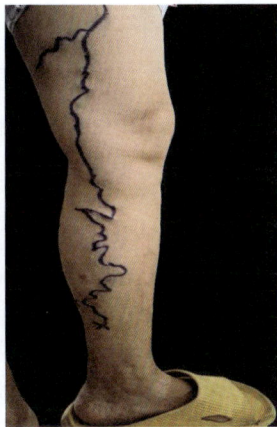

图 1-36-4　记号笔做标记

【护理评价】

患者掌握弹力袜的正确穿法，入院以来下肢无明显憋胀。情绪放松，能较好地配合医师和护士，手术前准备完成。

疾病进展一

患者于 8 月 7 日 12:30 进入手术室，蛛网膜下腔阻滞后进行左下肢大隐静脉主干射频闭合 + 曲张浅静脉剥脱 + 静脉内硬化剂注射手术。患者取仰卧位，先在左侧大隐静脉主干内置入导线进行射频消融，使血管内壁凝固闭合（图 1-36-5）；对迂曲的浅静脉团，用尖刀切小口进行钩拨，结扎远端和近端管腔后切除迂曲静脉（图 1-36-6）；对小直径的曲张静脉针头穿刺后注射泡沫硬化剂。同法处理右下肢。最后用无菌敷料包扎伤口，穿弹力袜。手术结束后返回血管外科病房，抬高患肢，弹力袜持续梯度加压。

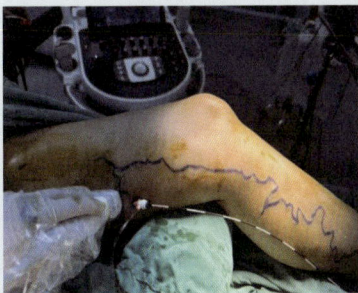

图 1-36-5　大隐静脉主干射频消融

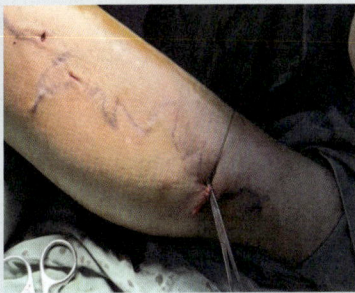

图 1-36-6　曲张的浅静脉钩拨后结扎

【病情观察及治疗要点】

1. 抬高患肢，弹力绷带或弹力袜加压包扎。

2. 观察手术切口和肢体血运情况。

3. 功能锻炼，预防深静脉血栓。

【护理评估】

1. 意识及生命体征：意识清楚；体温 36.4 ℃，血压 120/68 mmHg，心率 78 次 / 分，呼吸 20 次 / 分，血氧饱和度 98%（未吸氧）。

2. 专科查体：左下肢伤口处敷料用弹力袜加压，松紧适宜，干燥无渗血，双下肢末梢血运、感觉、活动良好，足背动脉搏动可触及。

3. 疼痛评估：视觉模拟评分 3 分（轻度疼痛）。

【护理问题及护理措施】

护理问题	护理计划及措施
1. 疼痛	● 术后遵医嘱静脉输注氟比洛芬酯注射液镇痛治疗。 ● 停止静脉输注镇痛药物后改为口服布洛芬缓释胶囊缓解疼痛。
2. 有出血风险	● 观察患者伤口处敷料有无渗血，及时发现出血情况并通知医师。 ● 指导患者下地后活动要适当，不宜剧烈运动，活动中若有伤口渗血，应暂时休息并通知医师。
3. 潜在并发症：下肢深静脉血栓形成，与手术操作损伤深静脉及麻醉、术后活动减少有关	● 术后抬高患肢 20° ～ 30°，严密观察患肢皮肤颜色及血液循环情况。 ● 术后感觉、运动功能恢复后即鼓励患者在床上活动四肢，并进行足的背伸和跖屈运动。待平卧 6 小时、生命体征稳定后协助患者尽早下地活动。 ● 指导患者穿弹力袜梯度加压，促进静脉回流、减少伤口出血。保持弹力袜内敷料平整，防止卷曲移位。 ● 手术 24 小时后，遵医嘱皮下注射低分子肝素钙抗凝治疗，用药期间观察有无出血倾向。
4. 有伤口感染风险	● 观察患者伤口情况，敷料有渗血时及时换药。 ● 医务人员严格执行手卫生和无菌换药操作。 ● 术后一般不常规应用抗菌药物，若有伤口红肿、渗出、体温异常升高等情况，遵医嘱使用抗菌药物治疗。

【护理评价】

手术后，患者生命体征平稳，双下肢切口处轻度疼痛，敷料无渗出，双下肢末梢血运、活动良好，无感染及深静脉血栓表现。

笔记

疾病进展二

8月9日患者一般情况好，精神、食欲佳，生命体征平稳，大小便正常，无特殊不适主诉。双下肢穿弹力袜，松紧适宜，伤口敷料无渗血，双下肢末梢血运、感觉、活动无异常，无肿胀及青紫，足背动脉搏动可触及。办理出院手续。

【出院延续性护理】

1. 指导患者卧床休息时抬高患肢，进行踝泵运动，促进静脉回流。活动时坚持穿弹力袜，避免久站久坐、跷二郎腿等行为，防止静脉曲张复发。

2. 指导患者按医嘱每2～3天伤口换药、复查，若出现伤口红肿、渗出及下肢肿胀、青紫等症状应随时就诊。

3. 遵医嘱继续口服迈之灵促进静脉回流，减轻肢体肿胀。

临床转归

术后2天门诊换药，伤口未见异常表现（图1-36-7）。出院1个月随访，患者精神、食欲好，情绪稳定，伤口已愈合。双下肢无浅静脉曲张及其他不适。

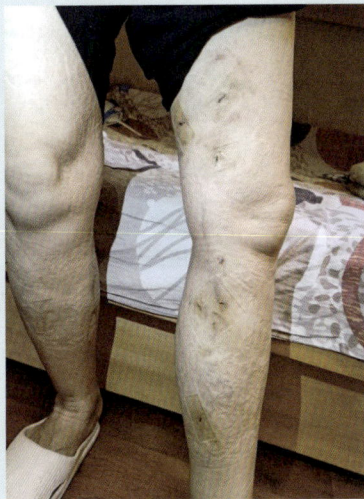

图1-36-7　出院2天换药

笔记

【原发性下肢浅静脉曲张临床护理思维导图】

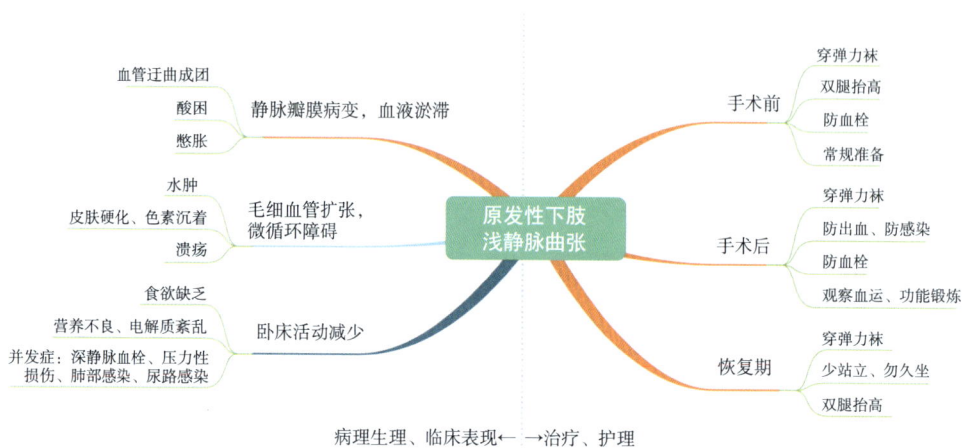

血管迂曲成团
酸困　　　静脉瓣膜病变，血液淤滞
憋胀

水肿
皮肤硬化、色素沉着　毛细血管扩张，
溃疡　　　　微循环障碍

食欲缺乏
营养不良、电解质紊乱
并发症：深静脉血栓、压力性　卧床活动减少
损伤、肺部感染、尿路感染

原发性下肢
浅静脉曲张

手术前
穿弹力袜
双腿抬高
防血栓
常规准备

手术后
穿弹力袜
防出血、防感染
防血栓
观察血运、功能锻炼

恢复期
穿弹力袜
少站立、勿久坐
双腿抬高

病理生理、临床表现←→治疗、护理

病例点评

　　静脉曲张不仅造成双下肢回流障碍，还会影响美观，造成患者自卑心理。本病例采用射频消融、钩拨及注射硬化剂等方式对不同管径的曲张静脉进行治疗，手术创伤小，效果显著，患者恢复快。护理过程中应注意术后急性期预防下肢深静脉血栓形成，恢复期指导患者长期使用弹力袜，并注意改变不良行为，预防下肢静脉曲张复发。

（张佳）

病例 37　黑色素瘤

[病例关键词]　黑色素瘤；皮瓣移植手术；围手术期；恶性肿瘤

　　黑色素瘤（melanoma）是一种由异常黑色素细胞过度增生引发的恶性肿瘤，具有进展迅速、容易转移、预后差的特点，常发生于皮肤和黏膜部位，尤其是肢端和眼部。外科手术是治疗黑色素瘤的基本方法，但手术不能控制转移病灶，患者常死于全身转移。因而，手术治疗配合化疗是治疗黑色素瘤的主要方法。近年来，靶向治疗和免疫治疗药物的应用大大提高了黑色素瘤患者的生存率。

病历摘要

　　患者，女性，55 岁。1 年前发现左足根部有一黑"痣"，无不适症状。半年前自感该"痣"面积增大。2022 年 7 月拍摄的图片中可见"痣"呈黑褐色，边缘不规则，未凸起于皮肤（图 1-37-1），当时无特殊不适感，未予重视。2023 年 3 月 28 日足疗时发现该"痣"扩大，于足疗店进行"药水烧灼"治疗（药水成分不明）。次日烧灼部位开始破溃流液，后伤口逐步扩大伴周围红肿。就诊于当地医院烧伤科，给予清创缝合。缝合后 10 余天伤口不愈合，表面发黑，部分组织呈灰白色（图 1-37-2），4 月 11 日就诊于整形外科门诊。

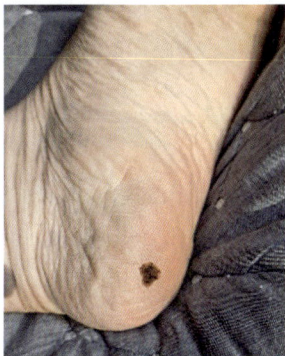

图 1-37-1　左足跟发现黑褐色"痣"　　图 1-37-2　伤口破溃缝合后不愈合

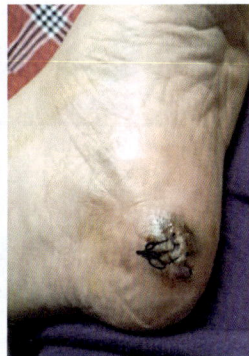

笔记

治疗与护理

紧急处置

在门诊处置室进行伤口拆线，留取破溃处组织标本分别进行活检和分泌物细菌培养。给予消毒清创、生理盐水冲洗伤口后以无菌敷料覆盖伤口后回家。4月15日病理检查结果提示恶性黑色素瘤，通知患者后收住整形外科病房。完善相关检查，预行黑色素瘤切除手术和药物化疗。

【病情观察及治疗要点】

1. 保持伤口清洁，有渗液时及时更换敷料。

2. 完善检查，进行手术前准备。

【护理评估】

1. 意识及生命体征：意识清楚；体温 37 ℃，血压 137/80 mmHg，心率 66 次 / 分，呼吸 18 次 / 分，血氧饱和度 98%。

2. 专科查体：左足跟 3.0 cm × 4.5 cm 肿块，表面为溃疡面创口，边缘不整齐，可见灰白色坏死样组织，表面有淡黄色渗液，触之有压痛，无明显异味，周围未见明显卫星病灶。左足皮肤温度稍高，足背动脉搏动好。腘窝、腹股沟、腋下、颈部、锁骨上窝等浅表淋巴结未触及肿大。

3. 辅助检查：血常规示白细胞计数 13.21×10^9/L（↑），病理检查结果提示恶性黑色素瘤。其余检查未见明显异常。

4. 既往史及个人史：既往体健，无慢性病病史，无吸烟、饮酒史。

5. 精神及心理状况：焦虑、恐惧、哭泣，后悔当初未及时就医而是选择错误的治疗方法，担心恶性肿瘤转移。

6. 疼痛评估：视觉模拟评分 2 分。

【护理问题及护理措施】

护理问题	护理计划及措施
1. 感染	● 遵医嘱应用抗菌药物。 ● 保持伤口清洁、干燥，有渗液时及时换药。
2. 有肿瘤转移风险	● 卧床休息。 ● 尽快完善术前检查，明确有无转移病灶。

笔记

续表

护理问题	护理计划及措施
3. 恐惧、悔恨：与难以接受患恶性肿瘤、担心预后有关	● 与患者交谈，理解患者的心理状况，告知患者配合医师、护士规范治疗有利于获得较好的预后，使患者对治疗有信心。 ● 与家属沟通，指导家属陪伴患者，使患者感到被关爱。 ● 指导家属帮助患者选择适当的音乐或心理疏导的视听节目，分散注意力，缓解压力。
4. 手术前准备	● 手术前 8 小时禁食，2 小时禁水。 ● 温水清洁左下肢皮肤。 ● 预先告知同病房人员术后绝对不可在病房内吸烟。 ● 入睡困难时，遵医嘱睡前口服右佐匹克隆片助眠。

【护理评价】

患者生命体征平稳，伤口有疼痛感，但不影响休息，恐惧、焦虑情绪有所好转，积极配合各项治疗和护理。术前检查及化验完成，手术前准备完善。

疾病进展一

患者于 4 月 17 日 11:25 进入手术室，全身麻醉后进行左足跟部肿块扩大切除＋带蒂皮瓣移植手术。首先将病变部位彻底消毒清创，沿左足跟病变组织边缘 3 cm 做皮肤切口，将病损组织完整切除，深至跟骨表面，取跖内侧血管为血管蒂，设计足底旋转皮瓣。于血管起始端近创面处设计皮下隧道，将皮瓣通过隧道缝合固定于足跟缺损区；供皮区域皮瓣游离后缝合，绷带加压包扎；切除的病变组织送病理检查。术后返回整形外科病房。术后 1 周，病理检查结果回报恶性黑色素瘤合并高分化角化型鳞状细胞癌，切除组织各边缘及基底部未见肿瘤细胞。

【病情观察及治疗要点】

1. 患肢抬高制动、镇痛治疗。

2. 抗凝、抗痉挛、改善微循环，促进移植皮瓣存活。

3. 观察皮瓣的颜色和温度，防止缺血性坏死。

【护理评估】

1. 意识及生命体征：意识清楚；体温 37.2 ℃，血压 133/73 mmHg，心率 78 次／分，呼吸 20 次／分，血氧饱和度 98%。

笔记

2. 专科查体：左足植皮区皮瓣颜色为粉红色，毛细血管充盈时间 3 秒，敷料包扎无渗出。供皮区伤口敷料少量渗血，无感染征象。左足足背动脉搏动正常，皮肤颜色和温度同健侧。

3. 疼痛评估：视觉模拟评分 5 分（中度疼痛），为烧灼痛。

【护理问题及护理措施】

护理问题	护理计划及措施
1. 疼痛	● 根据疼痛情况遵医嘱静脉输注氟比洛芬酯镇痛，避免疼痛引起血管痉挛。 ● 动态评估疼痛情况，鼓励患者主动表达疼痛不适，防止疼痛造成血管痉挛影响植皮部位血液供应。
2. 再植皮瓣缺血性坏死风险：与皮瓣血运不佳、血管痉挛有关	● 控制室温在 24～26 ℃，湿度为 60%～70%，病房内禁止吸烟。 ● 指导患者卧床休息，患肢置于高于心脏 5～10 cm 的位置，以减轻肿胀。 ● 避免压迫、扭转患肢，特别注意夜间入睡后避免不自觉的活动压迫患肢，防止再植血管受压、牵拉或扭曲。 ● 无出血倾向后遵医嘱皮下注射低分子肝素钙，防止微血栓形成造成植皮失败。 ● 伤口渗血时及时通知医师换药，观察移植皮瓣的颜色、温度及毛细血管充盈情况，禁止用手挤压和加压包扎。 ● 烤灯照射创面，促进局部血液循环，灯泡与手术切口距离 40～50 cm，注意防止烫伤。
3. 有伤口感染风险	● 保持病房环境清洁、空气流通，限制探访人员。 ● 医务人员严格执行手卫生和无菌换药操作。 ● 遵医嘱合理使用抗菌药物。 ● 观察伤口有无红肿、渗出，若有异常，立即通知医师，必要时行细菌培养。

【护理评价】

手术后患者生命体征平稳，体温正常。患肢轻度疼痛，不影响休息。足背动脉搏动好，足趾皮肤温度正常。伤口换药可见足跟部移植皮瓣血运好，供皮区伤口恢复好，无感染征象（图 1-37-3）。

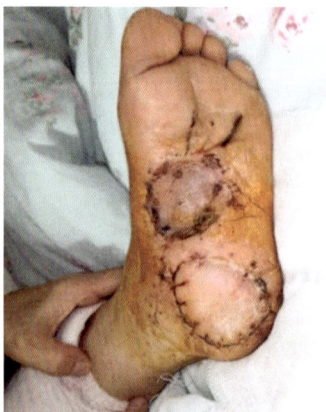

图 1-37-3 术后移植皮瓣血运好

笔记

疾病进展二

　　4月28日患者一般情况好，精神、食欲佳，生命体征平稳，无特殊不适主诉。患足移植皮瓣血运良好，手术切口愈合满意，拆线后出院。出院1周后回院复查，检查伤口愈合后办理肿瘤科住院手续，进行化疗和靶向药物治疗。

【出院延续性护理】

　　1.指导患者保持均衡营养，禁烟酒、禁食辛辣刺激性食物，禁饮含咖啡因的饮料。

　　2.指导患者保持情绪放松，保证充足的睡眠，预防便秘。

　　3.指导患者伤口愈合后逐步开始下肢负重活动，可先使用拐杖，避免站立过久，避免提重物，活动后注意观察皮瓣颜色有无改变。注意保护再植部位皮肤，防止受伤。

　　4.指导患者1周后务必复查并遵医嘱于肿瘤科住院进行进一步治疗，避免肿瘤扩散转移。

临床转归

　　出院后1个月随访，患者精神、食欲好，情绪稳定，患足伤口恢复好，患者下地短时行走后皮瓣血运正常，已在肿瘤科完成首次化疗，并服用靶向药物。出院后6个月随访，患者出现肺和脑转移，继续住院化疗，患足伤口愈合满意（图1-37-4）。出院后1年随访，患者因肿瘤全身转移而死亡。

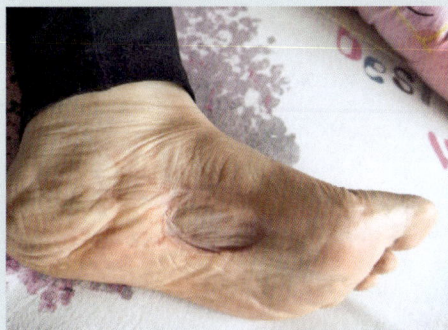

图1-37-4　术后半年随访

笔记

【黑色素瘤临床护理思维导图】

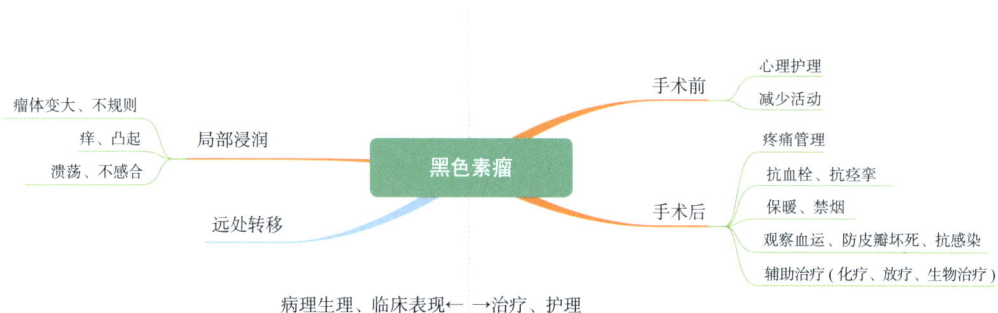

```
                                                        心理护理
                                             手术前
                                                        减少活动
瘤体变大、不规则
                                                        疼痛管理
     痒、凸起    局部浸润                                 抗血栓、抗痉挛
  溃荡、不感合              黑色素瘤                       保暖、禁烟
                                             手术后      观察血运、防皮瓣坏死、抗感染
        远处转移                                          辅助治疗 ( 化疗、放疗、生物治疗 )

              病理生理、临床表现← →治疗、护理
```

病例点评

黑色素瘤恶性程度极高，而发病初期却很难引起重视。"平平无奇的一颗痣"是大多数患者初诊时的描述，有不少患者因错误医治而导致疾病迅速恶化，患者得知"痣"为恶性肿瘤时往往难以接受并出现恐惧、悔恨情绪。因此除了积极的手术治疗、化疗及新型药物辅助治疗外，护理过程中应关注患者的心理变化。

（李誉）

笔记

病例 38 化脓性嵌甲性甲沟炎

[病例关键词] 嵌甲性甲沟炎；姆外翻；化脓性感染；切开引流

甲沟炎（paronychia）是指发生在甲沟及甲周组织的一种局部感染性疾病，表现为甲沟部位皮肤红肿、疼痛，甚至继发甲下积脓。甲沟炎好发于足拇指，发病原因多为机械性损伤、挤压、碰撞、修剪趾甲过深等导致细菌入侵并在局部引发感染，致病菌多为金黄色葡萄球菌。

病历摘要

患者，女性，64 岁。2023 年 7 月 30 日因右足第一趾红肿破溃就诊于伤口治疗门诊。主诉 1 个月前自行修剪趾甲后，自外侧甲沟处开始出现红肿、疼痛，再次自行剪短趾甲并外涂药物治疗后无好转，近 3 天疼痛、肿胀加重，遂于门诊就诊。查体见右足第一趾发红、肿胀明显，趾甲嵌入甲旁组织内，周围有脓性分泌物流出；右足第一跖趾关节处重度外翻，第二足趾骑跨（图 1-38-1，图 1-38-2）。诊断为"右足第一趾化脓性嵌甲性甲沟炎，右足姆外翻"。

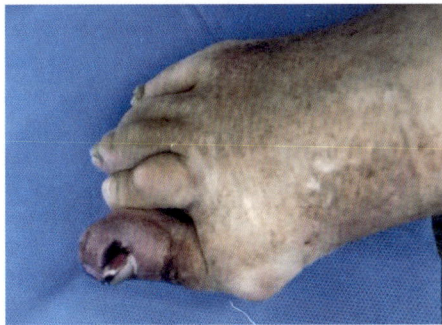

图 1-38-1 右足第一跖趾关节处重度外翻   图 1-38-2 右足第二足趾骑跨

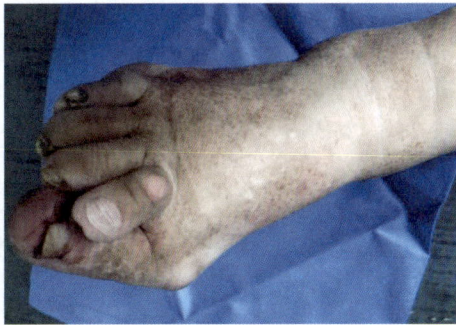

笔记

治疗与护理

紧急处置

完善相关检查，排除禁忌后于骨科伤口门诊处置室给予伤口消毒后小切口切开，可见黄色脓性液溢出，给予局部生理盐水冲洗，切取部分组织送病理科进行组织学检查。冲洗消毒后剪除脓腔上趾甲并给予彻底冲洗，局部填塞藻酸盐银离子油纱条进行引流，外层使用无菌敷料包扎（图 1-38-3）。嘱患者回家康复治疗，每 3 天换药 1 次，为避免足部畸形影响伤口愈合，需穿特定鞋，以缓解创面压力。

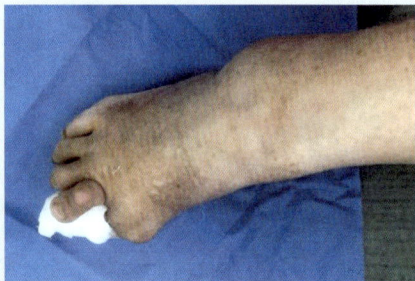

图 1-38-3　伤口敷料包扎

【病情观察及治疗要点】

1. 测量生命体征，排除全身性感染。

2. 切开引流、控制感染，避免发生趾骨坏死和骨髓炎。

3. 缓解踇外翻伴骑跨畸形所致的异常压力，促进伤口愈合。

【护理评估】

1. 意识及生命体征：意识清楚，精神可；体温 36.9 ℃，血压 133/76 mmHg，心率 82 次 / 分，呼吸 18 次 / 分，体重指数 22.9 kg/m^2。

2. 专科查体：走路时右足跛行。右足第一趾的趾端肿胀明显，皮肤发红发紫，局部张力高，皮肤温度较健侧高，可见趾甲嵌入甲旁组织；足趾内侧有少量脓血性分泌物溢出；右足第二趾骑跨于第一趾上，关节隆突处可见 1 cm×1 cm 的皮肤磨损，未破溃；右足第一跖趾关节处向外侧重度偏斜移位，关节隆突处可见 1 cm×1 cm 的皮肤胼胝。

3. 既往史及个人史：否认慢性病病史，无烟酒嗜好。双侧足趾对称畸形30余年，逐渐加重，以往长时间行走时双足拇指疼痛明显。

4. 精神及心理状况：情绪焦虑，但配合治疗。

5. 疼痛评估：右足第一趾憋胀疼痛，负重时加重。

【护理问题及护理措施】

护理问题	护理计划及措施
1. 疼痛：与炎症刺激、局部组织肿胀有关	● 指导患者休息时抬高患肢，以促进静脉和淋巴回流，减轻肿胀和疼痛。 ● 指导患者选择大一号鞋子，根据足部畸形形状将鞋凿洞做成特定鞋（图1-38-4），以缓解伤口部位压力，减轻疼痛，促进愈合。 ● 换药时如敷料紧贴创面，可先用生理盐水浸湿敷料后再逐步取下。 图1-38-4 制作特定鞋
2. 感染	● 指导患者按时清创换药。 ● 换药时观察伤口红肿、渗液的情况有无缓解，观察渗出物的颜色、性状。若感染控制不满意，需再次行伤口清创，局部使用抗菌敷料，必要时进行伤口细菌培养，使用抗菌药物控制感染。 ● 指导患者自我观察，若足部憋胀、疼痛缓解为病情好转的表现。若患者自感疼痛、肿胀加重，足趾末端皮肤颜色发生改变，发热、脓液渗出增多，应及时前往医院进一步检查，避免引起骨髓炎、骨坏死和全身感染。 ● 指导患者修剪其余趾甲时切勿修剪过深、过短，以免趾甲嵌入足趾再次引发感染。
3. 皮肤完整性受损：与局部化脓性感染和手术切开有关	● 指导患者以休息为主。活动时避免患趾负重。 ● 保持足部皮肤清洁、透气，敷料清洁、干燥，避免交叉感染。 ● 加强营养，促进伤口愈合。
4. 足趾畸形	● 足趾感染未愈期间指导患者穿定制鞋。 ● 若畸形影响生活，指导患者伤口愈合后前往骨科门诊就诊，必要时行踇外翻矫形手术。

【护理评价】

患者一般情况好，自诉疼痛显著缓解。第3次换药，红肿明显减轻，右足第一趾创面感染得到控制，伤口尚未完全愈合。

临床转归

1个月后随访，患者创面愈合，能正常下地活动。无趾甲嵌入甲旁组织，无特殊不适主诉。暂无踇外翻手术治疗的计划。

【化脓性嵌甲性甲沟炎临床护理思维导图】

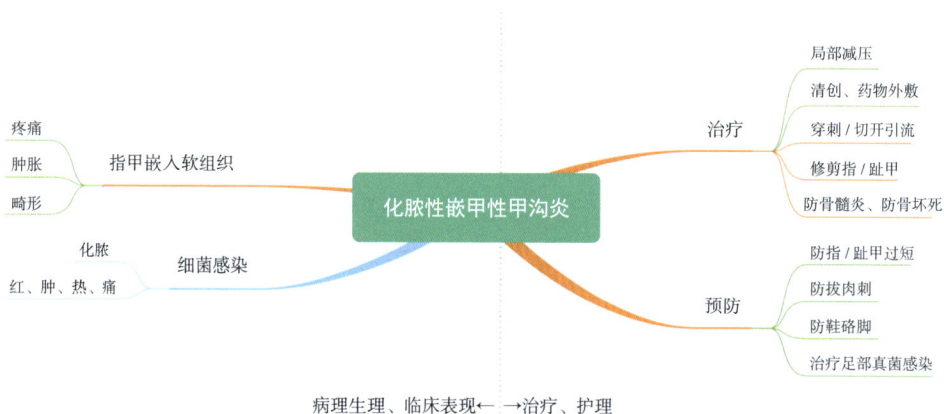

病理生理、临床表现← →治疗、护理

病例点评

该患者右足第一趾发生甲沟炎，并出现典型的红、肿、热、痛等感染的表现。甲沟炎发生的原因：一方面，修剪趾甲过深，导致趾甲生长损伤周围软组织引发细菌感染；另一方面，踇外翻伴骑跨畸形可致已化脓的脚趾持续受压、营养障碍，使感染进一步加重。因此，甲沟出现炎症反应时，应予以重视，尽早治疗。治疗和护理的重点是局部切开引流、伤口彻底清创。感染较重或扩散时，需进行全身抗感染治疗。

（马冠中）

第二部分
外科护理参考知识

第七章
外科常用实验室检查项目及其临床意义

　　在临床护理实践中，责任制护士扮演着至关重要的角色，其职责不仅在于日常的病情观察与护理，更在于深入了解和解析患者的各项实验室检查结果与数据。这些结果与数据，能直接反映患者的健康状况，对于准确判断病情、把握疾病发展趋势及制订个性化护理计划具有不可替代的作用。因此，作为一名专业的责任制护士，我们必须具备扎实的医学知识与敏锐的洞察力，以严谨的态度和科学的方法，对每一项检查结果进行深入分析，从而全面、准确地了解患者的疾病现状与需求，为他们的康复之路提供坚实有力的支持与保障。

　　检验指标判别是医学诊断中常用的一种方法，其通过分析患者的实验室检查结果，结合临床症状和体征，对疾病进行诊断或鉴别诊断。常见的检验指标包括血常规、尿常规、生化指标等。以下是一些常见的检验指标及其参考值。

笔记

一、静脉血标本

1. 血常规

名称（英文缩写）	正常参考值	临床意义
白细胞计数（WBC）	成人：（4～10）×10⁹/L； 儿童：（5～12）×10⁹/L； 新生儿：15～20×10⁹/L	**增加** 生理性：新生儿、妊娠末期、分娩期、经期、饭后、剧烈运动后、冷水浴及极度恐惧与疼痛状态等； 病理性：大部分化脓性细菌引起的炎症、尿毒症、严重烧伤、传染性单核细胞增多症等。 **减少** 病毒感染、骨髓抑制、免疫功能障碍、粒细胞缺乏症等。
红细胞计数（RBC）	男：（4～5.5）×10¹²/L； 女：（3.5～5）×10¹²/L； 新生儿：（6～7）×10¹²/L	**增加** 生理性：高原居住者； 病理性：真性红细胞增多症、代偿性红细胞增多症、肺源性心脏病、肺气肿。 **减少** 各种贫血、白血病、急慢性失血。
血红蛋白（Hb）	男：120～160 g/L； 女：110～150 g/L； 新生儿：170～200 g/L	**增加** 生理性：高原居住者； 病理性：真性红细胞增多症、代偿性红细胞增多症。 **减少** 各种贫血、白血病、急慢性失血。
中性粒细胞 （百分比）（N，N%）	0.5～0.7（50%～70%）	**增加** 中性粒细胞：急性化脓性感染、粒细胞性白血病、急性出血、溶血、酸中毒等； 嗜酸性粒细胞：变态反应、术后、烧伤； 嗜碱性粒细胞：慢性粒细胞白血病、嗜碱性粒细胞白血病等； 淋巴细胞：百日咳、腮腺炎、结核、肝炎等。 **减少** 疾病感染、药物毒性等。
血小板计数（PLT）	（100～300）×10⁹/L	**增加** 骨髓增生综合征：慢性粒细胞性白血病、真性红细胞增多症等； 急性反应：急性感染、急性失血、急性溶血等。 **减少** 血小板生成障碍：再生障碍性贫血、急性白血病、急性放射病等； 血小板破坏增多：特发性血小板减少性紫癜、脾功能亢进； 血小板消耗过多：弥散性血管内凝血； 家族性血小板减少：巨血小板综合征等。
淋巴细胞（百分比）	0～50%	**增加** 病毒感染（EB病毒、肝炎病毒）、结核、淋巴细胞白血病。 **减少** 免疫缺陷、化疗后、HIV感染、放射病等。
单核细胞（百分比）	3%～10%	**增加** 慢性感染（结核、疟疾）、血液病（单核白血病），一般无特殊临床意义。

续表

名称（英文缩写）	正常参考值	临床意义
嗜酸性粒细胞（百分比）	0.5%～5%	**增加** 变态反应、寄生虫感染、皮肤病（湿疹）。 **减少** 应激状态、激素使用等。
嗜碱性粒细胞（百分比）	0～1%	**增加** 变态反应、慢性粒细胞白血病。

【血常规检验指标判别思维导图】

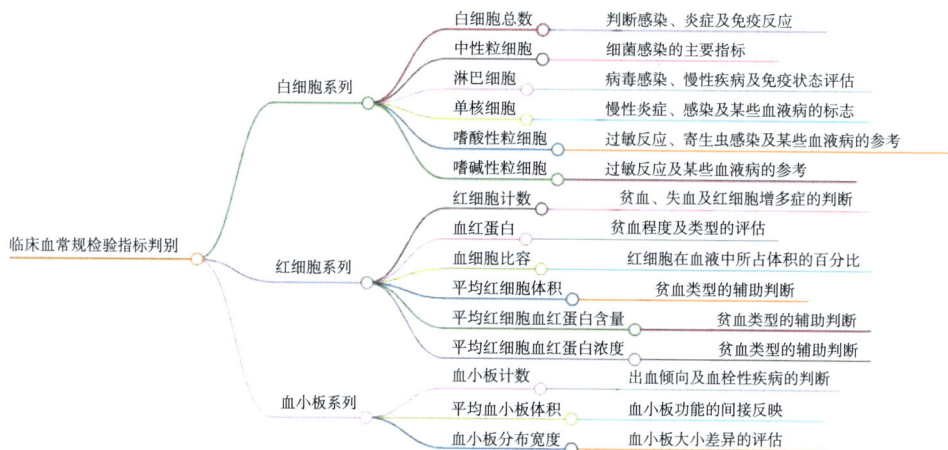

临床血常规检验指标判别

白细胞系列
- 白细胞总数 —— 判断感染、炎症及免疫反应
- 中性粒细胞 —— 细菌感染的主要指标
- 淋巴细胞 —— 病毒感染、慢性疾病及免疫状态评估
- 单核细胞 —— 慢性炎症、感染及某些血液病的标志
- 嗜酸性粒细胞 —— 过敏反应、寄生虫感染及某些血液病的参考
- 嗜碱性粒细胞 —— 过敏反应及某些血液病的参考

红细胞系列
- 红细胞计数 —— 贫血、失血及红细胞增多症的判断
- 血红蛋白 —— 贫血程度及类型的评估
- 血细胞比容 —— 红细胞在血液中所占体积的百分比
- 平均红细胞体积 —— 贫血类型的辅助判断
- 平均红细胞血红蛋白含量 —— 贫血类型的辅助判断
- 平均红细胞血红蛋白浓度 —— 贫血类型的辅助判断

血小板系列
- 血小板计数 —— 出血倾向及血栓性疾病的判断
- 平均血小板体积 —— 血小板功能的间接反映
- 血小板分布宽度 —— 血小板大小差异的评估

2. 凝血功能

名称（英文缩写）	正常参考值	临床意义
凝血酶原时间（PT）	11～13秒，测定超过正常范围3秒为异常	**延长** 提示凝血时间延长，可能由凝血因子缺乏、肝功能不全、维生素K缺乏等原因引起。 **缩短** 提示可能存在血液高凝状态或血栓形成倾向。 国际标准化比值是用于检测口服抗凝药的首选指标，以2.0～3.0为宜。
活化部分凝血活酶时间（APTT）	32～43秒，测定超过正常范围10秒为异常	反映内源性凝血系统的功能。 **延长** 先天性凝血因子Ⅰ、Ⅱ、Ⅴ、Ⅶ、Ⅹ缺乏，如严重肝病、维生素K缺乏、纤溶亢进、口服抗凝药（如肝素或华法林、利伐沙班）等。 **缩短** 见于血液高凝状态或血栓性疾病。 APTT是临床监测肝素治疗的首选指标。

笔记

续表

名称（英文缩写）	正常参考值	临床意义
纤维蛋白原（FIB）	2.0～4.0 g/L	**增加** 见于糖尿病、急性心肌梗死、多发性骨髓瘤及血栓前状态。肾病综合征、风湿热、恶性肿瘤及风湿性关节炎，以及肺炎、轻度肝炎、胆囊炎、肺结核及长期的局部炎症。另外，外科手术后、放疗后、经期及妊娠期可见轻度增高。 **减少** 见于原发性纤维蛋白原减少性疾病、弥散性血管内凝血晚期、原发性纤溶症、重症肝炎及肝硬化等。
凝血时间（CT）	6～12分钟	临床意义同APTT，正常解读凝血标本的各项指标，需要关注以下几点： 1. 敏感性较低，凝血时间对轻度凝血功能障碍不敏感，仅在内源性凝血因子严重缺乏时才会明显延长。 2. 影响因素较多，如采血技术、温度、试管材质等均可影响结果。 3. 不能单独作为诊断依据，需结合其他凝血功能检测（如PT、APTT、血小板计数等）综合判断。
D-二聚体（D-Dimer）	0～0.256 mg/L	**增加** 可能提示体内有血栓形成和继发性纤溶亢进，是诊断和监测深静脉血栓、肺栓塞等疾病的敏感和特异性指标。

3. 生化检验指标

名称（英文缩写）	正常参考值	临床意义
丙氨酸氨基转移酶（ALT）和天冬氨酸氨基转移酶（AST）	ALT 10～40 U/L；AST 10～40 U/L	ALT主要存在于肝脏，其次是骨骼肌、肾脏和心肌等；AST主要存在于心肌，其次是肝脏、骨骼肌和肾脏等。 病理性增高：急性病毒性肝炎、慢性肝炎、肝硬化、肝内外胆汁淤积、酒精性肝炎、药物性肝损伤、脂肪肝、肝癌、其他疾病，如急性心肌梗死等。
碱性磷酸酶（ALP）	40～110 U/L	病理性：肝胆系统疾病、胆道结石引起的胆管阻塞、肝内胆汁淤积且与血清胆红素升高相平行。
γ-谷氨酰转移酶（GGT）	＜50 U/L	血中GGT主要存在于肝脏。 病理性：肝内合成亢进或胆汁排出受阻，胆汁性肝硬化、硬化性胆管炎、急慢性病毒性肝炎、急慢性酒精性肝炎、药物性肝炎。GGT呈明显升高，AST和ALT升高不明显，戒酒后GGT随之下降。
总蛋白（TP）	65～85 g/L	病理性：①血清TP＞80 g/L为高蛋白血症，血清中水分减少，如急性的失水，休克时血浆浓缩。血清白蛋白合成增加，如多发骨髓瘤等。②血清TP＜60 g/L为低蛋白血症，血浆中水分增加，血液稀释，营养不足，消耗性疾病，肝功能障碍，蛋白合成功能障碍，大量的白蛋白丢失等。
白蛋白（ALB）	40～55 g/L	血清ALB升高，主要见于严重性的失水。 血清ALB降低，原因与TP降低相同。除此之外，妊娠晚期体内的白蛋白水平也会明显下降，但分娩后会迅速上升。

笔记

续表

名称（英文缩写）	正常参考值	临床意义
球蛋白（GLO）	20 ～ 40 g/L	血清 GLO 增高，提示机体可能受到外来病毒的侵袭，或患有慢性肝病、自身免疫性疾病及 M 蛋白血症等。 血清 GLO 降低，可能见于 3 岁以内婴幼儿、免疫功能抑制患者及先天性低 γ 球蛋白血症患者等。
血清总胆红素（TBIL）	男性≤ 26.0 μmol/L 女性≤ 21.0 μmol/L	病理性：肝胆系统疾病、胆道结石引起的胆管阻塞、肝内胆汁淤积且与血清胆红素升高相平行、溶血性贫血。

4. C 反应蛋白

名称（英文缩写）	正常参考值	临床意义
C 反应蛋白（CRP）	0 ～ 10 mg/L	CRP 是肝脏产生的一种非特异性急性时相反应蛋白，是敏感的炎症指标。在细菌感染时，CRP 水平可呈中等至较高程度升高。病毒感染时，CRP 的水平多正常或轻度升高。但 CRP 的特异性并不高，某些病毒性感染、外科手术后、自身免疫性疾病、心血管系统疾病、恶性肿瘤等患者，CRP 也可明显升高。

5. 降钙素原

名称（英文缩写）	正常参考值	临床意义
降钙素原（PCT）	< 0.05 ng/mL	PCT 在细菌感染引起的全身性炎症反应早期（2 ～ 3 小时）即可升高，感染后 12 ～ 24 小时达到高峰。PCT 浓度与感染严重程度呈正相关，感染消失后恢复正常。PCT 在早期诊断严重细菌感染、判断病情严重程度、判断预后、评价抗感染疗效、指导抗菌药物应用等方面都具有较高的临床价值。但需注意，某些非感染性疾病也可以引起 PCT 升高。

6. 尿常规

名称（英文缩写）	正常参考值	临床意义
尿白细胞（U-LEU）	< 5 个 /HP	**增加** 生理性：正常人尿中有少数白细胞存在，离心尿每高倍镜视野< 5 个； 病理性：见于尿路有化脓性病变、急性肾炎、肾盂肾炎、膀胱炎、尿道炎、尿道结核等。
尿蛋白（U-PRO）	阴性定量为< 0.15 g/24 h	**增加** 生理性：机体剧烈运动、发热寒冷、精神紧张、交感神经兴奋及肾血管痉挛； 病理性：肾炎、肾病综合征、挤压综合征、泌尿系统炎症、药物中毒等。

笔记

续表

名称（英文缩写）	正常参考值	临床意义
尿红细胞（U-ERY）	3 个 /HP	**增加** 生理性：剧烈运动、月经污染等； 病理性：见于急慢性肾小球肾炎、肾炎、肾结石、肾盂肾炎、急性膀胱炎等。
尿糖（U-GLU）	阴性定量为 ＜（0.56～5.0）mmol/24 h	**增加** 生理性：摄入大量碳水化合物或注射大量的葡萄糖，一些药物，如维生素 C、阿司匹林和异烟肼可导致假阳性； 病理性：糖尿病、库欣综合征、甲状腺功能亢进和肝硬化。
酮体（KB）	阴性	**增加** 生理性：非糖尿病性酮尿，如饥饿或禁食、剧烈运动、高脂低碳水化合物饮食 [生酮饮食(ketogenic diet)]、妊娠剧吐。 病理性：糖尿病性酮尿。

7. 便常规

名称	正常参考值	临床意义
便常规	黄褐色成形软便	生理性：服铁剂或进食动物血及肝脏等有颜色食物。 病理性： 黑色或柏油样：上消化道出血； 白陶土色：见于胆道完全梗阻时或服钡餐造影后； 红色：见于下消化道出血，如痔疮、肛裂、肠息肉、放射性结肠炎或服用利福平、阿司匹林； 米泔样便：常见于重症霍乱、副霍乱患者； 水样便：见于急性肠炎、食物中毒等； 黏液便：见于结肠过敏症或慢性结肠炎； 黏液脓血便：见于急、慢性痢疾。
粪便隐血试验	阴性	消化道少量出血、消化性溃疡呈间隙阳性；消化道恶性肿瘤如胃癌、结肠癌等呈持续阳性。

8. 肾功能

名称（英文缩写）	正常参考值	临床意义
血清尿素氮（BUN）	3.2 ～ 7.1 mmol/L	生理性：高蛋白饮食可引起血清 BUN 显著升高。妊娠妇女由于血容量增加，BUN 浓度可偏低。 病理性： 肾前性：剧烈呕吐、幽门梗阻、肠梗阻、长期腹泻引起的失水，进而引起血液浓缩； 肾性：急性肾小球肾炎、肾病晚期、肾衰竭、慢性肾盂肾炎及中毒性肾炎； 肾后性：前列腺肿大、尿路结石、尿道狭窄、膀胱肿瘤致使尿道受压等。严重肝病可使 BUN 减少。

笔记

续表

名称（英文缩写）	正常参考值	临床意义
血清肌酐（Cr）	男：53 ～ 106 μmol/L； 女：44 ～ 97 μmol/L	病理性：肾脏疾病初期，Cr 通常不升高，直至肾脏实质损害 Cr 才增高。测定 Cr 对晚期肾脏病患者临床意义较大。
肌酐清除率（Ccr）	80 ～ 120 mL/min	生理性：老年人随着年龄的增长，Ccr 有自然下降的趋势，长期限制剧烈运动也会使 Ccr 下降。 病理性：判断肾小球损害的敏感指标；评估肾功能损害程度，第 1 期 51 ～ 80 mL/min；第 2 期 20 ～ 50 mL/min；第 3 期 10 ～ 19 mL/min。 Ccr=（140– 年龄）× 体重（kg）/[72× 血肌酐浓度（mg/dL）]（男性） Ccr=（140– 年龄）× 体重（kg）/[85× 血肌酐浓度（mg/dL）]（女性）
血清尿酸（UA）	男：208 ～ 428 μmol/L； 女：155 ～ 357 μmol/L	增高：肾功能减低；体内 UA 生成过多，如原发性痛风等；长期禁食、铅中毒、酒精中毒、肿瘤放疗或化疗后、妊娠中毒症等。 减低：肝功能严重受损、恶性贫血、先天性黄嘌呤氧化酶、嘌呤核苷磷酸化酶缺乏等。

9. 电解质

名称（英文缩写）	正常参考值	临床意义
血清钾（K^+）	3.5 ～ 5.5 mmol/L	增加 见于肾上腺皮质功能不全、肾衰竭、溶血等。 减少 见于腹泻、幽门梗阻、饥饿和原发性醛固酮增多及排钾利尿剂的使用。
血清钠（Na^+）	137 ～ 147 mmol/L	增加 见于脱水、原发性醛固酮增多症等。 减少 见于过度出汗、腹泻、幽门梗阻、吸收障碍、肾功能不全。
血清氯（Cl^-）	99 ～ 110 mmol/L	增加 见于脱水引起的高钠血症、高氯性酸中毒。 减少 见于严重的呕吐、腹泻等。
血清钙（Ca^{2+}）	男 / 女： 2.11 ～ 2.52 mmol/L； 儿童：0 ～ 10 月龄 1.9 ～ 2.6 mmol/L， 10 ～ 24 月龄 2.25 ～ 2.75 mmol/L， 2 ～ 12 岁 2.20 ～ 2.70 mmol/L	增加 见于原发性甲状旁腺功能亢进、维生素 D 中毒。 减少 见于甲状旁腺功能减退、低蛋白血症、维生素 D 缺乏、慢性肾衰竭。

笔记

10. 血脂

名称（英文缩写）	正常参考值	临床意义
血清胆固醇（CHO）	3.1 ～ 5.7 mmol/L	对于动脉粥样硬化性疾病的危险评估和预测价值不及血清低密度脂蛋白胆固醇精准，仅作为初筛的指标。**增加** 发生冠心病和动脉粥样硬化的风险也增加，同时合并高血压的患者，其脑血管的危险性也大大增加。**减少** 表明蛋白质、热能摄入不足，发生感染和肿瘤性疾病的机会增高。
血清甘油三酯（TG）	1.7 ～ 2.3 mmol/L （150 ～ 199 mg/dL）	甘油三酯波动范围较大，随年龄、性别、饮食结构和生活习惯等不同有差异。**增加** 见于原发性高甘油三酯血症、糖尿病、甲状腺功能减退、肾病综合征、长期进食高脂食物，以及大量饮酒。**减少** 见于甲状腺功能亢进、肾上腺皮质功能减退、肝功能障碍等。
血清高密度脂蛋白胆固醇（HDL-C）	男性：≥ 1.0 mmol/L （≥ 40 mg/dL） 女性：≥ 1.3 mmol/L （≥ 50 mg/dL）	血清高密度脂蛋白胆固醇的含量和心血管疾病的发病率及病变程度呈负相关。**增加** 见于胆固醇酯转运蛋白缺乏、慢性阻塞性肺疾病、原发性胆汁性肝硬化、饮酒及长期体力活动。**减少** 见于心脑血管疾病、糖尿病、慢性肾病、急慢性肝病、甲状腺功能异常严重、营养不足或长期吸烟。
血清低密度脂蛋白胆固醇（LDL-C）	根据心血管风险分层调整: 低危人群：＜ 3.4 mmol/L （＜ 130 mg/dL） 中危人群：＜ 2.6 mmol/L （＜ 100 mg/dL） 高危人群（如冠心病、糖尿病）：＜ 1.8 mmol/L （＜ 70 mg/dL）	血清低密度脂蛋白胆固醇增高提示患心脏病的风险大大增加。
血清淀粉酶（AMY）	35 ～ 135 U/L	血清淀粉酶的活性是诊断胰腺疾病的重要指标。**增加** 患急性胰腺炎时血清和尿中的淀粉酶升高，急性胰腺炎发病后 8 ～ 12 小时血清淀粉酶即开始升高，12 ～ 24 小时达高峰，2 ～ 5 天恢复正常。**减少** 见于肝硬化、肝癌及个别坏死性胰腺炎患者。

笔记

11. 血糖

名称（英文缩写）	正常参考值	临床意义
血糖（GLU）	空腹葡萄糖 3.9 ～ 6.1 mmol/L； 餐后 2 小时血糖＜ 7.8 mmol/L； 孕妇糖耐量 3 次试验：0 小时＜ 5.1 mmol/L， 1 小时＜ 10.0 mmol/L，2 小时＜ 8.5 mmol/L； 糖耐量 3 次试验：0 小时＜ 6.1 mmol/L， 1 小时＜ 10.0 mmol/L，2 小时＜ 7.8 mmol/L； 糖耐量 4 次试验：0 小时＜ 5.3 mmol/L， 1 小时＜ 10.0 mmol/L，2 小时＜ 8.6 mmol/L， 3 小时＜ 7.8 mmol/L； 糖耐量 5 次试验：30 分钟血糖峰值，正常应出现在 30 ～ 60 分钟，峰值＜10.0 mmol/L； 3 小时血糖：应恢复至接近空腹水平（<6.1 mmol/L），其余时间结果同 4 次试验判别。	糖尿病诊断标准更新（WHO 2023）核心诊断指标： 空腹血糖（FPG）：≥ 7.0 mmol/L（≥ 126 mg/dL），需重复确认。 口服葡萄糖耐量试验（OGTT 2 小时血糖）：≥ 11.1 mmol/L（≥ 200 mg/dL）。 糖化血红蛋白（HbA1c）：≥ 6.5%（需通过国际标准化检测，如 NGSP 认证）。 随机血糖：≥11.1 mmol/L ＋典型症状（多饮、多尿、体重下降）即可诊断为糖尿病。 血糖是糖尿病诊断重要的指标。 生理性的血糖升高，见于饭后 1 ～ 2 个小时，摄入高糖的食物，情绪波动，剧烈运动。 病理性的血糖升高，见于一些内分泌疾病，甲状腺功能亢进，库欣综合征，急性、慢性胰腺炎，应激性血糖升高（包括颅脑损伤、脑卒中、心肌梗死），药物影响（激素、噻嗪类利尿药、口服避孕药），其他病理性因素（包括妊娠呕吐，以及脱水、缺氧窒息等）。 血糖的降低，见于生理性的低血糖（包括饥饿和剧烈运动后），胰岛素分泌过多，升高血糖的激素分泌不足等。
糖化血红蛋白（HbA1c）	4% ～ 6%	糖化血红蛋白的形成是不可逆的，其浓度与红细胞的寿命和该时期内血糖的平均浓度有关，能间接反映一段时期内血糖平均水平。糖化血红蛋白高于 6%，提示近期糖尿病患者血糖控制不理想。

二、动脉血标本

名称（英文缩写）	正常参考值	临床意义
酸碱度（pH）	7.35 ～ 7.45	反映血液的酸碱度，超出此范围可能表明存在酸碱平衡紊乱。＜ 7.35 为酸血症，＞ 7.45 为碱血症，但 pH 异常并不能完全排除无酸碱平衡紊乱的可能性，还需结合其他指标综合判断。
动脉血氧分压（PaO_2）	80 ～ 100 mmHg	反映血液中溶解氧的压力，低于正常值可能表示缺氧。＜ 60 mmHg 时，可能存在呼吸衰竭；＜ 30 mmHg 时，可能有生命危险。
动脉血二氧化碳分压（$PaCO_2$）	35 ～ 45 mmHg	反映血液中溶解二氧化碳的压力，异常值可能指示通气问题。超出或低于正常范围时，分别称为高碳酸血症、低碳酸血症。当＞ 50 mmHg 时，有抑制呼吸中枢的风险。

笔记

续表

名称（英文缩写）	正常参考值	临床意义
碳酸氢盐（HCO$_3^-$）	22 ～ 27 mmol/L	反映代谢性酸碱平衡紊乱。
动脉血氧饱和度（SaO$_2$）	95% ～ 98%	反映血红蛋白结合氧气的百分比。 **减少** 见于患者缺氧，如慢性阻塞性肺疾病、支气管哮喘等引起的缺氧。
碱剩余（BE）	成人 –3 ～ 3 mmol/L	血气分析中的BE是一种反映代谢性酸碱平衡紊乱的指标。它代表了体内碱储备的增加与减少，是酸碱稳定中反映代谢性因素的一个客观指标。 **增加** 存在代谢性碱中毒。见于低钾血症、严重呕吐、醛固酮增多症等疾病。此时，患者可能会出现头晕、乏力、手足抽搐等症状。 **减少** 存在代谢性酸中毒。见于糖尿病酮症酸中毒、尿毒症酸中毒、甲醇中毒、休克、心脏骤停等疾病。患者可能会出现呼吸困难、心率加快、血压下降等严重症状。

【动脉血气分析相关重要指标判别思维导图】

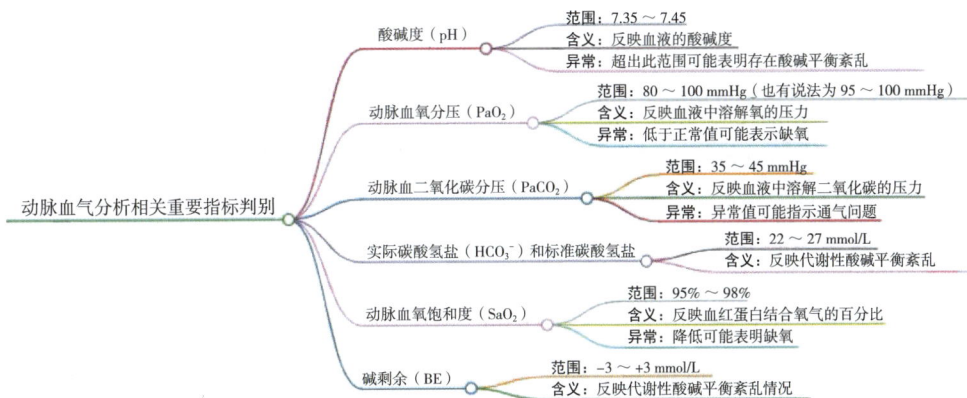

（杨慧敏）

第八章
外科常用引流装置的使用方法和护理要点

　　外科引流是指将体腔、关节腔、皮下或组织内的液体（包括血液、尿液、脓液、炎性渗出物、分泌液、囊液等）引出体外，从而达到预防和治疗疾病的目的。临床使用的引流装置种类较多，根据不同目的、不同放置部位、不同构造，其护理有较大差异。外科患者的护理过程中需了解各种引流装置的原理和特点，并给予针对性观察和护理。

一、皮片

　　皮片适用于浅表部位手术切口的引流。手术中将裁剪好的皮片一端放在切口深部，另一端暴露于皮肤切口外，目的是通过皮片的导流作用排出组织中积聚的血液、炎性分泌物、脓性积液等，以降低感染率，促进伤口愈合（图 2-8-1）。

二、引流袋

　　引流袋适用于体腔内液体的重力引流，如尿液、胆汁、胸腔积液、腹水，包括常规的引流袋和抗反流引

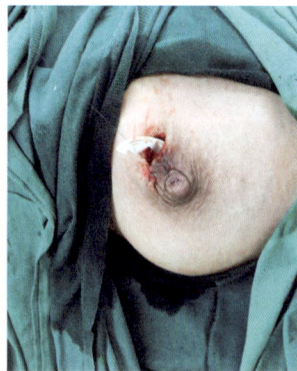

图 2-8-1　皮片引流

流袋（图 2-8-2，图 2-8-3）。抗反流引流袋内设置有单向抗反流装置，防止引流液逆流，从而增加感染的机会。因此，临床中应尽量选择抗反流引流袋。由于引流袋的原理是靠重力作用引流，所以引流袋放置在低于引流体腔水平方能实现有效的引流，不可高于体腔平面。可通过调节引流袋悬挂的高度来降低或增加引流力，即当引流过快时，可适当提高引流袋的悬挂高度，减慢引流速度。

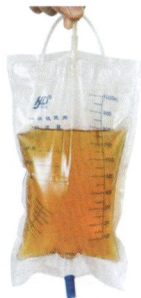
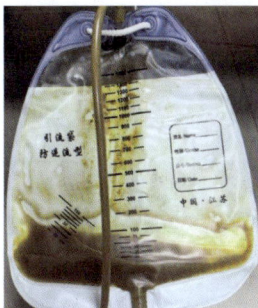

图 2-8-2　一般引流袋　　　图 2-8-3　抗反流引流袋

三、负压引流装置

负压引流装置是借助负压的原理将体腔或者组织内的液体吸引出体外的装置，适用于各种手术切口的引流、气道吸痰、伤口冲洗和胃肠减压等。负压引流装置分为手动负压吸引装置、中心负压吸引装置和电动负压吸引装置。

1. 手动负压吸引装置多为有回弹作用的球状（负压球）或有弹簧装置的圆桶状（负压器）装置（图 2-8-4，图 2-8-5）。负压球容积一般仅 100 ～ 150 mL，压扁后负压小，适用于出血量相对较小的手术切口的引流，如颅内、脊柱、乳腺手术等。负压器容积为 300 ～ 500 mL，弹簧回缩形成的负压大，适用于引流量较大部位的引流，如胃肠减压、骨盆手术引流等。手动负压吸引装置可通过改变下压的程度调节负压大小，但不能实现定量负压控制。

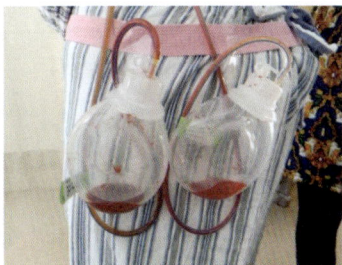
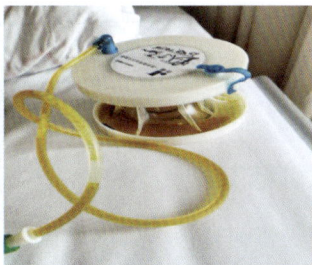

图 2-8-4　负压球　　　图 2-8-5　负压器

笔记

2. 中心负压吸引装置是借助医院内综合槽内提供的负压源进行负压吸引的装置，综合槽的负压源连接压力表和一次性管路及引流液收集器即可实现负压吸引（图 2-8-6），适用于大量冲洗引流、伤口负压封闭引流、吸痰等，可通过调节负压的大小选择安全、有效的压力值。

3. 电动负压吸引装置是将电能作为负压发生源进行负压吸引的装置（图 2-8-7），与中心负压吸引装置的作用和适用范围一致。其优点是可以移动、可以重复使用、装置简单、使用方便，缺点是需接电源，消毒灭菌困难，因此电动负压吸引装置和中心负压吸引装置在临床上常作为互补装置使用。

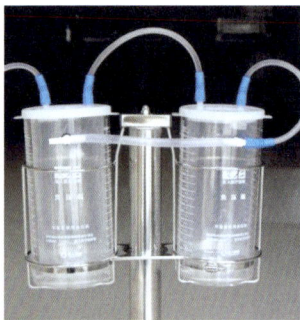

图 2-8-6　中心负压吸引装置　　　　图 2-8-7　电动负压吸引装置

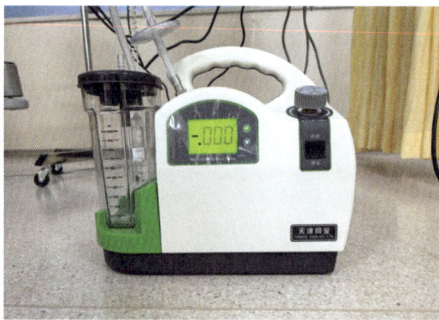

四、胸腔闭式引流装置

胸腔闭式引流装置是以重力和气体轻于液体的物理作用为基本原理设计的特殊引流装置，可用于排出胸膜腔内积气、积液、积血、积脓等，重建胸膜腔负压、预防纵隔移位，因此广泛应用于胸部创伤和心胸外科手术中。

胸腔闭式引流装置为一方形的装置，可立于地面，其上有清晰的刻度，内有1 根长管和 1 根短管，长管接近底部，短管与外界大气相通（图 2-8-8）。使用前需加入 500 mL 灭菌注射用水将长管没在水面之下，从而实现封闭引流。胸腔闭式引流装置使用过程中需始终保持长管在水面之下，避免晃动导致长管暴露在空气中使气体随着呼吸被吸入胸腔内；更换灭菌水和引流装置时，注意使用双钳夹闭装置上方引流管，防止气体进入胸腔。

五、脑室引流装置

脑室引流是将脑脊液、颅内出血引流到体外，从而调节和控制颅内压，是神经外科最常见的引流方法。脑室引流装置为正压引流装置，引流管与引流瓶中的细管连接，引流瓶与大气相通（图 2-8-9）。使用前应先将引流管所放置脑室的位置确定为引流基准点，将引流装置悬挂在距离基准点 20 cm 的高度。当脑室内压力增高，超过 20 cmH$_2$O 所产生的压力时，引流液即从管中排出，以防止颅内压过高。搬动患者时应夹紧引流管暂停引流，更换患者体位时应随时调节引流最高点的高度。严禁随意降低引流压力，以防脑脊液流出过快，引起低颅压综合征。

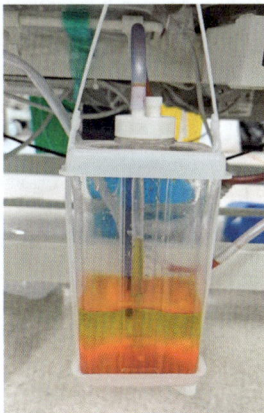

图 2-8-8　胸腔闭式
引流装置

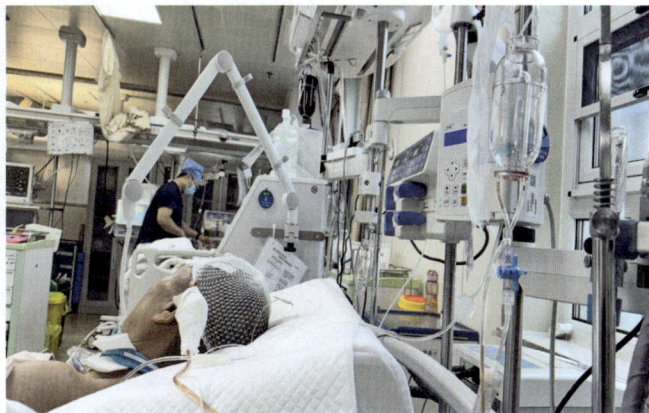

图 2-8-9　脑室引流装置

（马冠中）

笔记

第九章
外科护理常用风险评估工具

一、视觉模拟评分法

视觉模拟评分法（visual analogue scale，VAS）是在白纸上画一条长 10 cm 的直线，左边为无痛，右边为极痛。使用时患者根据自己所感受到的疼痛程度，在直线上某一点做一记号，以表示疼痛的强度，从起点至记号处的距离即为该患者主观上的疼痛强度。适用于能够理解和使用视觉模拟评分法的人群。

请您用"×"或垂直的"I"标出您的感受：

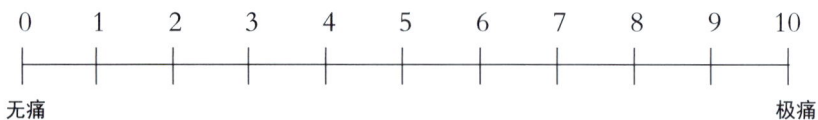

```
  0   1   2   3   4   5   6   7   8   9   10
  ├───┼───┼───┼───┼───┼───┼───┼───┼───┼───┤
 无痛                                      极痛
```

两端分别为"0"分端和"10"分端，0 表示无痛，10 表示难以忍受的剧烈疼痛。1～3 分：有轻微疼痛，能忍受；4～6 分：疼痛影响睡眠，尚能忍受；7～10 分：有强烈的疼痛，影响食欲和睡眠。

笔记

二、数字分级评分法

数字分级评分法（numerical rating scale，NRS）是在视觉模拟评分法基础上发展而来的，是目前应用最广泛的工具。此方法由 0 ～ 10 共 11 个点组成，数字从低到高表示从无痛到最痛，0 分表示无痛，10 分表示剧烈疼痛。由患者自己选择不同分值来量化疼痛程度，评分越高则疼痛强度越大。NRS 能够提供量化的疼痛评估结果，便于统计和分析，因此常用于临床实践和研究中。适用于各个年龄阶段和不同类型的疼痛评估。

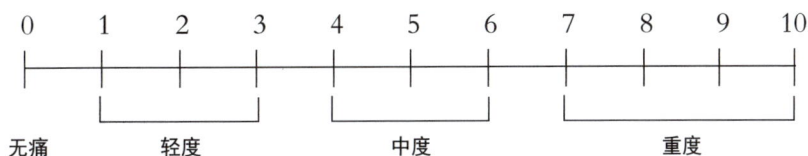

| 0 | 1 | 2 | 3 | 4 | 5 | 6 | 7 | 8 | 9 | 10 |

无痛　　轻度　　　　　中度　　　　　重度

0 分表示无痛，10 分表示难以忍受的剧烈疼痛。1 ～ 3 分：轻度疼痛，能忍受；4 ～ 6 分：中度疼痛，影响睡眠；7 ～ 10 分：重度疼痛，影响食欲和睡眠。

三、简化麦吉尔疼痛量表

1987 年 Melzack 在麦吉尔疼痛问卷的基础上，研制出简化麦吉尔疼痛量表（short form McGill pain questionnaire，SF-MPQ）。SF-MPQ 由 11 个感觉类和 4 个情感类对疼痛的描述词及 VAS 和 PPI 组成，是一种敏感、可靠的疼痛评价方法。

1. 疼痛分级指数（pain rating index, PRI）的评定

疼痛性质	疼痛程度			
A. 感觉项	无	轻	中	重
跳痛	0	1	2	3
刺痛	0	1	2	3
刀割痛	0	1	2	3
锐痛	0	1	2	3
痉挛牵扯痛	0	1	2	3
绞痛	0	1	2	3
热灼痛	0	1	2	3
持续固定痛	0	1	2	3
胀痛	0	1	2	3
触痛	0	1	2	3
撕裂痛	0	1	2	3

续表

1. 疼痛分级指数（pain rating index，PRI）的评定

疼痛性质	疼痛程度			
B. 情感项	0	1	2	3
软弱无力	0	1	2	3
厌烦	0	1	2	3
害怕	0	1	2	3
受罪、折磨人的	0	1	2	3

感觉项总分：_____ 情感项总分：_____ PRI 总分：_____

2. 视觉模拟评分法（visual analogue scale，VAS） VAS 总分：_____

```
0    1    2    3    4    5    6    7    8    9    10
|----|----|----|----|----|----|----|----|----|----|
无痛                                              极痛
```

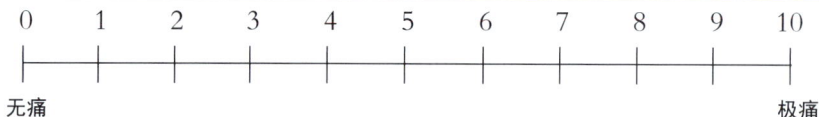

3. 现时疼痛强度（present pain intensity，PPI）评定分数 PPI 总分：_____

0 无痛 1 轻度不适 2 不适 3 难受 4 可怕的 5 极痛苦

四、重症监护疼痛观察量表

重症监护疼痛观察量表（critical-care pain observation tool，CPOT）是由 Gelinas 等研发的用于 ICU 内有或无气管插管患者的行为疼痛评估量表。其包含 1 个行为维度，分为 4 个测量条目：面部表情、身体活动度、肌肉紧张度、机械通气顺应性或发声，每个条目根据患者的反应情况分别赋予 0～2 分，评估患者的疼痛程度时，将 4 个条目的得分相加，总分为 0～8 分，总分越高说明患者的疼痛程度越高。

指标	条目	得分	描述
面部表情	放松、自然	0	无肌肉紧张表现
	表情紧张	1	皱眉、眉毛下垂、眼窝紧缩、轻微的面肌收缩，或其他改变（如侵害操作中睁眼或流泪）
	脸部扭曲，表情痛苦	2	出现上述所有面部运动，并有眼睑紧闭（可以表现出张口或紧咬气管插管）
身体活动度	没有活动或正常体位	0	根本不动或正常体位
	防卫活动	1	缓慢、小心地活动，触摸或摩擦痛处，通过活动寻求关注
	躁动不安	2	拔管，试图坐起，肢体乱动 / 翻滚，不听指令，攻击医务人员，试图爬离床
肌肉紧张度	放松	0	被动运动时无抵抗
	紧张，僵硬	1	被动运动时有抵抗
	非常紧张或僵硬	2	强烈抵抗，无法完成被动运动

笔记

续表

指标	条目		得分	描述
机械通气顺应性或发声	气管插管者	耐受呼吸机或活动	0	无报警，通气顺畅
		咳嗽但可耐受	1	咳嗽，可触发呼吸机报警但自动停止报警
		人机对抗	2	不同步：人机对抗，频繁引起呼吸机报警
	非气管插管者	言语正常或不发声	0	说话音调正常或不发声
		叹息，呻吟	1	叹息，呻吟
		喊叫，哭泣	2	喊叫，哭泣

注：总分 0～8 分，无痛（0 分），轻度疼痛（1～3 分），中度疼痛（4～5 分），重度疼痛（6～8 分）。

五、Caprini 血栓风险评估量表

Caprini 血栓风险评估量表是由 Caprini 及其研究团队研制的，用于评估内科和外科住院患者 VTE 风险，该量表可有效筛选 VTE 的高危患者。

Caprini 血栓风险评估量表（2010 版）

A1 每个危险因素 1 分	B 每个危险因素 2 分
□ 年龄 40～59 岁 □ 计划小手术 □ 近期大手术 □ 肥胖（BMI > 30 kg/m²） □ 卧床的内科患者 □ 炎症性肠病史 □ 下肢水肿 □ 静脉曲张 □ 严重的肺部疾病，含肺炎（1 个月内） □ 肺功能异常（慢性阻塞性肺疾病） □ 急性心肌梗死（1 个月内） □ 充血性心力衰竭（1 个月内） □ 败血症（1 个月内） □ 输血（1 个月内） □ 下肢石膏或支具固定 □ 中心静脉置管 □ 其他高危因素	□ 年龄 60～74 岁 □ 大手术（< 60 分钟） □ 腹腔镜手术（> 60 分钟） □ 关节镜手术（> 60 分钟） □ 既往恶性肿瘤 □ 肥胖（BMI > 40 kg/m²）

A1 每个危险因素 1 分	C 每个危险因素 3 分
（见上）	□ 年龄 ≥ 75 岁 □ 大手术持续 2～3 小时 □ 肥胖（BMI > 50 kg/m²） □ 浅静脉、深静脉血栓或肺栓塞病史 □ 血栓家族史 □ 现患恶性肿瘤或化疗 □ 肝素引起的血小板减少 □ 未列出的先天或后天血栓形成 □ 抗心磷脂抗体阳性 □ 凝血酶原 20210A 阳性 □ 因子 V leiden 阳性 □ 狼疮抗凝物阳性 □ 血清同型半胱氨酸酶升高

A2 仅针对女性（每项 1 分）	D 每个危险因素 5 分
□ 口服避孕药或激素替代治疗 □ 妊娠期或产后（1 个月） □ 原因不明的死胎史， 复发性自然流产（≥ 3 次）， 由于毒血症或发育受限原因早产	□ 脑卒中（1 个月内） □ 急性脊髓损伤（瘫痪）（1 个月内） □ 选择性下肢关节置换术 □ 髋关节、骨盆或下肢骨折 □ 多发性创伤（1 个月内） □ 大手术（超过 3 小时）

危险因素总分：_____ 分

笔记

VTE 的预防方案（2010 版 Caprini 血栓风险评分）

危险因素总分	深静脉血栓发生风险	风险等级	预防措施
0～1 分	＜ 10%	低危	尽早活动，物理预防
2 分	10%～20%	中危	药物预防＋物理预防
3～4 分	20%～40%	高位	药物预防＋物理预防
≥5 分	40%～80%，死亡率 1%～5%	极高危	药物预防＋物理预防

Caprini 血栓风险评估量表的 VTE 危险因素评分分为 1、2、3、5 分项，每分项评分可累加；临床应用时，应权衡抗凝与出血风险后进行个体化预防。根据 Caprini 血栓风险评分情况分为低危、中危、高危和极高危 4 个等级。

六、Padua 静脉血栓风险评估量表

2010 年意大利帕多瓦大学的 Barbar 等开发出 Padua 静脉血栓风险评估量表，主要用于评估内科住院患者的 VTE 的风险程度，包含 11 个危险因素。

危险因素	分数（分）
1. 活动性癌症 [a]	3
2. 既往 VTE 病史（不包含浅表性静脉血栓）	3
3. 活动减少 [b]	3
4. 已知的易栓症 [c]	3
5. 近期（≤1 个月）创伤或外科手术	2
6. 年龄≥70 岁	1
7. 心脏和（或）呼吸衰竭	1
8. 急性心肌梗死和（或）缺血性脑卒中	1
9. 急性感染和（或）风湿性疾病	1
10. 肥胖（体重指数≥30 kg/m² ）	1
11. 正在进行激素治疗	

[a] 患有局部扩散或远处转移和（或）在近 6 个月内接受过化疗和放疗；
[b] 卧床至少 3 天（由于患者活动受限或遵医嘱）；
[c] 遗传性抗凝血酶缺乏症、遗传性蛋白 C 或 S 缺乏症、因子 V leiden 突变、凝血酶原 20210A 突变、抗磷脂抗体综合征

应用该量表进行评估时，累计患者存在的不同危险因素的得分，得到患者危险因素总分。Padua 静脉血栓风险评分＜4 分，为低度危险；Padua 静脉血栓风险评分≥4 分，为高度危险。

七、Braden 压力性损伤风险评估量表

Braden 压力性损伤风险评估量表是 1984 年由美国的 Braden 和 Bergstrom 博士共同制定的，是目前临床用于预测压力性损伤最完整、使用最广泛的量表。该量表简便、易行，适用人群为内外科患者及老年患者。

项目	分值			
	1 分	2 分	3 分	4 分
感觉	完全受限	大部分受限	轻度受限	没有改变
潮湿	持久潮湿	经常潮湿	偶尔潮湿	很少潮湿
活动能力	卧床	局限于椅	偶尔行走	经常行走
移动能力	完全受限	严重受限	轻度受限	不受限
营养	非常差	可能不足够	足够	非常好
摩擦力和剪切力	有问题	有潜在问题	无明显问题	
总分				

总分 23 分，15 ～ 18 分为低危；13 ～ 14 分为中危；10 ～ 12 分为高危；≤ 9 分为极高危。

八、营养风险筛查量表 2002

该量表是由欧洲临床营养与代谢学会于 2002 年基于 128 个临床随机试验制定，并被欧洲临床营养与代谢学会及中华医学会肠外肠内营养学分会推荐为住院患者营养风险的初筛工具之一，包括疾病严重程度评分、营养状态受损评分和年龄评分 3 个部分。

营养风险筛查量表 2002（NRS 2002）

表 1 初步筛查

	问题	是	否
1	患者 BMI ＜ 20.5 kg/m² ？		
2	最近 3 个月内患者体重下降了吗？		
3	上周患者饮食摄入减少了吗？		
4	患者病情是否严重（如在重症监护室）？		

是：如果其中一个问题回答"是"，则完成表 2 中的筛查项目。
否：如果所有问题都回答"否"，则每周重复筛查 1 次。

表 2 最终筛查

疾病严重程度评分（取最高分）	分数	若"是" 请打钩
● 正常营养状态	0	
● 一般恶性肿瘤、髋部骨折、长期血液透析、糖尿病、慢性疾病（如肝硬化、慢性阻塞性肺疾病）	1	
● 血液系统恶性肿瘤、重症肺炎、腹部大手术、脑卒中	2	
● 头部损伤、骨髓移植、重症监护的患者（APACHE Ⅱ ＞ 10 分）	3	
营养状态受损评分（取最高分）	**分数**	**若"是" 请打钩**
● 正常营养状态	0	
● 3 个月内体重减轻＞ 5% 或最近 1 周进食量减少＞ 25%	1	
● 2 个月内体重减轻＞ 5% 或 BMI 为 18.5 ～ 20.5 kg/m² 或最近 1 周进食量减少＞ 50%	2	
● 1 个月内体重减轻＞ 5% 或 BMI ＜ 18.5 kg/m² 及一般情况差或最近 1 周进食量减少＞ 75%	3	
年龄评分		
年龄≥ 70 岁，在总分基础上加 1 分		
营养风险筛查总分：_____ 分		

笔记

281

NRS 2002 总评分包括 3 个部分的总和，即疾病严重程度评分 + 营养状态受损评分 + 年龄评分。总评分≥ 3 分，说明患者存在营养风险，需要营养支持治疗；总评分 < 3 分，患者需要每周重测，如果患者安排有重大手术，要考虑预防性的营养支持以避免联合风险状况。

九、格拉斯哥昏迷评分

格拉斯哥昏迷评分（Glasgow coma scale，GCS）从睁眼、语言和运动 3 个方面分别制定出具体评分标准，以三者的积分表示意识障碍程度。最高分为 15 分，最低分为 3 分，分数越低则意识障碍越重。

项目	状态	分数（分）
睁眼反应（E）	自主睁眼	4
	语言刺激睁眼	3
	疼痛刺激睁眼	2
	不睁眼	1
语言反应（V）	语言正常	5
	语言混乱	4
	用词不恰当	3
	声音无法理解	2
	无语言	1
运动反应（M）	遵医嘱做动作	6
	疼痛定位	5
	疼痛刺激屈曲	4
	疼痛（异常）屈曲	3
	疼痛伸展	2
	疼痛无反应	1

15 分，意识清楚；12 ～ 14 分，轻度意识障碍；9 ～ 11 分，中度意识障碍；3 ～ 8 分，昏迷。

睁眼反应无法测，用 C 代替评分，如 ECV4M6。气管切开或气管插管患者，语言反应无法测，用 T 代替评分，如 E4VTM4。言语障碍患者，语言反应无法测，用 D 代替评分，如 E3VDM5。

十、急性胃肠损伤分级

急性胃肠损伤（acute gastrointestinal injury，AGI）是指由重症患者急性疾病本身导致的胃肠功能障碍，分为原发性 AGI 和继发性 AGI。临床上会根据胃肠损伤的严重程度进行分级。

（1）AGI Ⅰ级：存在胃肠功能障碍和衰竭的风险。有明确原因，胃肠功能部分受损。其胃肠道症状常常发生在机体经历一个打击（如手术、休克等）之后，具有暂时性和自限性的特点。

（2）AGI Ⅱ级：胃肠功能障碍。胃肠道不具备完整的消化和吸收功能，必须给予一定的干预措施才能满足机体对营养和液体的需求。但胃肠功能障碍未影响患者一般状况。

（3）AGI Ⅲ级：胃肠功能衰竭。胃肠功能丧失，给予干预处理后，胃肠功能仍不能恢复，整体状况没有改善。临床常表现为持续的肠内喂养不耐受，采取红霉素、幽门后置管等措施后仍无改善，MODS持续或者恶化。

（4）AGI Ⅳ级：胃肠功能衰竭伴有远隔器官功能障碍。AGI逐步进展，MODS和休克进行性恶化，患者随时有生命危险。此阶段患者一般情况急剧恶化，伴远隔器官功能障碍。

十一、肌力分级

肌力分级用于评估患者疾病状态所导致的肌肉力量的改变，或评价康复期间肌肉功能的恢复情况。肌力评估采用0～5级的评定方法。

（1）0级：肌纤维无收缩。

（2）1级：肌肉可见轻微收缩，但不能引起肢体进行任何活动。

（3）2级：肌肉收缩可以带动轻微关节运动，但是不能抵抗重力，只能在床面上活动。

（4）3级：关节运动能抵抗重力，但不能抵抗阻力。

（5）4级：可以抵抗重力和阻力，但力度稍弱，不能达到正常状态。

（6）5级：正常肌力状态。

（郭秀娟）

笔记

外科护理常用英文缩略词

中文	英文
多器官功能障碍综合征	multiple organ dysfunction syndrome，MODS
重症监护室	intensive care unit，ICU
外科重症监护室	surgical intensive care unit，SICU
心脏外科重症监护室	cardiac surgery intensive care unit，CSICU
神经外科重症监护室	neurosurgical intensive care unit，NSICU
麻醉重症监护室	anesthesia intensive care unit，AICU
中心静脉导管	central venous catheter，CVC
中心静脉压	central venous pressure，CVP
弥散性血管内凝血	disseminated intravascular coagulation，DIC
全胃肠外营养	total parenteral nutrition，TPN
体重指数	body mass index，BMI
下腔静脉滤器	inferior vena cava filter，IVCF
高血压脑出血	hypertensive intracerebral hemorrhage，HICH
颅内压	intracranial pressure，ICP
负压封闭引流	vacuum sealing drainage，VSD
经外周静脉穿刺中心静脉导管	peripherally inserted central venous catheter，PICC
法洛四联症	tetralogy of Fallot，TOF
主动脉夹层	aortic dissection，AD
良性前列腺增生	benign prostatic hyperplasia，BPH
经尿道前列腺电切术	transurethral resection of prostate，TURP
完全植入式静脉输液港	totally implantable venous access port，TIVAP
休克指数	shock index，SI
多学科协作	multidisciplinary treatment，MDT

（郭秀娟，畅亚琼）

笔记

参考文献

[1]　孙林利，陈丽娟，程雨虹，等.2018年《ISBI烧伤处理实践指南（第2部分）》解读[J].护理研究，2020，34（8）：1305-1310.

[2]　王慧，范卢明，刘文军，等.2016年《ISBI烧伤处理实践指南》解读[J].护理研究，2019，33（5）：729-733.

[3]　程雨虹，孟美芬，陈丽娟，等.烧伤合并吸入性损伤患者气管切开管理的最佳证据总结[J].中华护理杂志，2020，55（7）：1084-1090.

[4]　都勇，夏一兰.重度烧伤患者肠内营养应用管理的研究进展[J].中华急危重症护理杂志，2022，3（2）：163-167.

[5]　郗中敏，陈玉明，刘源.盐酸金霉素眼膏在深度烧伤后期残余创面中的应用[J].现代医药卫生，2008，24（21）：3216-3217.

[6]　覃秋海.深Ⅱ度烧伤创面处理和修复的研究进展[J].临床医学，2017，37（4）：125-126.

[7]　王德怀，谭子明，康滔，等.冷疗应用于烧伤现场急救处理现状Meta分析[J].临床军医杂志，2019，47（6）：582-585.

[8]　韩春茂.烧伤患者（成人）的营养支持指南[J].中华普通外科学文献（电子版），2008（1）：6-7.

[9]　马永国.闭合性腹部损伤致失血性休克52例的术前急救分析[J].浙江临床医学，2011，13（7）：772-773.

[10]　孙啸宇，陆宗庆，张金，等.《拯救脓毒症运动：脓毒症与脓毒性休克治疗国际指南（2021）》摘译与解读[J].中国中西医结合急救杂志，2021，28（6）：645-652.

[11]　EVANS L，RHODES A，ALHAZZANI W，et al. Surviving sepsis campaign：international guidelines for management of sepsis and septic shock 2021[J]. Care Med，2021，49（11）：e1063-e1143.

[12]　中华医学会肠外肠内营养学分会.中国成人患者肠外肠内营养临床应用指南（2023版）[J].中华医学杂志，2023，103（13）：946-974.

[13]　中国急诊危重症患者肠内营养治疗专家共识组.中国急诊危重症患者肠内营养治疗专家共识[J].中华急诊医学杂志，2022，31（3）：281-290.

[14]　张伟，汤云，周志庆，等.重症患者再喂养综合征危险因素的Meta分析[J].护理学杂志，2022，37（10）：15-19.

[15]　]卢志琴，俞根娣，周苗，等.集束化循证策略在重症颈段脊髓损伤患者呼吸道管理中的应用[J].解放军护理杂志，2017，34（10）：44-47.

[16]　HUNT A，MCQUILLAN K A. Acute management of cervical spinal cord injuries[J]. Crit Care Nurs Clin North Am，2023，35（2）：119-128.

笔记

[17] 罗晓斌，李浪，刘建国. 孤立肾并输尿管上段结石致急性肾衰竭行后腹腔镜手术的临床分析 [J]. 当代医学，2017，23（7）：108-110.

[18] 塔来提·塔依尔，艾合买提·艾买尔，雷鹏，等. 经尿道输尿管支架置入术与经皮肾穿刺造瘘术治疗孤立肾合并肾后性急性肾功能衰竭的疗效 [J]. 国际泌尿系统杂志，2024，44（1）：130-134.

[19] 朱伟，回树新. 脑胶质瘤临床复发的原因分析 [J]. 中国微侵袭神经外科杂志，2005，10（4）：183-183.

[20] 尚苗苗，王丽媛，张振美，等. 成人患者气管切开护理相关临床实践指南的质量评价及内容分析 [J]. 护理学报，2021，28（5）：38-42.

[21] 毛雪梅，梁有香，程李健. 腹腔镜下脾切除术的护理配合 [J]. 护士进修杂志，2013，28（5）：479-480.

[22] 熊晨，衡立松，樊梅，等. 尺骨鹰嘴骨折切开复位内固定术后肘关节僵硬相关危险因素分析 [J]. 中国骨与关节损伤杂志，2021，36（3）：291-293.

[23] 韩冰，张磊，张宏光，等. 下腔静脉滤器植入、溶栓、手术治疗下肢深静脉血栓形成 [J]. 中国普通外科杂志，2004，13（1）：6-8.

[24] 邵长刚，王斌，迟国庆，等. 大隐静脉射频消融术疗效分析 [J]. 中国医刊，2019，54（8）：887-890.

[25] 石秀全，陆龙伟，傅点. 包皮环切术的研究进展及应用现状 [J]. 中华男科学杂志，2023，29（6）：557-561.

[26] 李乐之，路潜. 外科护理学 [M]. 7 版. 北京：人民卫生出版社，2021.

[27] 蔡卫新，贾金秀. 神经外科护理学 [M]. 北京：人民卫生出版社，2018.

[28] 赵继宗. 神经外科学 [M]. 4 版. 北京：人民卫生出版社，2019.

[29] 孙自伟. 高血压脑出血早期降压对血肿扩大的影响 [J]. 中国实用神经疾病杂志，2012，15（3）：55-56.

[30] 刘璐，姚睿，魏俭铭，等. 中老年患者口腔颌面部间隙感染与糖尿病等全身疾病相关性 [J]. 中国老年学杂志，2022，42（7）：1670-1673.

[31] 董青山，郭家平，翁雁鸣，等. 颌面颈部重度多间隙感染的负压封闭引流治疗方法研究 [J]. 临床口腔医学杂志，2021，37（12）：723-726.

[32] 中国抗癌协会甲状腺癌专业委员会. 中国抗癌协会甲状腺癌整合诊治指南（2022 精简版）[J]. 中国肿瘤临床，2023，50（7）：325-330.

[33] 中华医学会内分泌学分会，中华医学会外科学分会甲状腺及代谢外科学组，中国抗癌协会头颈肿瘤专业委员会，等. 甲状腺结节和分化型甲状腺癌诊治指南（第二版）[J]. 中华内分泌代谢杂志，2023，39（3）：181-226.

笔记

[34] 周艳艳 . 基于概念重建理论的认知干预在自发性气胸术后患者中的应用 [J]. 中外医学研究，2023，21（20）：103-106.

[35] 穆热迪力·木合塔尔，克日曼·帕尔哈提，孙清超，等 . 原发性自发性气胸复发预测模型的构建与验证 [J]. 临床外科杂志，2023，31（12）：1151-1155.

[36] 吴翁辉 . 单孔胸腔镜手术对自发性气胸患者氧化应激和生活质量的影响分析 [J]. 现代诊断与治疗，2023，34（16）：2496-2498.

[37] 张琪，管静，高静飞 . 乳房推拿治疗急性乳腺炎临床疗效的 Meta 分析 [J]. 中国卫生标准管理，2023，14（19）：166-169.

[38] 李倩 . 个体化母乳喂养指导对哺乳期急性乳腺炎的干预效果 [J]. 现代养生，2023，23（23）：1833-1835.

[39] 俞碧霞，李冬华，陈素珍 . 早期多元化针对性护理干预对急性乳腺炎行脓肿切开引流术后患者的影响 [J]. 齐鲁护理杂志，2022，28（22）：63-65.

[40] 刘根平 . 早期护理干预在哺乳期急性乳腺炎病人中的应用 [J]. 护理研究，2021，35（2）：375-376.

[41] 刘荫华，周思成，向泓雨，等 . 乳腺癌根治手术关键问题 [J]. 中国实用外科杂志，2024，44（1）：43-46.

[42] 叶伊佳，田龙，于静 . 乳腺癌改良根治术后患者药学监护自我优化模型研究 [J]. 医药导报，2024，43（6）：977-981.

[43] 孟瑶，刘钊，张敬，等 . 应用不同重建手术保留乳腺癌患者乳头乳晕的疗效比较及预后分析 [J]. 实用医学杂志，2023，39（22）：2903-2908.

[44] 柯园园，向舶博，鄢红玉，等 . 法洛四联症术后合并左肺动脉栓塞 1 例 [J]. 中国医学影像学杂志，2023，31（2）：127-128.

[45] 赵栋，杨克明，李守军 . 法洛四联症术后肺动脉瓣置换术的中期效果评价 [J]. 中国胸心血管外科临床杂志，2021，28（4）：404-408.

[46] 姜睿，闫军，李守军，等 . 法洛四联症根治术 178 例临床分析 [J]. 临床心血管病杂志，2011，27（9）：702-704.

[47] 李海燕，陆清声，莫伟 . 血管疾病临床护理案例分析 [M]. 上海：复旦大学出版社，2019.

[48] 徐伟，米钰，陈晓莉，等 . 急性主动脉夹层患者院内急救护理方案的构建 [J]. 中华护理杂志，2023，58（11）：1322-1329.

[49] 秦美容，丁小容，杨鑫，等 . 主动脉夹层患者术后康复运动锻炼研究进展 [J]. 护理学杂志，2023，38（11）：126-128.

[50] 朱贵军，陈兴澎 . 急性 A 型主动脉夹层根部的个体化治疗与精准外科操作策略 [J]. 中国微创外科杂志，2023，23（8）：561-566.

[51] 中华医学会放射学分会护理工作组.门静脉高压患者经颈静脉肝内门体分流术护理管理专家共识 [J].介入放射学杂志，2022，31（2）：117-124.

[52] 张永慧，董丽，王翠霞，等.基于 PHES 量表的饮食护理在 TIPS 术后患者管理中的应用 [J].中华介入放射学电子杂志，2021，9（2）：224-228.

[53] 汪妲含.肝硬化门静脉高压致上消化道出血的护理总结 [J].实用临床护理学电子杂志，2018，3（19）：47.

[54] 黄雯雪，陈春洁.肝硬化门静脉高压并发上消化道出血患者急性应激障碍危险因素分析及临床护理 [J].中国基层医药，2022，29（5）：793-796.

[55] 韩宗珍.经颈静脉肝内门体静脉分流术后实施延续护理的效果 [J].中国继续医学教育，2021，13（24）：173-175.

[56] 中华医学会外科学分会，中华医学会麻醉学分会.中国加速康复外科临床实践指南（2021版）[J].中国实用外科杂志，2021，41（9）：961-992.

[57] 吴康娥.预见性护理在肠梗阻手术患者中的应用研究 [J].中国医药指南，2022，20（30）：170-173.

[58] 马健.老年性肠梗阻的治疗与护理 [J].医学信息，2022，35（z2）：162-164.

[59] 张虹.快速康复护理对粘连性肠梗阻术后恢复进程及疼痛改善的影响分析 [J].中国实用医药，2021，16（3）：154-156.

[60] 汤丽娟，郭勇.基于循证医学策略联合人本位护理对肠梗阻患者胃肠减压期间舒适度、护理满意度及生活质量的影响 [J].中国当代医药，2021，28（32）：212-215.

[61] 许怡.综合性护理干预在粘连性肠梗阻患者围手术期的应用效果分析 [J].四川生理科学杂志，2021，43（3）：504-506.

[62] 陈玉娥，谢冬丽，田辉.多元化护理对早期急性肠梗阻患者胃肠功能恢复和生活质量的影响 [J].中西医结合护理（中英文），2021，7（4）：109-111.

[63] 冯强.急性化脓性阑尾炎术后切口感染的相关危险因素分析 [J].实用预防医学，2010，17（11）：2256-2257.

[64] 蒋志雄，丁香莹.成人肝移植围手术期营养支持的研究进展 [J].中华消化外科杂志，2023，22（12）：1426-1432.

[65] 中华医学会器官移植学分会围手术期管理学组.肝衰竭肝移植围手术期管理中国专家共识（2021版）[J].中华消化外科杂志，2021，20（8）：835-840.

[66] 庄莉，刘相艳.肝移植受者围手术期管理及并发症预防与治疗 [J].中华消化外科杂志，2021，20（10）：1037-1041.

[67] 刘贵容，郑海清，胡昔权.肝移植围手术期康复治疗研究进展 [J].中华物理医学与康复杂志，2022，44（2）：189-192.

笔记

[68] 中华医学会器官移植学分会围手术期管理学组.肝移植围手术期营养支持专家共识（2021版）[J].中华器官移植杂志，2021，42（7）：385-391.

[69] 中华医学会神经病学分会神经遗传学组.中国肝豆状核变性诊治指南 2021[J].中华神经科杂志，2021，54（4）：310-319.

[70] 郑树森，梁廷波.经典原位肝移植手术之经验 [J].外科理论与实践，2002，7（2）：91-93.

[71] 叶启发.背驮式肝移植 [J].中华临床医师杂志（电子版），2007，1（5）：13-18.

[72] 段钟平，陈煜.人工肝的临床应用 [J].中华肝脏病杂志，2010，18（11）：808.

[73] 胡洪萍，穆燕，汪银霞.258 例亲属活体肾移植围手术期护理 [J].护理实践与研究，2015（10）：75-77.

[74] 熊福花.活体亲属供肾肾移植 96 例围手术期护理 [J].中国医药科学，2012，2（15）：140-141.

[75] 常雪琴.肾移植患者出院指导的实施 [J].现代中西医结合杂志，2005，14（15）：2034-2035.

[76] 曲珊，明茗.肾移植术后家庭指导的护理进展 [J].中国医学创新，2014，11（28）：154-156.

[77] 田芳，丁永生，袁军.肝外胆道梗阻性疾病的磁共振诊断 [J].实用放射学杂志，2005，21（9）：933-936.

[78] 中华医学会外科学分会腹腔镜与内镜外科学组，中华医学会外科学分会结直肠外科学组，中国医师协会外科医师分会结直肠外科专家工作组，等.腹腔镜结直肠癌根治术操作指南（2023 版）[J].中华消化外科杂志，2024，23（1）：10-22.

[79] 林超，时少显，李海涛，等.腹腔镜腹股沟斜疝修补术 [J].中国普通外科杂志，2007，16（6）：613.

[80] 那彦群，叶章群，孙光.中国泌尿外科疾病诊疗指南手册 [M].北京：人民卫生出版社，2011.

[81] 郭应禄，那彦群，叶章群.中国泌尿外科和男科疾病诊断治疗指南 [M].北京：科学出版社，2022.

[82] 魏浩旗，刘海鹏，陈晓.双原发性胃癌和肾癌并对侧肾输尿管结石 1 例报道 [J].中国普外基础与临床杂志，2022，29（3）：374-375.

[83] 中国康复医学会脊柱脊髓专业委员会基础研究与转化学组.腰椎间盘突出症诊治与康复管理指南 [J].中华外科杂志，2022，60（5）：401-408.

[84] 郭应禄，张心湜.吴阶平泌尿外科学：中册 [M].北京：人民卫生出版社，2019.

[85] 滕志成，王凯，刘跃飞，等.大肢体离断再植的研究进展 [J].实用手外科杂志，2023，37（2）：251-254.

[86] 曹学新，陈金峰，赵树青.前臂离断合并四指离断再植成功一例 [J].中华手外科杂志，2023，39（5）：449-450.

[87] 陆燕华，张樱严，沈奕雯，等.围手术期"6S"结合 PDCA 循环管理模式的精细化护理在上肢断肢再植的应用效果 [J].中华显微外科杂志，2023，46（6）：697-701.

笔记

[88] 康华娇，文丹，何卫东. 毒蛇咬伤致局部组织肿胀坏死的中西医结合治疗进展 [J]. 蛇志，2023，35（1）：13-16.

[89] 林节娥，陈珍妮，曹水娣. 院前早期程序化急救护理在毒蛇咬伤患者急救护理中的应用效果 [J]. 中外医学研究，2022，20（5）：94-97.

[90] 兰频，杜望，谢璐涛，等. 2019 年中国医学救援协会动物伤害救治分会团体标准《蛇咬伤救治规范》解读 [C]// 中国医学救援协会动物伤害救治分会. 2020 中国动物致伤诊治高峰论坛论文汇编. 浙江省丽水市中心医院急诊医学科，2020.

[91] 曹苏楠，龚旭初. 中医药治疗毒蛇咬伤研究进展 [J]. 蛇志，2019，31（3）：315-318.

[92] 黄明伟，李秀花，孔来法，等. 毒蛇咬伤治疗进展 [J]. 中华危重症医学杂志（电子版），2018，11（5）：301-303.

[93] 吴凡，方向，郎志刚，等. 人工全股骨置换术治疗股骨恶性肿瘤 [J]. 中国修复重建外科杂志，2019，33（1）：18-22.

[94] 张本杰，谢威，欧阳林. 髋关节暂时性骨质疏松症合并股骨颈骨折 1 例 [J]. 实用放射学杂志，2023，39（3）：509-510.

[95] 李龙.《SVS/AVF/AVLS 下肢静脉曲张管理临床实践指南 2023 年版》更新要点解读 [J]. 中国普通外科杂志，2023，32（12）：1842-1853.

[96] 史德海，朱蕾，金文涛，等. 手术治疗足跟底部皮肤黑色素瘤 12 例临床分析 [J]. 解剖与临床，2009，14（5）：341-343.

[97] 高菲，谢宛婷，舒勤. 甲沟炎的临床治疗与护理研究进展 [J]. 中华现代护理杂志，2013，19（4）：492-494.

[98] 张钰璇. 优化表达：适老化慢性疼痛评估量表信息设计研究 [D]. 长春：长春工业大学，2024.

[99] 杨霞. 重症监护疼痛观察量表在内科机械通气患者疼痛评估的适用性研究 [D]. 北京：北京协和医学院，2014.

[100] 刘亚群. 风险评估模型对内科住院患者发生静脉血栓栓塞症预测价值的研究 [D]. 青岛：青岛大学，2019.

[101] 谢冰新. 三种不同营养风险筛查量表在结直肠癌手术患者中的适用性研究 [D]. 沈阳：中国医科大学，2022.

[102] 包龙，徐峰，凌伟华，等. 创伤性颅脑损伤患者：急性胃肠损伤与营养支持——基于欧洲危重病医学会关于急性胃肠损伤定义及处理指南的思考 [J]. 中国急救医学，2013，33（9）：793-796.

笔记